DR. DANIA SCHUMANN

INTUITIV essen

Warum dein Kopf
auf dein Bauchgefühl
hören sollte

EMF
EIN BUCH DER
EDITION MICHAEL FISCHER

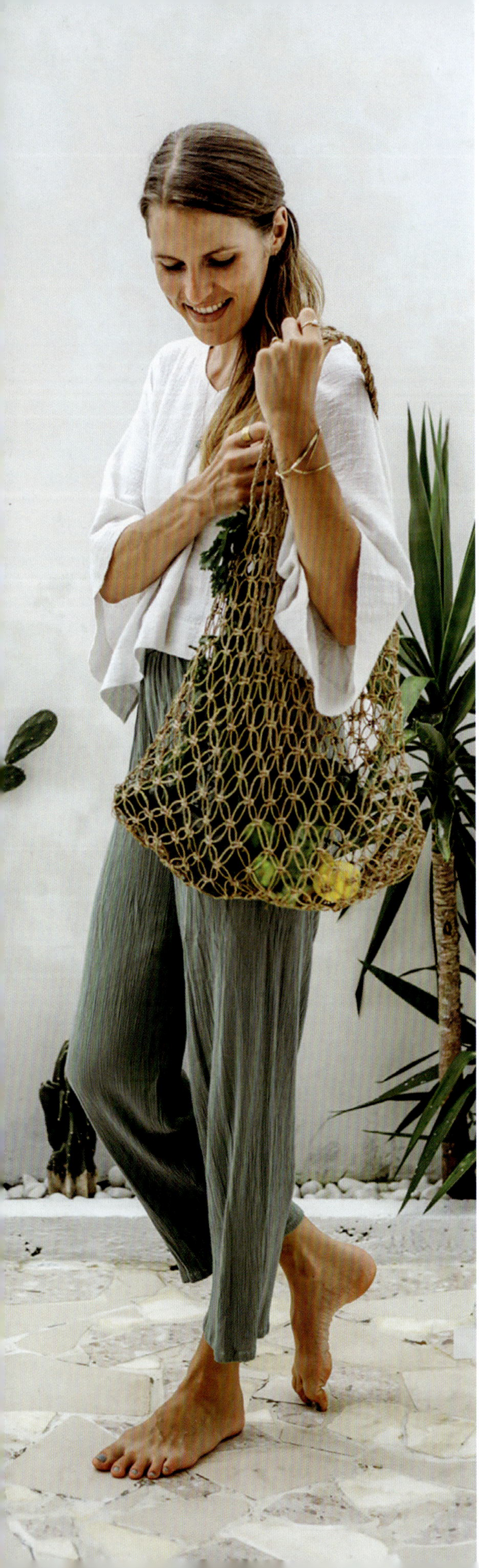

Inhalt

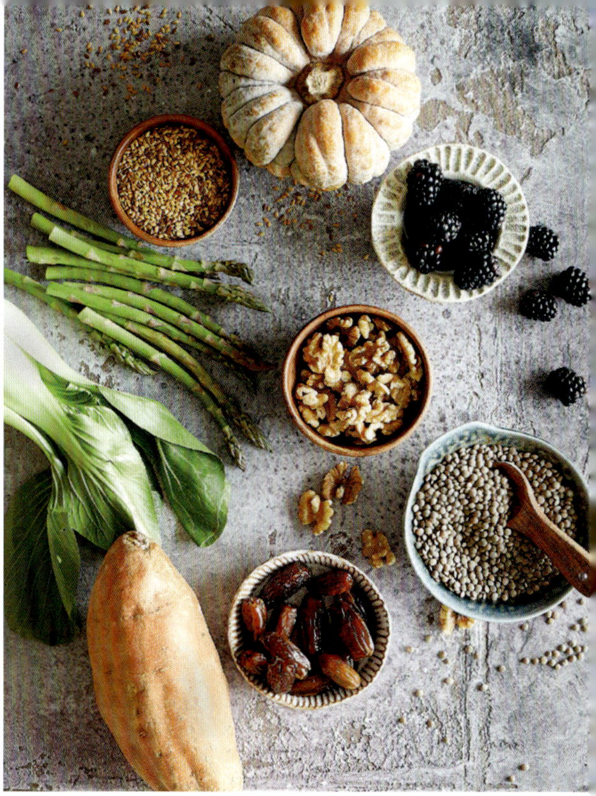

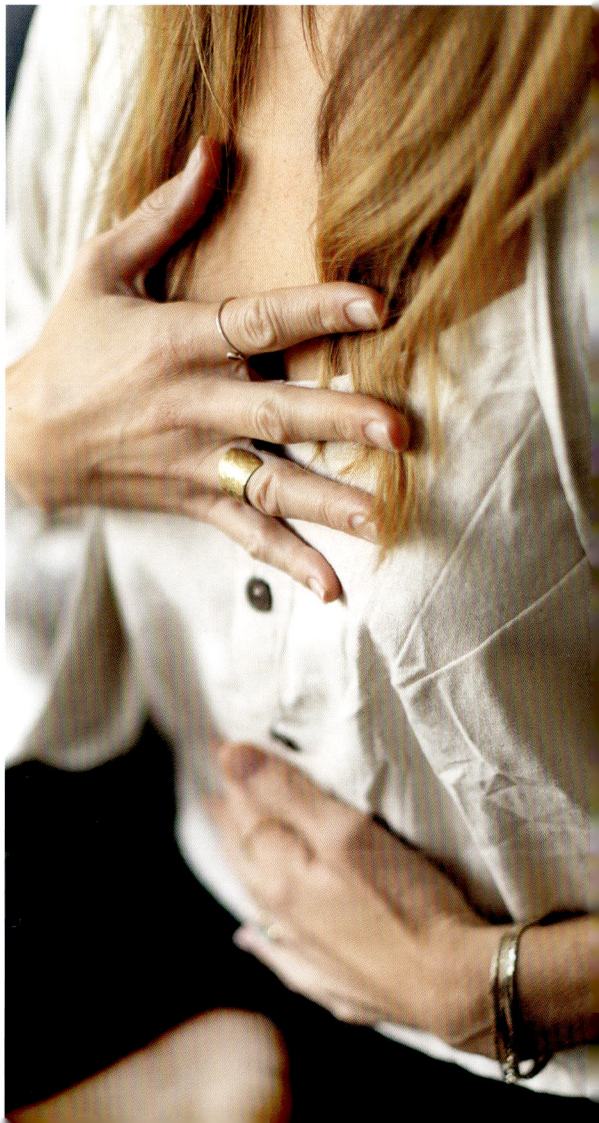

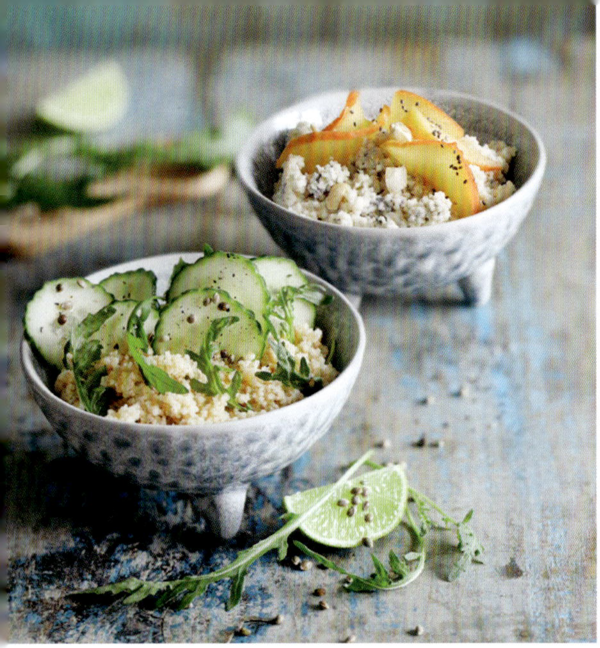

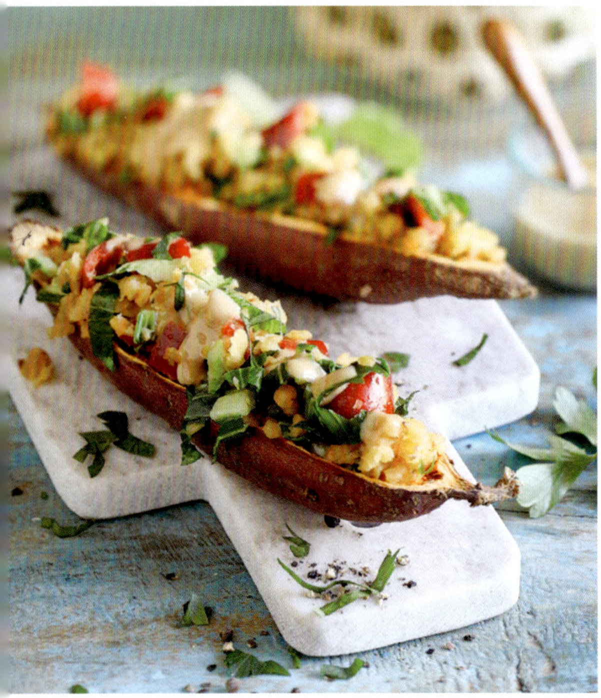

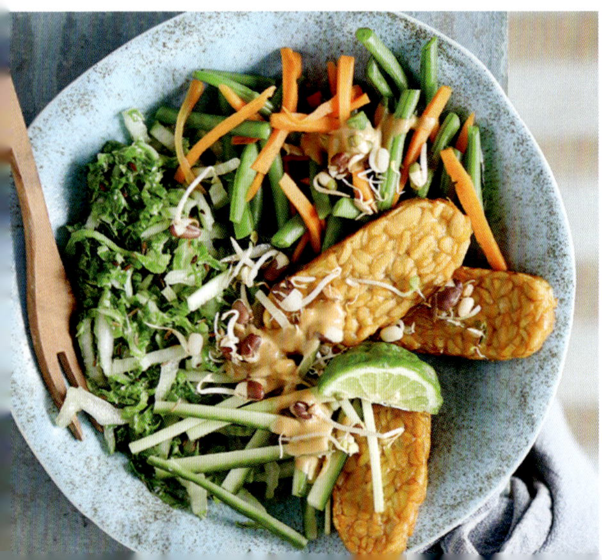

Welche Ernährung brauchen wir für unseren Körper und unseren Geist?

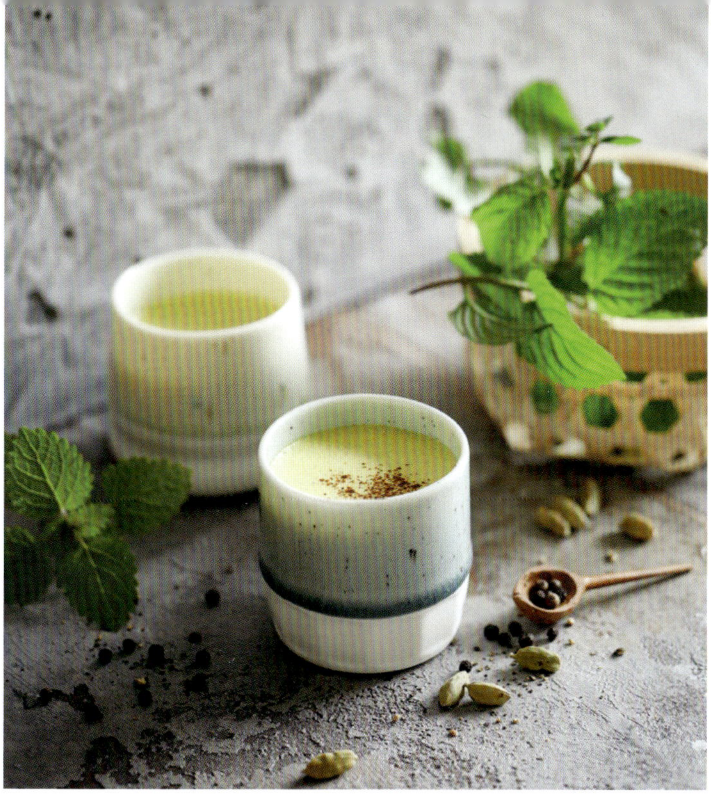

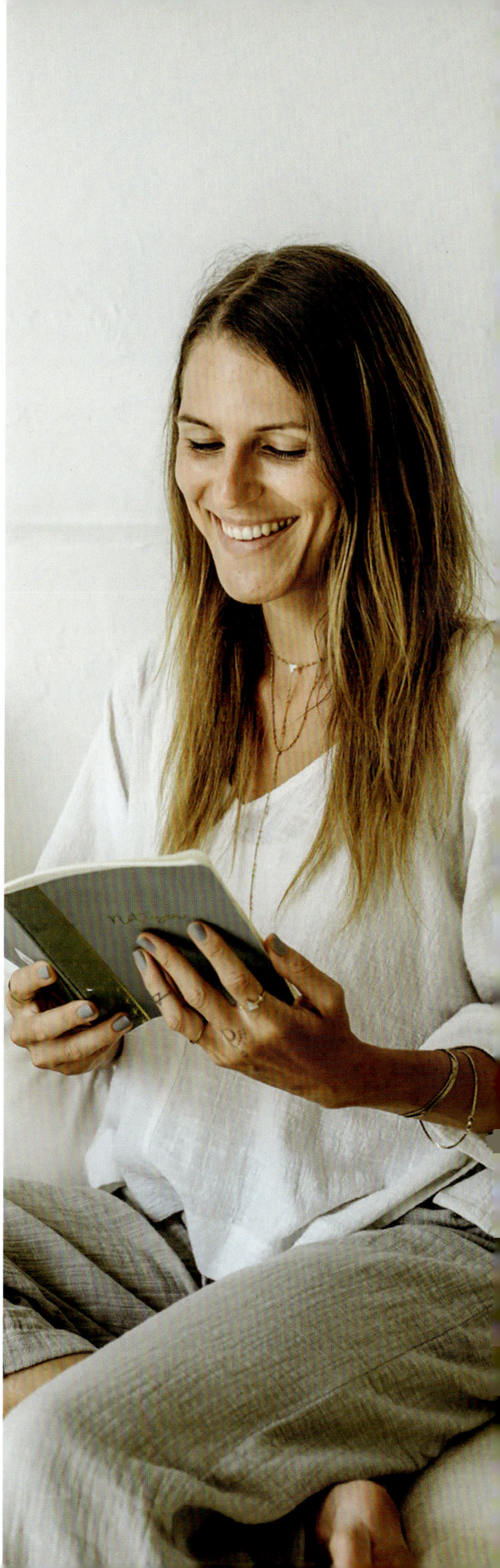

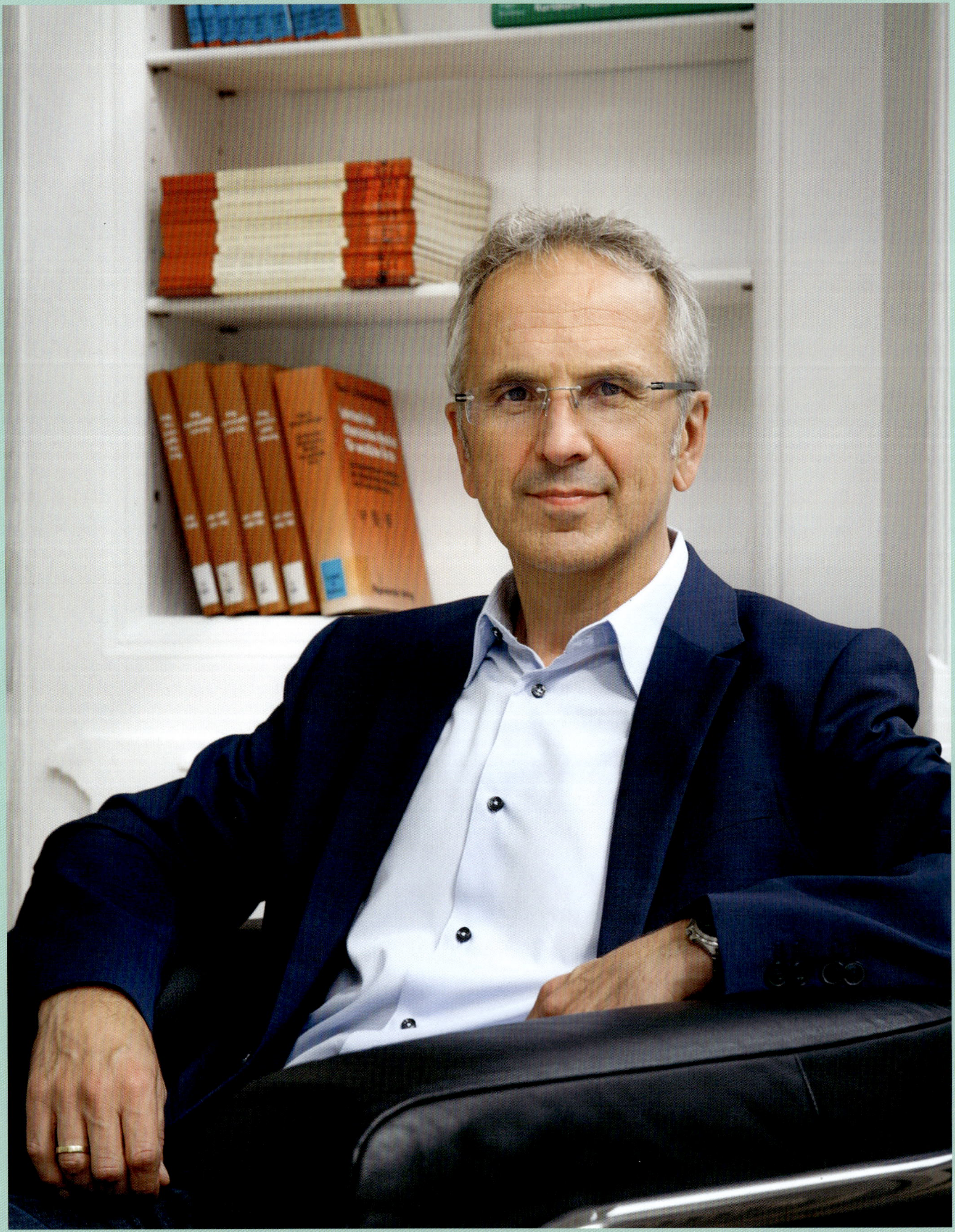

Vorwort

Obwohl ich aus einem naturheilkundlich geprägten Elternhaus komme, hatte Ernährung für mich lange keinen hohen Stellenwert. Besonders in meiner Zeit als Assistenzarzt mit einem hektischen Alltag musste es immer schnell gehen. Dabei verlieren wir häufig den Kontakt zu uns selbst. Viele kennen das: Wir müssen funktionieren und Leistung bringen. Vom Essen erwarten wir das Gleiche wie von uns: Es soll schmecken, uns Energie geben und unsere Perfomance unterstützen. Viele von uns haben schon viel versucht und sind trotzdem nicht so richtig in Harmonie und eine gesunde Beziehung zum Essen getreten. Hinzu kommt, dass viele Mythen und Halbwissen aus den verschiedensten medizinischen Schulen und Ernährungsrichtungen kursieren, die Heilung versprechen.

Heute, als Chefarzt der Abteilung Naturheilkunde im Immanuel-Krankenhaus Berlin und als Professor für klinische Naturheilkunde der Charité, stehe ich für eine kluge und gesunde Ernährung ein. Ich selbst habe meine Ernährung und dadurch mein Wohlbefinden und meine Gesundheit erfolgreich verändert und sehe immer wieder in unserer Klinik, welche tiefgreifenden Veränderungen durch eine achtsame Ernährung möglich sind.

Frau Dr. Schumann hat mein Team in der Naturheilkunde am Immanuel-Krankenhaus und die Forschungsabteilung der Naturheilkunde an der Charité unterstützt. An der Klinik steht sie unseren Patienten auf einfühlsame Weise bei der Ernährungsumstellung zur Seite. Dr. Schumann greift dabei auf ein umfassendes Wissen aus den Ernährungswissenschaften, der ayurvedischen Medizin und Typenlehre sowie verschiedenen Achtsamkeitstechniken zurück.

In diesem Buch verspricht sie nicht – wie so viele – die eine Ernährung, die all unsere Probleme löst, sondern beleuchtet unsere Beziehung zum Essen aus einer ganzheitlichen Perspektive. Das Buch eröffnet durch die Verbindung von Ayurveda, Naturheilkunde und modernsten wissenschaftlichen Erkenntnissen einen neuen Blick auf unsere Beziehung zum Essen: Warum essen wir etwas, obwohl es uns nicht guttut? Warum fühlen wir uns nach manchem Essen gut und nach manchem nicht? Wie schaffen wir es, dass wir uns öfter besser fühlen? Warum ist es so wichtig, Körper, Geist und Seele zu nähren und Essen nicht nur als Energieträger zu sehen?

Wir merken: Letztlich gibt es kein „one size fits all"- Programm, dem wir die Verantwortung übertragen und folgen können. Dr. Schumann zeigt, wie wir selbst die Verantwortung für unser Wohlbefinden übernehmen können, indem wir unsere Essensentscheidungen hinterfragen, verstehen, hinterfühlen und so nach und nach lernen, was uns wirklich guttut. Im Buch wird in sehr gelungener Weise vermittelt, wie wir uns durch eine geeignete Ernährung leichter und besser fühlen und so auch ein Bedürfnis hierfür nachhaltig entstehen kann. Dieses Buch ist ein Blick über den Horizont hinaus: Essen ist nicht nur Nahrungsaufnahme, sondern auch Ausdruck der eigenen Wertschätzung und eines achtsamen Umgangs mit uns selbst.

Dr. Schumann hat ein Buch geschrieben, das mehr Verständnis für eine intuitive, ausgewogene und persönliche Ernährung schafft, frei von Dogmen, dazu liebevoll erzählt und Spaß beim Lesen macht und mit praktischen Alltagstipps aufwartet.

von Prof. Dr. Michalsen

Auf dem Weg zu uns selbst

Es gibt wohl kaum ein Thema, das so polarisiert wie die gesunde Ernährung, und kaum ein Feld, in dem es so viele Dogmen gibt und so viele Fehlinformationen kursieren. Das geht von Ernährungstrends wie Superfoods, über krebserregende Inhaltsstoffe bis zu natürlichen Anti-Aging-Substanzen und Diäten zum Abnehmen. Für viele von uns ist Essen zu einem Kampf geworden und hat weniger mit Genuss als mit Angst und Scham zu tun. Das macht mich traurig, und auch ich kenne diese Art zu essen. Heute sehe ich Essen jedoch als eine Möglichkeit, mich selbst zu nähren, als eine Verbindung zwischen mir und der Welt.

Als Jugendliche war ich die klassische „Pudding-Vegetarierin", wie man so schön sagt. Ich habe mich mit 12 Jahren aus ethischen Gründen dazu entschlossen, kein Fleisch mehr zu essen. Allerdings habe ich Fleisch nicht durch pflanzliche Proteinquellen ersetzt und nicht auf eine ausgewogene Ernährung geachtet. Stattdessen standen vegetarische Tiefkühlpizza, zuckerhaltige Frühstückscerealien, Gebäck und Spaghetti mit Tomatensauce auf meinem Speiseplan. Mein ständiger Begleiter hieß Heißhunger – und die Lösung war Schokolade.

Als ich dann begann, Ernährungswissenschaften zu studieren, erkannte ich erst, welchen immensen Einfluss unsere Ernährung auf uns hat. Ich wollte nun alles richtig machen: Ich ernährte mich wissenschaftlich gesehen gesund und achtete auf genügend Gemüse in meinem Speiseplan, Proteine, hochwertige Öle sowie Vollkornprodukte. Ich bereitete meine Mahlzeiten meist selbst zu und aß wenig Süßigkeiten. Der Heißhunger ließ nach, und mein Energielevel stieg, aber richtig gut fühlte ich mich trotzdem nicht. Mein Bauch schien mir etwas ganz anderes zu sagen. Der obligatorische „one-apple-a-day" quälte sich mit Rumoren und Gluckern durch meinen Verdauungstrakt. Irgendwie schien meine Verdauung ohnehin ständig Aufmerksamkeit auf sich ziehen zu wollen – Blähungen, Unwohlsein, Völlegefühl, hinzu kam ein häufiges Kälteempfinden. Ich war in die nächste Falle getappt und zu dem geworden, was ich heute als „Kopfesser" oder „Gesundheitsesser" bezeichnen würde. Ich habe mir selbst und meinem eigenen Körpergefühl vor lauter Wissenschaft nicht mehr vertraut.

Während meines Studiums habe ich bereits in der Forschung gearbeitet: Am Deutschen Institut für Ernährungsforschung (DIfE) in Potsdam beschäftigte ich mich mit Lebensmittelchemie, der Biochemie der Nährstoffe, dem Zusammenhang zur Genetik und der klinischen Ernährungsforschung. Ich führte Zellstudien durch, besonders intensiv auch während meiner Masterarbeit am Bundesinstitut für Risikobewertung in Berlin, und schaute, welchen Einfluss Pflanzenstoffe auf unseren Organismus haben. Während ich immer tiefer in die Forschung eindrang, um herauszufinden, welche Ernährung nun wirklich gesund ist, wurde mir eines immer klarer: Es gibt nicht die eine Ernährung für alle. Jeder von uns ist ein Individuum, und Studien können meist nur das zeigen, was für eine größtmögliche Schnittmenge an Personen zutrifft. Mich trieb nun zunehmend die Frage um, wie wir die für uns individuell passende Ernährung finden können? Ob und wie das auch ohne Tabellen und Nährwertberechnungen geht? Denn schließlich, so wusste ich, haben unsere Vorfahren das ja auch irgendwie geschafft.

Als ich meine Masterarbeit erfolgreich abgeschlossen hatte, packte ich meine Sachen und reiste nach Indien, um dort Ayurveda zu studieren und die Antworten auf meine Fragen zu bekommen. Ayurveda, das traditionelle indische Medizinsystem, kennt unterschiedliche Körpertypen und gibt darauf basierend individuelle Ernährungsempfehlungen. Was ich in Indien während dieser Zeit lernen durfte, hat mein Leben für immer verändert. Es prägt bis heute die Art, wie ich mich ernähre, wie ich andere Menschen sehe und was ich neben der Ernährung brauche, um mich wirklich ganzheitlich auf allen Ebenen zu nähren.

> *Wertschätzung* ist für mich ein wichtiger *Baustein* des intuitiven Essens. Und diese Wertschätzung betrifft nicht nur unsere *Ernährung*, sondern auch uns *selbst*.

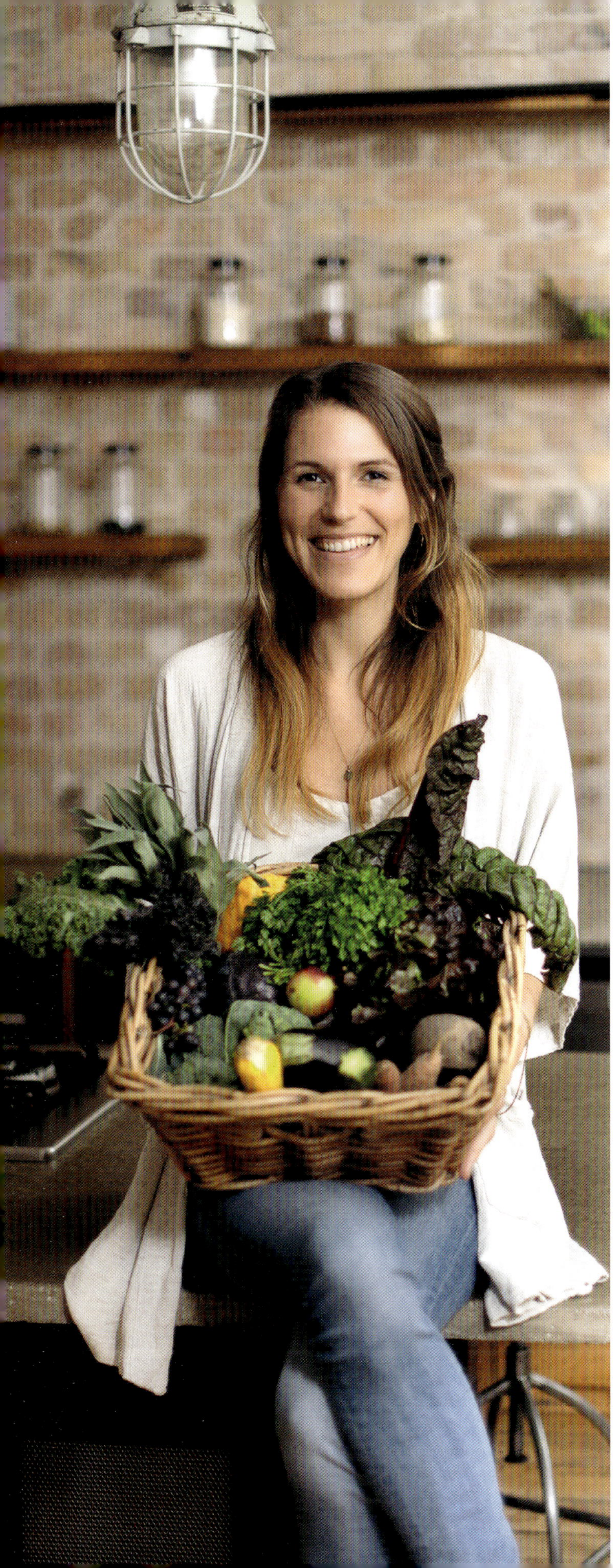

Nach meiner Zeit in Indien bin ich quer durch Asien gereist. Ich habe auf kleinen Farmen und in Permakulturprojekten mitgearbeitet, und auch das hat meine Verbindung zum Essen grundlegend revidiert. Wenn du einmal erfahren hast, wie lange es dauert, bis etwas wächst, wenn du deine Lebensmittel vom Samen bis auf deinen Teller begleitet hast, dann wird sich deine Wertschätzung und die Verbindung dazu für immer ändern.

In Indien habe ich auch gelernt, wieder auf meinen Körper zu hören. Dank Ayurveda kam ich z. B. meinem Apfel-Problem auf die Schliche: Menschen meines Körpertyps (siehe S. 84–85) vertragen nicht gut rohe Äpfel. Nun ist das Schöne am Ayurveda, dass es nicht darum geht, Lebensmittel zu verbieten, sondern darum, Nahrung bekömmlicher zu machen. Und siehe da: Ein leicht angedünsteter Apfel mit etwas Zimt war auf einmal kein Problem mehr für meine Verdauung.

Ich bin ein Genussmensch und will mein Leben nicht nach Tabellen leben – und da du zu diesem Buch gegriffen hast, gehe ich davon aus, dass auch du das nicht möchtest. Es kann aber hilfreich sein, eine Art Landkarte in den Händen zu halten, wenn wir uns auf den Weg des intuitiven Essens machen, sonst laufen wir Gefahr, uns schnell zu verlieren. Wie sollen wir auch wissen, wo es langgeht, wenn die Wegweiser alter Ernährungsgewohnheiten und Regeln alle durcheinander zeigen?

Nach meiner Rückkehr nach Deutschland wollte ich das, was ich für mich erfahren hatte, an andere weitergeben. Noch einmal drückte ich die Schulbank, um staatlich geprüfte Heilpraktikerin zu werden. Daneben wuchs aber auch der Wunsch in mir, meine bisherige Yogapraxis zu vertiefen. So ging ich schließlich wieder zurück nach Indien, um dort eine Ausbildung zur Yogalehrerin zu absolvieren.

Meine Begeisterung für die Forschung blieb trotzdem ungebrochen. Außerdem musste ich mein erfahrenes Wissen ja auf den Prüfstand stellen. Ich habe anschließend in Essen an der Klinik für Integrative Medizin und Naturheilkunde promoviert und in einer Studie die Wirkung von Yoga und Ernährung auf das Reizdarmsyndrom untersucht. Inzwischen habe ich viele Patienten beraten, sowohl in meiner Praxis als auch an der Berliner Charité, wo ich in der Naturheilkunde- und Ayurveda-Abteilung arbeitete. Ich habe gesehen, wie sich jahrelange Verdauungsbeschwerden und andere Symptome durch die ayurvedische Ernährung aufgelöst haben. Ich durfte viele Menschen auf ihrem Weg zu einer Ernährung begleiten, die sich richtig, stimmig und mühelos anfühlt. Und das ist es, was ich mir für jeden von uns wünsche. Ich weiß, dass es möglich ist.

Gesundheit
ist mehr als das, was du isst.

Was du isst, hat natürlich einen Einfluss darauf, wie es dir geht und wie du dich fühlst. Aber das ist eben nur die halbe Wahrheit. Deine Beziehung zum Essen und deinen Emotionen ist ebenso wichtig. Diäten und ein eng gesteckter Rahmen von erlaubten oder nicht erlaubten Lebensmitteln führen immer zu einem empfundenen Mangel, zu einer Rebellion von Körper und Geist und dem Verlust der Verbindung zu dir selbst. Es gibt in der Natur keine schlechten Nahrungsmittel, sondern es geht, wie immer im Leben, um eine Balance und letztlich um eine entspannte Haltung zum Essen. Aus ayurvedischer Perspektive kommt noch ein weiterer Faktor hinzu: Du bist nicht nur, was du isst, du bist v. a. das, was du verdaust. Unsere Verdauung ist ein sensibles Pflänzchen, das nicht nur durch eine achtsame Auswahl, Kombination und Zubereitung von Lebensmitteln, sondern auch durch emotionale Faktoren, die Umwelt und nicht zuletzt den ganz persönlichen Genuss gefördert wird.

Für mich heißt, im Gleichgewicht zu sein, Verstand und Intuition als ein Team zu erfahren und zu nutzen – daher verbinde ich die Intuition, das Bauchgefühl, mit dem kostbaren Wissen der Wissenschaften. Was mich in meiner Arbeit antreibt, ist der Wunsch, Mitgefühl und Selbstfürsorge zu kultivieren und den Körper mit Würde und Respekt zu behandeln. Ich hoffe sehr, dass dir dieses Buch zu einer Verbindung mit dir, deinen Bedürfnissen und Gefühlen und mit deinem Körper verhelfen wird. Wenn du es liest, wird vielleicht auch eine Verbindung zwischen uns entstehen. Als Leser und Mensch bist du mir mit all deinen Erfahrungen wichtig. Daher bin ich offen für jedes Feedback und jede persönliche Empfindung, die du mit mir teilst.

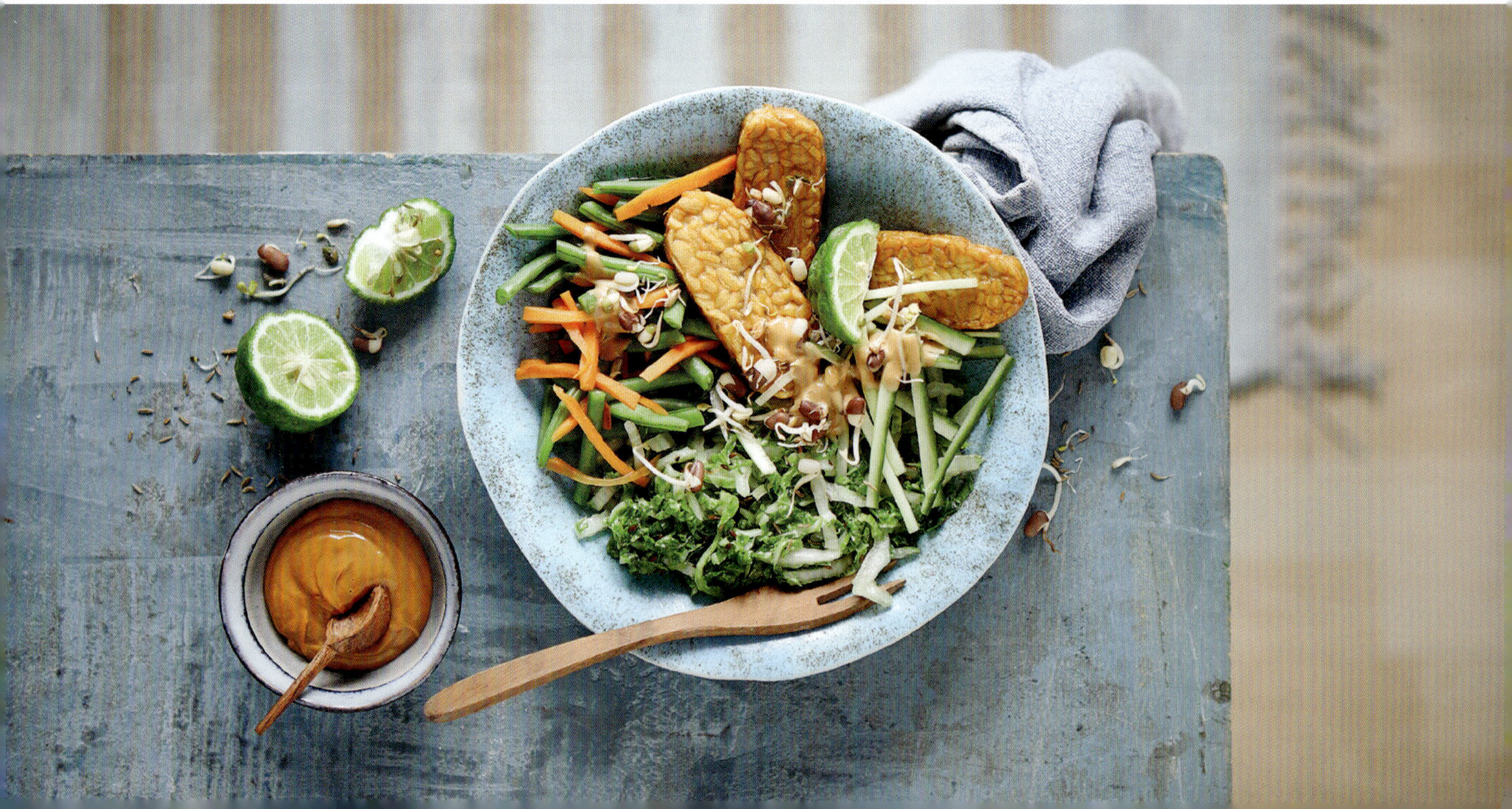

WIE DU DIESES BUCH AM BESTEN FÜR DICH NUTZT

Dieses Buch ist kein Buch über teure Superfoods und fancy Smoothies. Es ist eine Rückführung zum Einfachen. Ich hoffe, dass es die Wertschätzung für dich, deine intuitive Weisheit und dein Essen fördert, dass die Informationen deinen Verstand nähren und dich ins Staunen darüber versetzen, wie unglaublich faszinierend unser Körper und seine Beziehung zur Natur ist. Ich hoffe auch, dass es dir die Erkenntnis bringt, dass unsere Handlungen einfach sein dürfen und wir die Dinge nicht unnötig komplizieren müssen. Dieses Buch soll dich einladen, eine neue Art von Ernährung und Essen kennenzulernen. Eine Art, von der wir uns in unserer schnelllebigen Kultur entfernt haben.

In den ersten Kapiteln gehe ich v. a. darauf ein, was im Körper eigentlich passiert, sodass du verstehen kannst, was dich auf biochemischer, ernährungsphysiologischer und emotionaler Ebene bewegt und dein Essverhalten steuert. Im Praxisteil dieses Buches stelle ich dir praktische Übungen vor, die dir helfen sollen, dich deinen wirklichen Bedürfnissen zu widmen und intuitiver in deinen Entscheidungen zu werden. Der Rezeptteil versorgt dich anschließend mit Ideen für eine ausgewogene Ernährung, die deine Sinne anspricht und ein ganz neues Gefühl des Genährtseins mit sich bringt.

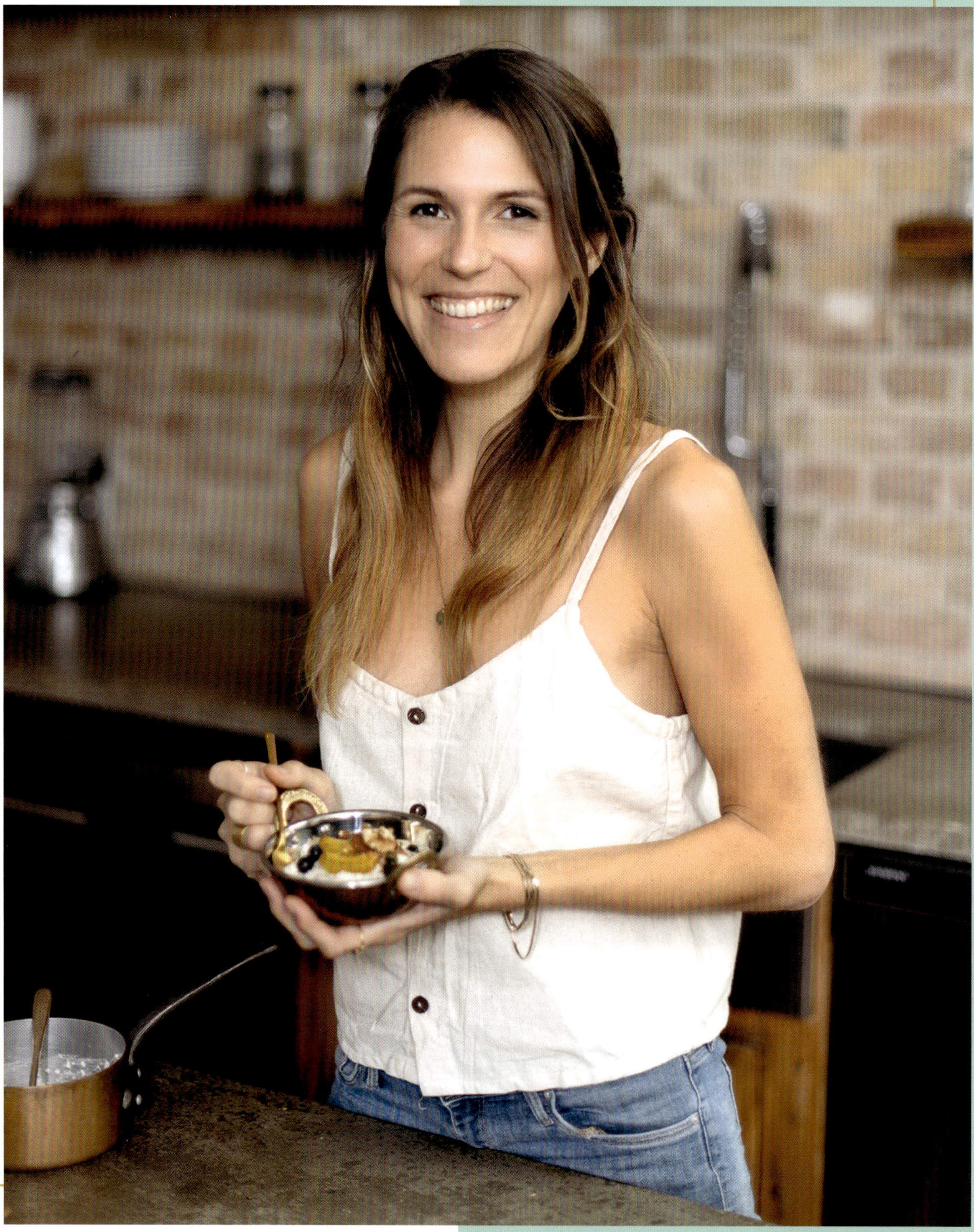

Was ist eigentlich unsere Intuition?

Intuition & intuitive Ernährung

Der eine beschreibt sie als ein Bauchgefühl, der andere als eine Stimme im Kopf oder als ein Kribbeln im Körper, anderen schnürt sie wiederum die Luft ab oder macht sich durch andere, nicht zu ignorierende Zeichen bemerkbar. Inzwischen ist die Bedeutung der Intuition ein wichtiges wissenschaftliches Forschungsfeld geworden, und es gibt verschiedene Studien, die nahelegen, dass die Intuition sehr viel früher Zugang zur Wahrheit hat als der Verstand. Das Wort Intuition kommt von dem lateinischen Wort „intuitio" oder „intueri", was so viel wie „genau hinschauen" bedeutet. Und allein dieser Ursprung des Wortes sagt schon viel darüber aus. Die Intuition ist also nichts Schwammiges und Ungreifbares. Im Gegenteil: Unsere Intuition fordert uns dazu auf, genau hinzuschauen.

Intuition & Erfahrung

Intuition und Erfahrung stehen in einem engen Zusammenhang.[1] Wer Vorerfahrung auf dem Gebiet einer zu treffenden Entscheidung hat, kann sich meistens auf sein Bauchgefühl verlassen und schnell danach handeln. Wem diese Erfahrung fehlt, der sollte sich hingegen mehr Zeit nehmen und sich umfassend und bewusst mit der Situation auseinandersetzen. Ihm ist in diesen Fällen der Verstand ein guter Helfer. Das wusste auch schon Albert Einstein, der einst sagte: „Der intuitive Geist ist ein heiliges Geschenk, und der rationale Geist ein treuer Diener." Wir leben heute allerdings in einer Gesellschaft, die den Diener ehrt und das Geschenk vergessen hat.

Ergebnisse der Kognitions- und Hirnforschung belegen jedoch, dass wir bei vielen Entscheidungen besser dem Bauchgefühl folgen sollten, als zu versuchen, den richtigen Weg durch langes Hin- und Herwälzen von Fakten mit dem Verstand zu finden. Das mag daran liegen, dass Intuition nur zum Teil angeboren ist. Zum Großteil wird sie aus Erfahrungen gespeist, die wir im Verlauf unseres Lebens gesammelt haben. Dennoch lautet die Schlussfolgerung aber nicht einfach „folge deinem Herzen".[2] Die Bedeutung der Intuition anzuerkennen, heißt nicht, den Verstand über Bord zu werfen. Verstand, Intuition und Gefühle müssen zusammenarbeiten. Studien legen allerdings nahe, dass die Intuition oft sehr viel früher Zugang zur Wahrheit hat als der Verstand (siehe Kasten rechts).

Das Glücksspiel-Experiment

Der portugiesische Hirnforscher Antonio Damasio hat die Intuition in einem Kartenexperiement auf den Prüfstand gestellt: Probanden sollten aus vier Kartenstapeln jeweils eine Karte ziehen. Zwei der vier Stapel enthielten Karten mit großen Gewinnen sowie einige, bei denen hohe Geldstrafen fällig wurden. Die Karten der anderen beiden Stapel enthielten weniger hohe Gewinne, aber auch niedrigere Strafen, sodass am Ende die geringeren Gewinne dennoch profitabler blieben. Während die Probanden Karten zogen, waren sie an eine Art Lügendetektor angeschlossen, der Aufschluss über ihre körperlichen Reaktionen gab. Erst nach dem Ziehen von 50 Karten begriffen die Teilnehmer, dass die vermeintlich unattraktiveren Kartenstapel profitabler waren. Das Aufzeichnungsgerät zeigte jedoch, dass alle Probanden bereits nach etwa 10 Karten körperliche Reaktionen auf den drohenden Verlust zeigten, wenn sie eine Karte von den Stapeln mit den hohen Gewinnen und Strafen gezogen hatten.[3] Das Fazit dazu: Die Intuition hat die drohende Gefahr schon lange erkannt, bevor sie für den Verstand fassbar war.

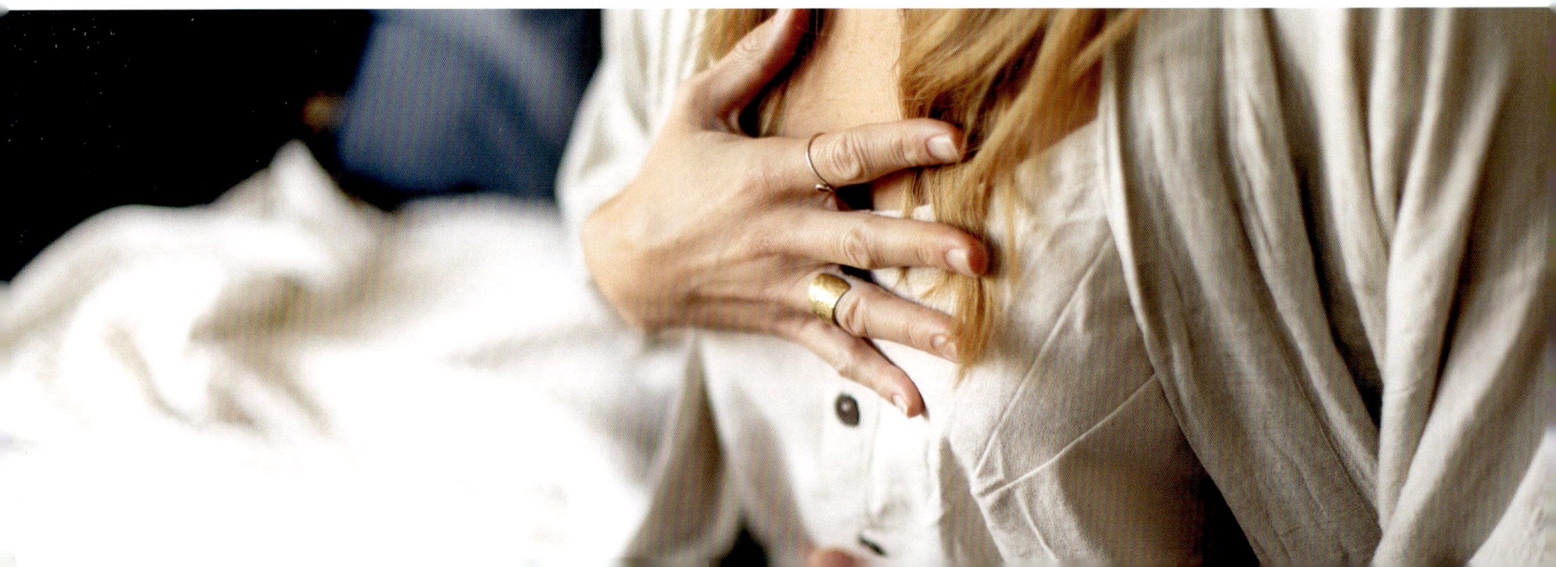

DIE GEFÄLSCHTE STATUE – INTUITION TOPPT TECHNIK

Mehr zufällig zeigte sich die Kraft der auf Erfahrung beruhenden Intuition und ihre Manifestation im Körper in den 1980er-Jahren in Los Angeles. Der Journalist Malcom Gladwell berichtet in seinem Buch „Blink" über den Verkauf einer griechischen Jünglingsstatue an ein Museum.[4] Elektronenmikroskopische Untersuchungen und andere moderne Techniken hatten die Echtheit der Skulptur bestätigt. Nach dem Kauf der Statue betrachteten Kunstexperten die Skulptur im Museum. Manche assoziierten spontan das Wort „frisch" beim Anblick der Statue, andere fühlten körperlich, durch ein Frösteln oder ein Gefühl der Abstoßung, dass die Skulptur nicht authentisch ist. Kleinster gemeinsamer Nenner ihrer Intuition: Da stimmt was nicht. Auf die intuitiven Zweifel und das Drängen der Experten hin wurde die Skulptur erneut untersucht. Dabei stellte sich heraus, dass die ersten Untersuchungen allesamt fehlerhaft waren und die Kunstkenner hingegen mit ihrem spontanen Urteil richtig lagen: Es handelte sich um eine Fälschung. Die Intuition der Experten war also über die vermeintlich sicheren Verfahren der Wissenschaft erhaben.

Bei der *Intuition*
geht es darum *zu wissen* bevor wir wissen,
dass wir wissen oder warum wir wissen. Unserem
Verstand gefällt das meistens gar nicht.

Erfahrung speist die Intuition

Als ich angefangen habe zu kochen, hatte ich kein Gespür für die Zusammensetzung von Gerichten. Weder konnte ich Mengen abschätzen, noch konnte ich sagen, was dem Gericht fehlt, wenn es fad schmeckte. Erst nach vielen misslungenen Versuchen und einigen Jahren praktischer Erfahrung stellte sich ein spannender Effekt ein: Ich wusste oft schon, bevor ich etwas probierte, intuitiv, was dem Gericht noch fehlt, damit es richtig schmeckt und sich auch nach dem Essen noch stimmig im Körper anfühlt. Seither kann ich Rezepte ohne Probleme abwandeln und weiß genau, welche Zutaten ich austauschen darf und welche essenziell für das Gelingen sind – selbst wenn ich das Gericht noch nie vorher ausprobiert habe.

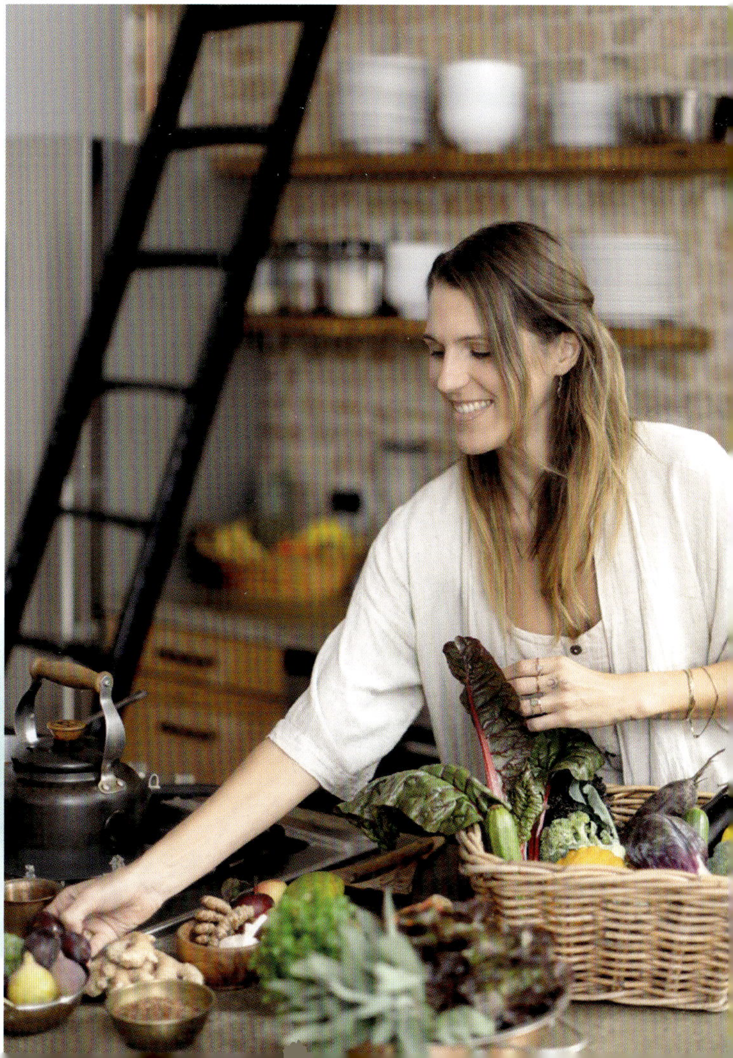

Intuition & Verstand

Die Ratio ist ein detailverliebter Datenjunkie. Sie beleuchtet ein bestimmtes Detail präzise und fokussiert. Wie ein Computer kann sie aber nur eine bestimmte Anzahl an Informationen pro Sekunde verarbeiten. Sie fragt: Wie genau funktioniert das? Macht es Sinn? Was sind die Risiken dabei? Warum? Mit den bloßen Fakten und dem Warum kommen wir aber nicht immer weiter, denn viele Dinge kann der Verstand nicht begreifen.

Du kennst das vielleicht auch: Ein Angebot oder ein Vertrag ist nach der Prüfung aller Fakten völlig in Ordnung, aber etwas in dir sagt, dass es sich nicht stimmig anfühlt. Dieses intuitive Gefühl ist eher diffus. Es gleicht eine mögliche Entscheidung unbewusst in Sekundenschnelle mit unseren Erfahrungen und unseren Werten ab – es sieht also das große Ganze und kann viele verschiedene Informationen verarbeiten, während die Ratio manches mit ihrer Detailliebe schnell aus dem Blick verliert. Genau das kann dir auch beim Essen passieren, besonders wenn du bisher stark auf die Nährwertangaben fokussiert warst. Ein Lebensmittel mag auf dem Papier eine gute Kalorienbilanz und Nährstoffzusammensetzung haben, aber wenn es nicht das ist, was dein Körper gerade braucht, hast du nichts gewonnen. Einen Salat zu essen, wenn der Körper nach einer warmen Mahlzeit verlangt, wird deinen Kopf vielleicht befriedigen, aber nicht deinen Bauch.

Das Schwierige dabei ist, dass wir nicht wissen, warum wir etwas intuitiv wissen. Uns selbst erst zu glauben, wenn wir ein Warum haben, kann aber kontraproduktiv sein, besonders wenn wir schnell Entscheidungen treffen müssen. „Vertrauen ist gut, Kontrolle ist besser" – das ist eine typische Aussage des Verstandes. Die Intuition kontrolliert und beleuchtet die Situation zwar auch genau, bevor sie dir ihre Entscheidung mitteilt, sie teilt dir jedoch nur die Lösung, nicht aber das Warum mit. Das ist für den Verstand beängstigend, denn er muss die Kontrolle abgeben und vertrauen schenken.

> Es geht nicht darum, die *Intuition* über den *Verstand* zu stellen, sondern vielmehr darum, beides anzuerkennen und wie *Werkzeuge* zu nutzen.

Die Balance zwischen Intuition, deinem Herzen und dem Verstand ist nichts, was sich einmal einstellt und dann für immer bleibt. Körper, Geist und Herz sind aber in der Lage, sich immer wieder selbst auszubalancieren und im perfekten Gleichgewicht zu halten, wenn du lernst, zuzuhören und sie zu lassen. Wissenschaftlich ausgedrückt bedeutet das, dass sie nach der sogenannten Homöostase, dem Gleichgewichtszustand eines dynamischen Systems, streben, welches sich selbst reguliert. Unser Körper unterliegt einem solchen dynamischen System, in dem das Gleichgewicht durch interne Regelprozesse aufrechterhalten wird.

Ich treffe bei meinen Beratungen oft auf Klienten und Klientinnen, die eigentlich spüren, was gut für sie wären. Da sie aber zu viele Glaubenssätze und Dogmen über gesunde und ungesunde Ernährung verinnerlicht haben, folgen sie nur dem Verstand und essen oft genau das Gegenteil von dem, was ihr Körper eigentlich braucht. Sie verstehen nicht, was dieser ihnen verzweifelt zu signalisieren versucht. Sie müssen lernen, zunächst sich selbst zuzuhören, damit ihr Körper, Herz und Geist wieder ins Gleichgewicht kommen können.

Intuition & Gefühle

Der erste und wichtigste Schritt auf dem Weg zu unserer Intuition ist es, unsere Gefühle anzuerkennen und sie zuzulassen. Wir können uns noch so oft bewusst vorsagen, dass wir wertvoll und geliebt sind, wenn aber in den Tiefen unseres Unterbewusstseins abgespeichert ist, dass wir es nicht sind. Dann ist das so, als ob wir immer wieder ein Pflaster über eine nässende Wunde kleben, die aber trotzdem nicht heilt. Statt eines Pflasters müssen wir einen Weg finden, die Wunde effektiv zu behandeln. Das zu verstehen und der Wunde die Aufmerksamkeit und Pflege zu schenken, die sie braucht, bringt uns in Verbindung mit unserer Intuition.

Stehen Gefühle dem intuitiven Essen im Weg? Meiner Meinung nach nein, denn wenn wir liebevoll mit ihnen verbunden sind, können Gefühle der beste Wegweiser zu unserer Intuition sein.

Und so beginnt auch intuitives Essen nicht im Kopf, denn deine Intuition sitzt nicht hier, sondern du spürst sie ja in deinem Körper: Dich beschleicht ein Bauchgefühl, eine Schwere legt sich auf deine Brust, du spürst ein Kribbeln – die Erscheinungsformen können unterschiedlich sein. In jedem Fall ist die Intuition aber eine leise und subtile Stimme. Sie hat nichts mit den donnernden Worten des inneren Kritikers oder dem scharfen Mahnen des Verstandes zu tun. Der Weg zur Intuition geht immer durch den Körper und über die Gefühle. Genau darum ist es so wichtig, auf diesen Ebenen „aufzuräumen“.

Eine gute Intuition entwickeln wir erst, wenn wir bereit sind, uns mit unserem *Unterbewusstsein* und unseren *Gefühlen* auseinanderzusetzen, wenn wir sie verstehen lernen und unser *Wissen* und unsere *Erfahrung* mit einer Portion Vertrauen in uns *selbst* und unseren Körper kombinieren.

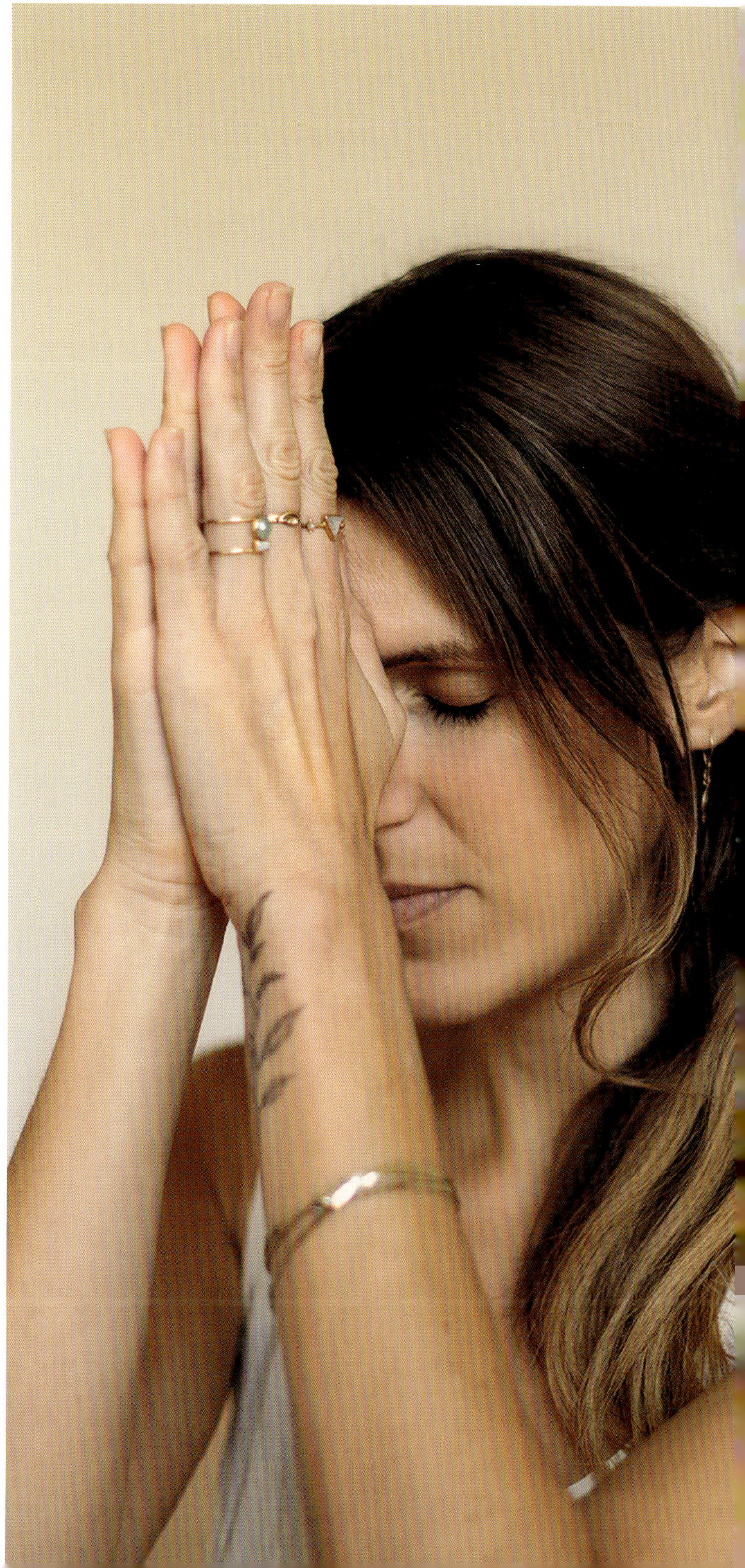

Können wir wirklich intuitiv essen?

Suchen wir nach gängigen Definitionen von intuitivem Essen, dann finden wir häufig Aussagen wie: „Iss nur, wenn du echten Hunger hast, und nur das, worauf du Lust hast." So einfach ist es aber leider nicht. Worauf wir Lust haben, ist nicht unbedingt mit unseren wahren Bedürfnissen verknüpft, sondern wird unter anderem auch von unseren Emotionen beeinflusst. Viele Menschen scheitern daher zwangsläufig mit dieser Definition von intuitivem Essen.

ICH WEISS DOCH, WAS GESUND IST, ODER?

Wenn wir uns die enge Verbindung von Darm und Hirn anschauen, wird schnell deutlich, dass es theoretisch möglich sein sollte, intuitiv zu spüren, was der Körper gerade braucht. Warum tun wir uns trotzdem so schwer damit? Das Problem ist zum einen, dass wir oft nur den rationalen Menschen in uns sehen wollen. Wir sammeln Fakten, lesen über gesunde Ernährung, wissen theoretisch, wie es funktionieren sollte – und verurteilen uns dann dafür, dass unsere Entscheidungen dennoch nicht rational sind und unsere Handlungen so gar nicht dem entsprechen, was wir eigentlich wissen. Gefangen in Fakten und Selbstverurteilung bleibt der Zugang zum Körper und Herzen jedoch versperrt. Zum anderen haben viele von uns ihren Körper und sich selbst nie wirklich kennengelernt. Es hat uns auch niemand je erklärt, wie wir mit unseren Gefühlen umgehen können, denn Gefühle wie z. B. Scham oder Trauer spielen v. a. in der westlichen Welt eine entscheidende Rolle bei der Nahrungsaufnahme. Der Darm wird nicht umsonst unser zweites Gehirn genannt – auch dort befindet sich ein beachtliches Nervengeflecht, welches mit dem Gehirn kommuniziert.

Entscheidungen, gerade auch hinsichtlich des Essverhaltens, hängen von vielerlei Faktoren ab: wie gut und wie viel du geschlafen hast, in welchem Zustand sich dein Mikrobiom, also die Zusammensetzung der Mikroorganismen in deinem Darm, befindet, welche Gefühle dich umtreiben, wie ausgewogen deine vorherige Mahlzeit war und nicht zuletzt welchen Glaubenssätzen du folgst. Diese Einflüsse können dich unbewusst steuern oder sich zum Teil sogar als deine Intuition tarnen.

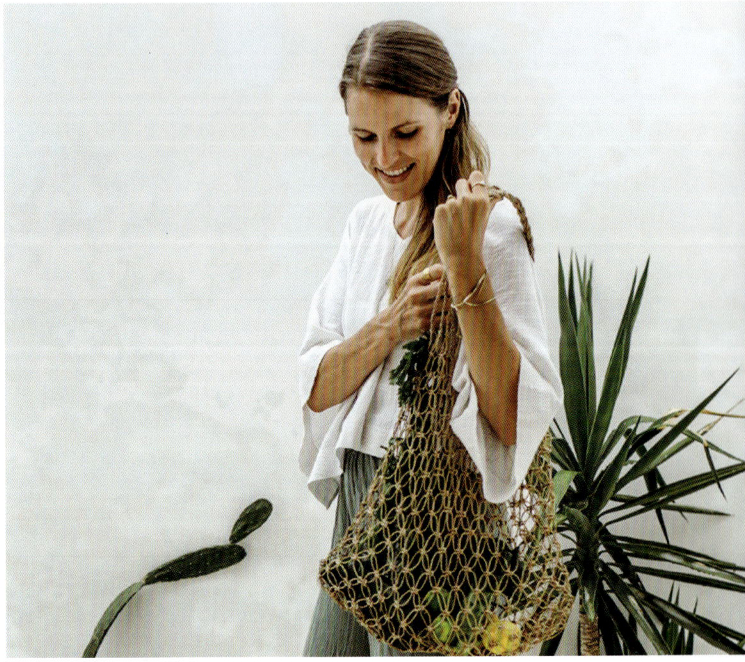

Die Frage ist dann: Wann verwechselst du Intuition mit Glaubenssätzen, Wünschen oder Vorstellungen?

Das klingt groß und wenig greifbar. Aber wie sehr sich diese Weisheit entfalten kann, folgt manchmal auch ganz einfachen Regeln: Wenn wir z. B. nicht genug Schlaf bekommen, dann kann das Gehirn keine guten Entscheidungen treffen. Wir essen dann nicht mehr das, was intuitiv richtig wäre. Stattdessen entscheidet das Gehirn, dass der schlafbedingte Energiemangel ausgeglichen werden muss, und so greifen wir zu einfachen Kohlenhydraten und Süßigkeiten oder anderem vermeintlichem „Comfort Food".

> *Intuitives Essen* ist, für mich, nicht blindes Essen – es ist eine gesunde Mischung aus der Weisheit von *Körper, Geist* und *Herz.*

IM RHYTHMUS DER NATUR

Nicht nur unsere Gesundheit, sondern auch unsere Stimmung und unsere Entscheidungen hängen davon ab, wie sehr wir im Rhythmus mit der Natur und uns selbst sind. Die Wissenschaft spricht hier vom sogenannten zirkadianen Rhythmus (siehe S. 103). In Abhängigkeit von den Tageszeiten ändern sich auch unsere physiologischen Funktionen. Die Herzfrequenz, die Ausschüttung der Hormone und Neurotransmitter, aber auch unsere Verdauung folgen dem Rhythmus der Natur.

Auf deinem Weg zu intuitivem Essen hin gilt es, wieder ein *Gespür* für den natürlichen *Rhythmus* deines Körpers zu entwickeln.

KONKRET BEDEUTET DAS:

Unsere Intuition bestimmt nicht nur, **was wir essen, sondern auch wann wir essen.** Sie sagt uns, wann wir wenig Hunger haben und wann viel. Das heißt nicht, dass du dein Essverhalten akribisch durchplanen sollst, sondern dass du den Essenszeitpunkt, die Portionsgröße und die Lebensmittelauswahl so anpasst, dass sie den Bedürfnissen deines Körpers zu diesem Zeitpunkt entsprechen.

Wenn du deiner Intuition folgst, **isst du, was dir schmeckt und gut bekommt – ohne Dogmen oder schlechtes Gewissen.** Aber eben dann, wenn du es auch wirklich brauchst und nicht wenn du einfach nur gerade Lust oder emotionalen Hunger darauf hast. Immer nach Lust und Laune zu essen, ohne die Hunger- und Sättigungssignale deines Körpers zu beachten, wird eher unbefriedigend sein und zu körperlichem Unwohlsein führen.

Vielleicht sagst du nun: „Ja, aber immer wenn ich abends vor dem Fernseher sitze, bekomme ich plötzlich einen riesigen Hunger." Die Wahrscheinlichkeit ist groß, dass dies **weniger ein Hunger- als vielmehr ein Appetitempfinden ist.** Vielleicht spielt auch die emotionale Lage, in der du vor dem Fernseher sitzt, eine Rolle. Du willst entspannen und die positiven Geschmackserfahrungen des Essens sollen diese Entspannung unterstützen. Mit Hunger im eigentlichen Wortsinn hat das wenig zu tun.

Vielfältige Einflüsse

Es gibt viele Faktoren, die die Fähigkeit, intuitiv zu essen, beeinflussen. Eine wichtige Rolle spielen die Hormone. So hemmt z. B. das blaue Licht des Fernsehers die Produktion von Melatonin (Tag-Nacht-Rhythmus-Hormon) und kurbelt die Produktion des Stresshormons Cortisol an. Dies kann dazu führen, dass du zu vermeintlich beruhigendem Essen greifst. Auch die Geschlechtshormone Östrogen, Progesteron und Testosteron mischen mit, wenn es um das Essverhalten geht. Insbesondere die Ausschüttung von Östrogen und Progesteron kann zu Heißhunger auf Süßes führen.[5] Letztlich kann uns auch unser Mikrobiom oder die Unterversorgung mit bestimmten Nährstoffen eine Stolperfalle auf dem Weg zu einem ausgewogenen, intuitiven Essen stellen. Wenn der Körper nicht ausreichend genährt ist, dann entspricht unser Essverhalten dem eines hungrigen Kindes im Supermarkt.

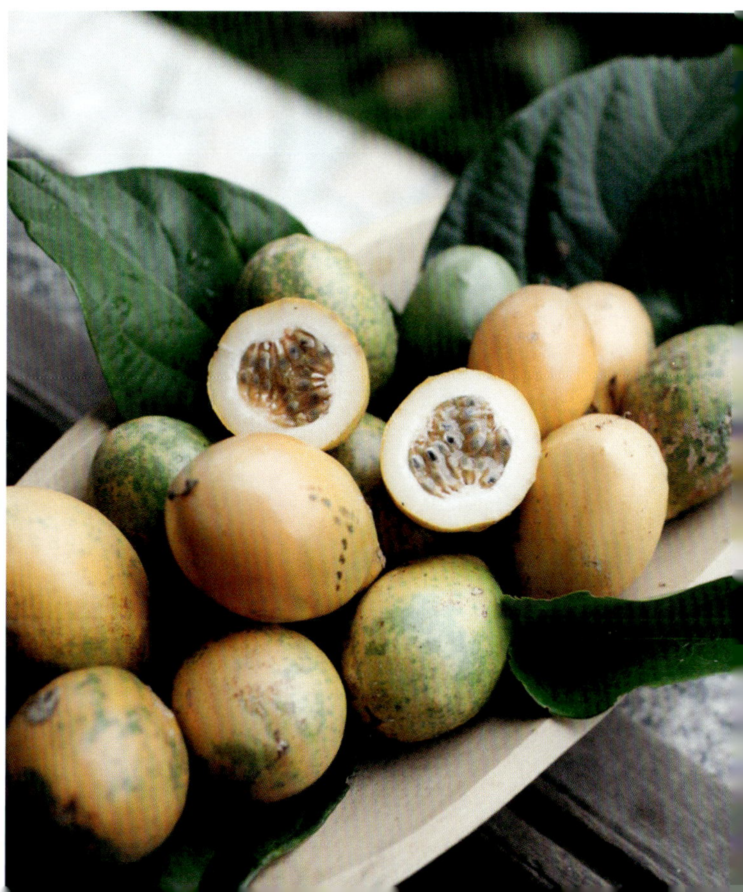

INTUITION ODER LUST?

Wir dürfen Lust haben und müssen unsere Entscheidungen nicht nur von unserer richtigen Intuition abhängig machen. Die Kunst des intuitiven Essens ist, zu lernen, die bloße Lust auf ein Lebensmittel von der Intuition, die uns zu einem Lebensmittel rät, zu unterscheiden und bewusst zu essen. Moderne Lebensmittel mit langen Zutatenlisten und industriell produzierten Aromen, die versuchen, die natürlichen Geschmacksrichtungen nachzubauen und zu intensivieren, haben uns diese Fähigkeit allerdings zunehmend verlieren lassen. Künstliche Aromen und unnatürliche Lebensmittel führen den Körper an der Nase herum. Deswegen ist es so wichtig, das Wissen unserer Vorfahren wertzuschätzen und wiederzuentdecken.

Jahrtausendealte erfahrungsbasierte Techniken der Nahrungszubereitung, wie z. B. die Fermentation, bieten uns die Möglichkeit, zu Natürlichkeit und Intuition zurückzukehren. Das heißt nicht, dass du auf Geschmack und Genuss verzichten musst. Im Gegenteil: Unsere Vorfahren haben in jahrelanger Erfahrung mit der Kombination verschiedener Lebensmittel und Gewürze sowie verschiedenen Zubereitungsmethoden geniale Wege gefunden, Essen lecker, nährend und gut verträglich zuzubereiten.

Nichts hat absolute Gültigkeit

Du merkst, dass dir Fett gut tut, aber die Medien sagen, Fett ist schlecht? Du bekommst von Selleriesaft Verdauungsprobleme, aber der angesagte Health-Guru lehrt, dass du nur damit deinen Körper entgiften kannst? Kohlenhydrate vernebeln das Gehirn, heißt es, doch seit du dem Low-Carb-Trend folgst, ist dein Schlaf schlecht und deine Menstruation bleibt aus? Oft sind wir mehr im Außen, bei dem, was andere sagen, als bei uns selbst. Ich möchte dich dabei unterstützen, dich von diesen Dogmen zu befreien, damit dein Bauch und dein Kopf in Einklang kommen. Dein Verstand ist nicht etwas, das dir im Weg steht, sondern ein Teil von dir, den es zu beruhigen und zu integrieren gilt.

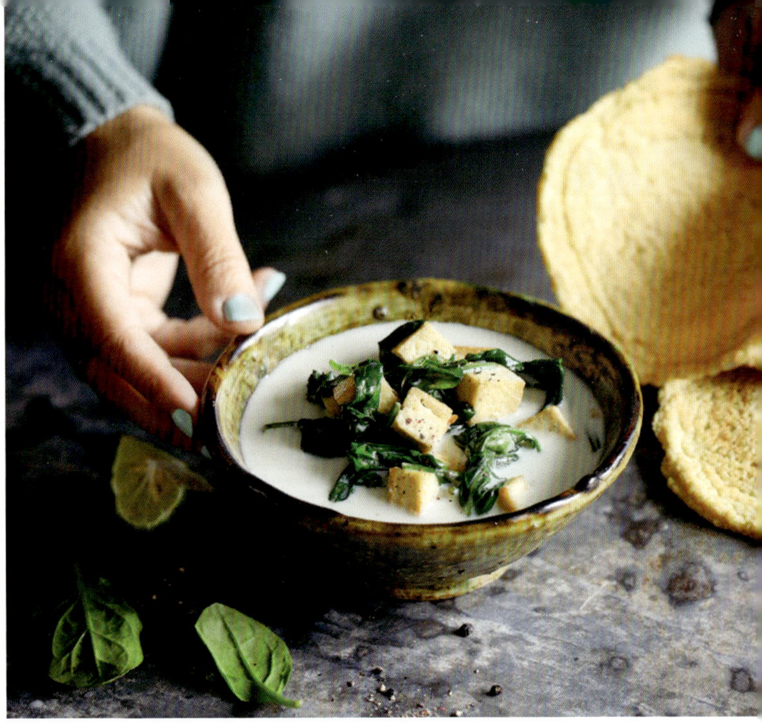

Eine funktionierende Intuition ist, wenn *Information, Erfahrung, Ratio* sowie *Bauchgefühl* und *Herzensweisheit* sich auf eine Handlung einigen.

WISSEN, GEFÜHL & INTUITION IN HARMONIE

Meine eigene Ernährung würde ich als rational und intuitiv beschreiben. Ich habe mir zwar ein großes Wissen über Lebensmittel und Ernährung aneignen können, aber mein Weg zum intuitiven Essen hat mir gezeigt, dass dies alleine nicht ausreicht. Mich ins Gleichgewicht zu bringen, bedeutet oft, die Ratio zu verlassen und das zu essen, was dem Verstand als unlogisch erscheint. Er muss nicht verstehen, warum ich den Apfel gedünstet, aber nicht roh vertrage. Und er muss sich damit abfinden, dass ein paar Vitamine verloren gehen könnten.

Auf der anderen Seite kann mich der Verstand aber auch wieder ins Gleichgewicht bringen: Wenn ich mich z. B. wundere, warum ich auf einmal Heißhunger habe, auch wenn ich nicht gestresst oder emotional bewegt bin, und dann reflektiere, dass ich zu wenig Kohlenhydrate oder Proteine in meinen Mahlzeiten hatte. Und tatsächlich: Der Heißhunger verschwindet, wenn ich dies in meiner nächsten Mahlzeit berücksichtige, weil die Ursache wirklich rein körperlich war.

Gesamtkunstwerk Mensch

Ich bin fest davon überzeugt, dass es möglich ist, sich intuitiv zu ernähren – selbst im Dschungel der Ernährungsmythen, der Schlagzeilen, die fast täglich wechseln, wenn es um Ernährungstrends geht, und der Vielzahl an industriellen Lebensmitteln, die optimal darauf abgestimmt sind, unser Suchtverhalten zu triggern. Nicht indem wir mehr Willenskraft aufwenden, sondern durch die Integration unseres ganzen Seins als Menschen.

Wir haben das große Privileg, die Welt über unseren Körper und Geist, unsere Gefühle, Instinkte und Gedanken zu erfahren – nicht einzeln, sondern gleichzeitig. Unser Gehirn ist ein wichtiger Vermittler in diesem Zusammenspiel, und auch der Darm spielt eine Rolle. Wenn es um Entscheidungen bezüglich des Essens geht, wird die Ratio niemals gewinnen können, wenn bestimmte Bedürfnisse, die wir versuchen, mit Essen ersatzweise zu befriedigen, unerfüllt bleiben. Wenn wir uns nicht den Gefühlen und Emotionen zuwenden, die hinter einem Essverhalten stehen, dann werden wir stets noch größere Willenskraft aufbringen müssen, um eine bestimmte Ernährung durchzuhalten und letztlich vermutlich scheitern. Der Wille ist wie ein Muskel ermüdbar und je mehr Entscheidungen wir willentlich treffen müssen, desto schneller gibt er auf.[6] Es geht nicht um den Widerstand gegen das, was ist – sondern darum, Harmonie im Fluss des Lebens zu kreieren. Setze also deine Willenskraft dafür ein, mit diesem zu schwimmen.

Intuition ist letztendlich die Verbindung mit dem Wissen und der Weisheit, die in dir stecken, aber durch jahrelange Selbstzweifel, den inneren Kritiker und die Informationsflut von außen kaum noch zugänglich sind. In Bezug auf deine Essgewohnheiten bedeutet das, nicht nur den Nährwerttabellen und Studien, sondern auch deinem Gefühl wieder mehr zu vertrauen, der leisen Stimme der Intuition zu lauschen und die des inneren Kritikers zu hinterfragen.

> Uns *selbst* zu vertrauen, schenkt uns ein Gefühl der *Sicherheit*, das keine *äußeren Umstände* uns nehmen können.

INTUITIVES ESSEN IM SPIEGEL DER WISSENSCHAFT

Dass intuitiv Essen kein Mythos ist, wird durch eine wachsende Studienzahl mittlerweile auch wissenschaftlich belegt. Dr. Tracy Tylka von der Ohio State University hat eine Skala validiert und vier Schlüsselkriterien für das intuitive Essen herausgearbeitet:

1. Die **bedingungslose Erlaubnis** zu essen, wenn man hungrig ist, und zwar das, wonach es einen verlangt.
2. Aus einem **körperlichen Bedürfnis** heraus essen statt aus emotionalen Gründen.
3. Das Vertrauen in **innere Hunger- und Sättigungssignale**, um zu bestimmen, wann und wie viel gegessen wird.
4. Die **Fähigkeit, Lebensmittel zu essen**, die dem eigenen Körper gut tun.[7]

Mehrere Studien, die intuitive Esser untersuchten, die diese Kriterien erfüllten, belegen, dass diese sich in ihrem eigenen Körper überdurchschnittlich wohl fühlen. Sie deuten auch darauf hin, dass es Korrelationen zwischen intuitivem Essen, hohem Selbstwertgefühl, optimistischer Lebenseinstellung, guter Problembewältigungsstrategie und stark ausgeprägter Körperwahrnehmung gibt.[8] Wer sich bis hierher noch Sorgen darüber gemacht hat, ob unsere Intuition uns letztlich auch wirklich zu den gesunden Lebensmitteln greifen lässt, kann nun beruhigt sein. Intuitives Essen steht in Verbindung mit niedrigen Blutfettwerten, guter Blutzuckerkontrolle und Insulinsensitivität sowie einem geringen Risiko für Herz-Kreislauf-Erkrankungen.[9] Zudem unterstützt es bei Übergewicht eine langfristige Gewichtsabnahme und hilft, das Normalgewicht zu halten.[10]

ZURÜCK INS LEBEN

Intuitive Ernährung bedeutet aber noch viel mehr: Es bedeutet anzuerkennen, dass Essen eine Vielzahl von Dimensionen berührt. Wir „nähren" wortwörtlich unseren Körper, unseren Geist und unser Leben. Die ayurvedische Ernährung verkörpert dies in einer unvergleichlichen Weisheit. Nicht Dogmen oder Regeln sind der Kern dieser jahrtausendealten Heilkunst, sondern das Wissen über uns selbst. Das Schönste für mich ist es zu sehen, wie viele Menschen durch intuitives Essen wieder Vertrauen zu ihrem Körper und ihrer eigenen Weisheit fassen und den Kampf gegen den Körper und das Essen beenden können. Das Leben wird leichter, wenn das Leid von dem großen Thema Essen abfällt, das uns täglich so viel Energie entzogen hat.

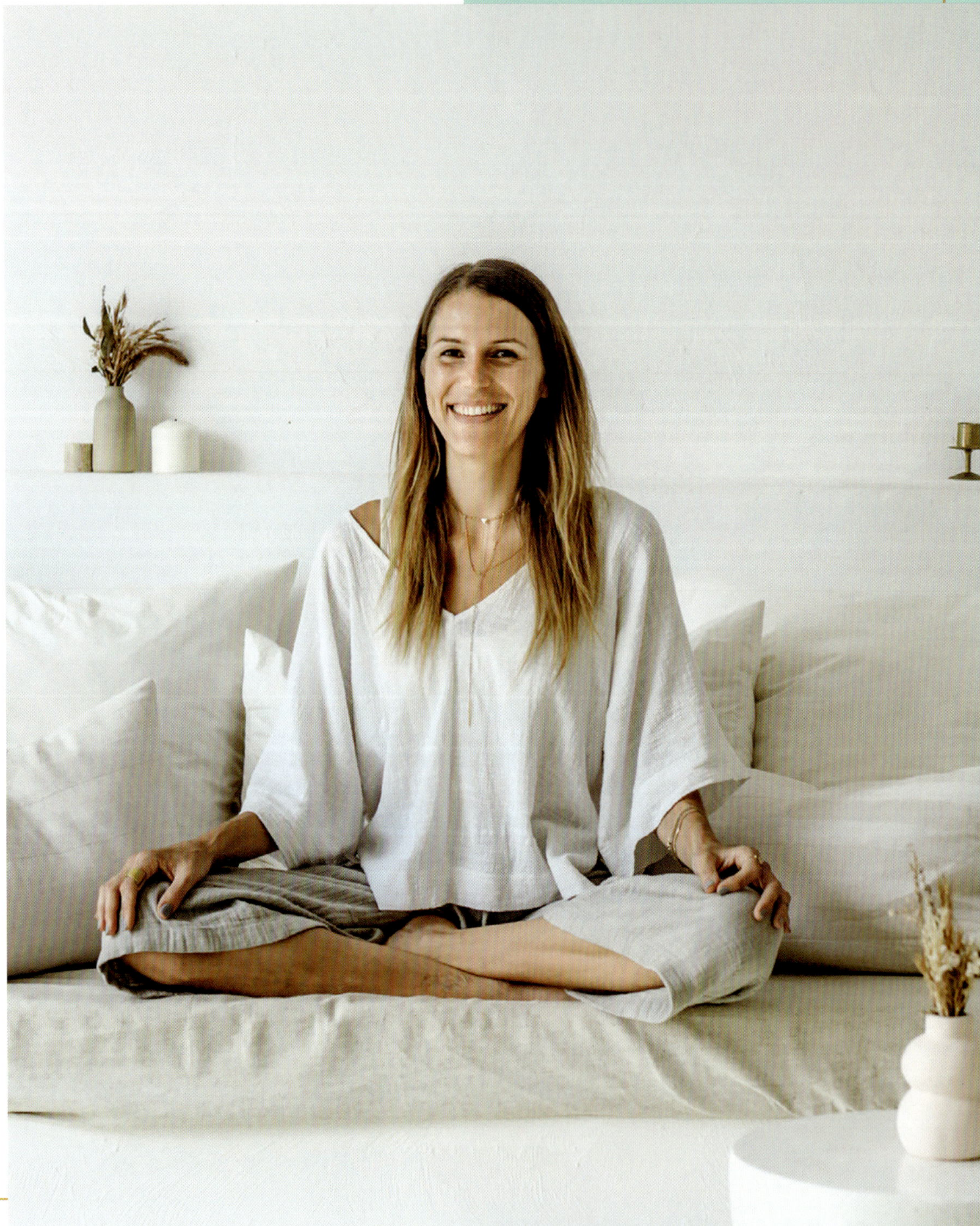

Welche Rolle spielen unsere Gefühle beim Essen?

Gefühle & emotionales Essen

„Ich liebe es zu essen, aber es fällt mir schwer, mich wirklich zu nähren. Ich fühle mich erst leer und dann voll, aber trotzdem unbefriedigt. Ich bin wählerisch und beherrscht und dann wieder unersättlich."

Kommt dir das bekannt vor? Es gibt kaum etwas, das in gleichem Maße so viele Hirnareale anspricht und auf die Biochemie des Körpers einwirkt wie Essen. Essen geht weit über die Überlebensfunktion hinaus und hat eine enge Verknüpfung zu unserer Psychologie – also unseren Gefühlen und Emotionen.

Hunger – oder doch traurig?

Dank neuester Forschungserkenntnisse ist mittlerweile klar, dass Nahrung unsere Gefühle und unsere Stimmung beeinflussen kann. Bestimmte Nahrungsmittel bzw. Inhaltsstoffe der Nahrungsmittel wirken auf unser Gehirn. So stimulieren Zucker und Fett das Belohnungszentrum und sorgen zumindest kurzzeitig dafür, dass sich unsere Stimmung hebt. Das in Chili enthaltene Capsaicin, das für den scharfen Geschmack sorgt, erhöht hingegen das Testosteron, ein Sexualhormon, das im Übermaß Aggression und Wut fördern kann.[11]

Umgekehrt können unsere Gefühle und Emotionen unser Essverhalten beeinflussen, v. a. wenn wir keine anderen „Coping"-Strategien (siehe Kasten) haben. Wir essen dann nicht aus einem physischen Hunger heraus, sondern aus einem emotionalen Hunger. So nutzen wir Essen oder auch Alkohol, um unsere Gefühle zu betäuben.

Das heißt nicht, dass wir nie wieder Schokolade essen dürfen, wenn wir gerade Nervennahrung brauchen. Es geht vielmehr darum, uns unserer Motivation und unserer Gefühle bewusst zu werden, statt mit dem Autopiloten zu agieren. Und v. a. auch darum, unsere eigenen Bedürfnisse anzuerkennen und uns nicht zu verurteilen. Denn auch das ist Intuition: zu spüren, dass wir gerade Trost oder einen Energiespender brauchen. Wenn wir uns über die Ursache im Klaren sind, können wir uns auch dafür entscheiden, bewusst und mit Genuss ein Stück Schokolade zu essen, die Augen zuzumachen, zu spüren und zu schmecken, dass das Leben auch süß ist. Wenn uns in diesem Moment die Schokolade hilft, dies zu realisieren, dann sollten wir uns darüber freuen, statt uns dafür zu bestrafen.

Damit wir aber auch andere Wege finden, mit unseren Gefühlen in Einklang zu kommen und sie zu nutzen, sollten wir uns die Kraft der Gefühle etwas genauer ansehen. Denn diese sprechen keine klare Sprache wie die Ratio, sondern kommunizieren, ähnlich wie die Intuition, ohne Worte über Körperempfindungen mit uns.

Coping

Als „Coping" bezeichnet man Strategien, die uns helfen sollen, mit überfordernden Situationen umzugehen. Coping ist das Bemühen, die Situation in den Griff zu bekommen, was jedoch nicht zur Lösung oder langfristig erfolgreichen Bewältigung der Situation führt.[12] Dabei lassen sich zwei Arten von Coping unterscheiden: Problemorientiertes Coping, das versucht, Lösungen zu finden, um schwierige Situationen zu vermeiden, und emotionsorientiertes Coping, das versucht, Emotionen zu verhindern, die zur Stresssituation führen.

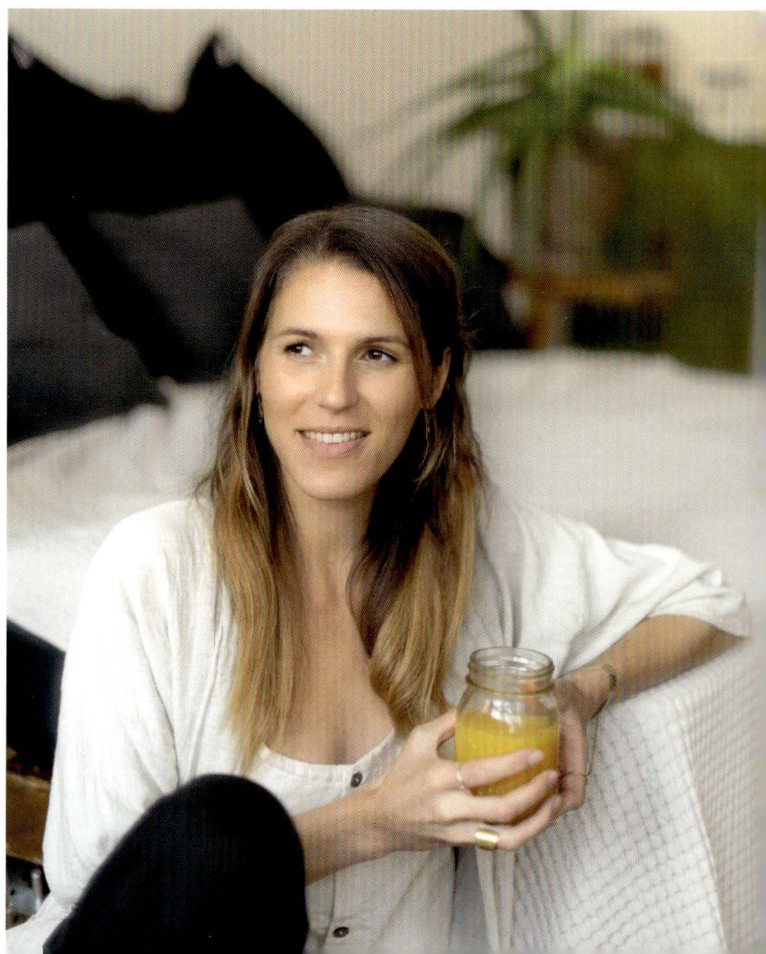

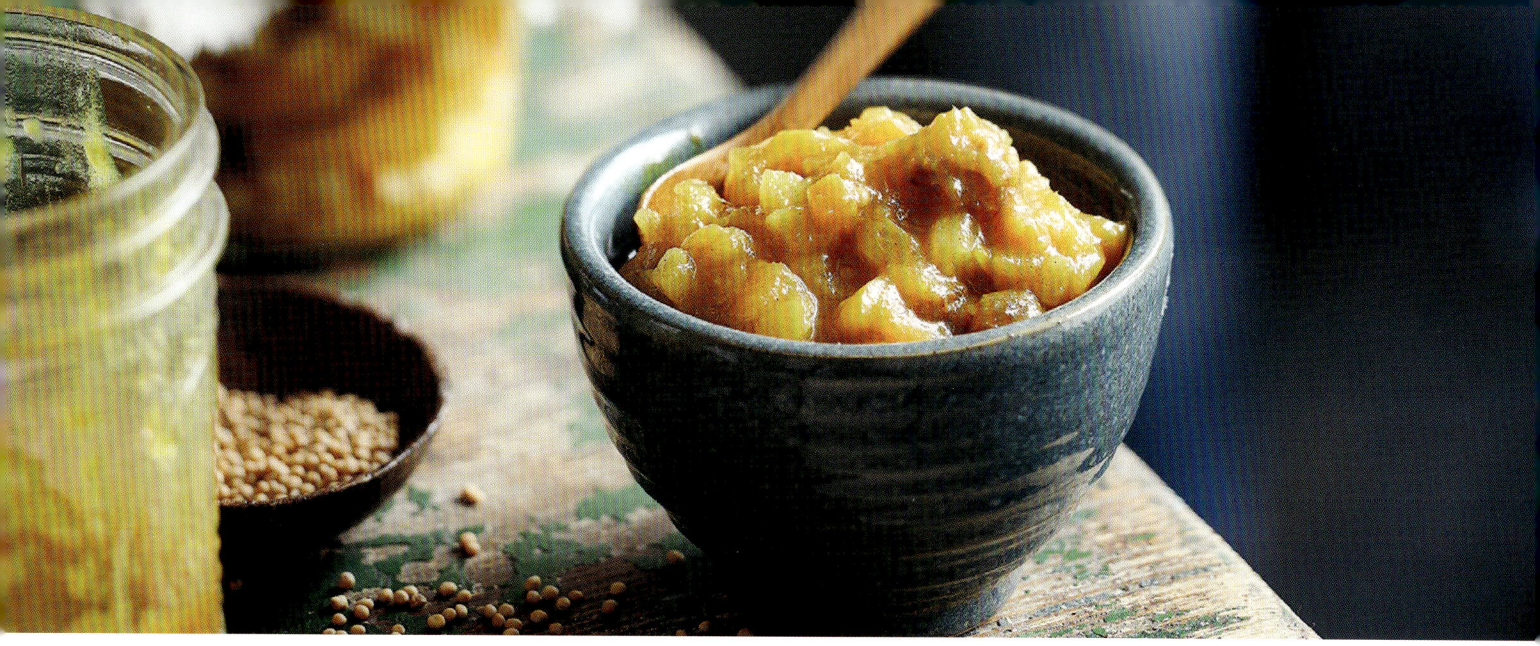

GEFÜHLE UND EMOTIONEN

Das Thema Emotionen ist in den meisten Gesellschaften eine „Blackbox". Niemand hat uns jemals erklärt, was genau Gefühle und Emotionen sind, wozu sie gut sind und wie wir sie eigentlich nutzen können. Kein Wunder also, dass wir uns sogenannte „Coping"-Mechanismen suchen, um mit ihnen umgehen zu können, denn Emotionen sind kraftvolle Energien aus unserem Innersten. Für viele von uns ist Essen zu genau einem dieser „Coping"-Mechanismen geworden.

Wenn wir von Emotionen sprechen, dann können wir uns zum einen auf den Tastsinn der Haut beziehen oder zum anderen auf eine Empfindung im Körper wie Schmerz, Kribbeln, Brennen, Hitze oder Kälte. Diese Emotionen sind, vereinfacht gesagt, körperlicher Natur. Der Körper reagiert auf einen äußeren Stimulus mit gewissen Reaktionen. Wir sprechen aber auch von Emotionen, wenn wir uns z. B. hungrig oder durstig, müde oder wach fühlen. Aber auch Gier, Neid, Hass, Eifersucht und Ehrfurcht werden häufig als Emotion beschrieben. Um zurück zu unserer Intuition zu finden, sollten wir aber richtig hinschauen: Wann erleben wir eine Emotion, also eine körperliche Reaktion auf einen Zustand, und wann erleben wir ein Gefühl?

Neurowissenschaftler unterscheiden zwischen Emotionen und Gefühlen wie folgt: Eine Emotion ist die körperliche Reaktion auf einen äußeren Reiz. Ein Gefühl entsteht, wenn das Gehirn die Reaktionen des Körpers verarbeitet. Nur die Emotionen, die in die Hirnrinde, Cortex genannt, gelangen, werden als bewusste Gefühle wahrgenommen.

Emotionsforschung

An dieser Stelle muss ich auf die Komplexität der Thematik hinweisen. Es gibt viele Modelle in der Emotionsforschung und den interessierten Leser lade ich dazu ein, sich ein eigenes Bild zu machen. Die bekanntesten Theorien stammen unter anderem von Robert Plutchik, Robert Zajonc und Joseph LeDoux. Die von Antonio Damasio postulierten Thesen, wonach Emotionen Körperzustandsveränderungen sind und Gefühle bewusste (gefühlte) oder unbewusste Wahrnehmungen von Emotionen, das heißt, von entsprechenden Körperzustandsveränderungen, sind weitgehend anerkannt. Die in diesem Buch gewählte Definition von Emotion und Gefühl kann lediglich eine Arbeitsgrundlage sein, um die Begriffe im Kontext unseres Themas verständlich zu machen.

Während *Emotionen* eine Reaktion unseres Körpers auf einen *äußeren Reiz* beschreiben, sind *Gefühle* eine Reaktion des Gehirns auf unseren *Körper*.

Gefühle anerkennen

Ein Gefühl ist ebenso unbewusst wie intellektuell und seelisch greifbar. Deswegen ist das Verständnis deiner Gefühle, einer der Schlüssel auf deinem Weg zurück zur Intuition. Dem Verstand, der die Gefühle einordnet, beizubringen, die Gefühle weniger zu werten und mehr anzuerkennen, ist somit auch ein Teil des Weges zum intuitiven Essen. Aber auch Lebensmittel sind mit sogenannten emotionalen Markierungen versehen.

Aufgrund deiner Erfahrungen mit diesem oder jenem Lebensmittel hast du einen besonderen Bezug dazu. Wenn du z. B. immer Schokolade isst, wenn du traurig bist, ist die Schokolade erlernt positiv bewertet. Sie löst tatsächlich ein gutes Gefühl in dir aus. Dennoch beruht der Griff zur Schokolade auf einem erlerntem Verhalten statt auf der Intuition. Deine Gefühle – in diesem Beispiel die Traurigkeit –- bewusst wahrzunehmen und dich dann für eine Handlung zu entscheiden, wäre der intuitivere Weg. Auch, wenn das erstmal paradox klingt.

Entscheidungshelfer Gefühl

Der Verstand braucht Ordnung und stellt gern Zusammenhänge her. Deshalb könnte man meinen, dass Gefühle uns bei rationalen Entscheidungen im Weg stehen. Aber genau das Gegenteil ist der Fall. Damasio beschreibt einen Fall, bei dem das vordere Stirnhirn eines Mannes beschädigt wurde, also der Teil des Gehirns, in dem Gefühle verarbeitet werden. Der hohe IQ des Mannes blieb davon unberührt, jedoch konnte er keine Gefühle mehr entwickeln. Ging es nun darum, eine Entscheidung zu treffen, listete der Mann in einer endlosen Schleife Pro und Contra auf – ohne jedoch zu einem Entschluss zu kommen. Die verblüffende Erkenntnis: Wir brauchen unsere Gefühle, um Entscheidungen zu treffen.

Alles läuft über das Gehirn

Neurowissenschaftler entdecken nach und nach jene Hirnareale, die uns fühlen lassen. Das sogenannte limbische System hat dabei eine besondere Stellung. Es umfasst Strukturen, die für die unbewusste Verarbeitung und Bewertung von Emotionen zuständig und am Lernen beteiligt sind. Zum limbischen System zählen unter anderem der Hippocampus und die Amygdala.

Die Amygdala sind zwei Nervenzellbündel, die auch als Mandelkerne bezeichnet werden und im Zentrum des menschlichen Gehirns sitzen – einer im linken und einer im rechten Schläfenlappen, jeweils direkt vor dem Hippocampus. In der Amygdala werden v. a. negative Gefühle wie Ekel, Angst und Ärger ausgelöst. Dem Hirnforscher Gerhard Roth zufolge ist die Amygdala dafür verantwortlich, wenn wir uns emotional aufgewühlt fühlen. Ob ängstlich, verärgert oder glücklich, hängt außerdem davon ab, welche Areale des limbischen Systems aktiviert sind.

Der Hippocampus liegt ebenfalls doppelt vor, sowohl in der linken als auch in der rechten Gehirnhälfte und gehört evolutionär gesehen zu den ältesten Elementen des Gehirns. Er sieht aus wie ein Seepferdchen und ist die zentrale Schaltstation des limbischen Systems. Er ist an Gedächtnisprozessen, aber auch an räumlicher Orientierung beteiligt und spielt eine wichtige Rolle bei der Verstärkung von Schmerz durch Angst.

Zusätzlich ist der präfrontale Cortex Teil des limbischen Systems. Er scheint im Gehirn als eine Art „Vermittler" zwischen Gefühl und Verstand zu agieren, wie Damasio feststellte. Der Neurowissenschaftler nimmt an, dass diese Region die Gefühle, die im limbischen System entstehen, mit den rationalen Abwägungen der Großhirnrinde verknüpft.

Das mesolimbische System, das auch als Belohnungssystem bezeichnet wird, spielt eine wichtige Rolle, wenn es um Verlangen und positive Gefühle geht. Es ist ein System aus Neuronen, die den Neurotransmitter Dopamin als Botenstoff verwenden. Die Zellkörper liegen im sogenannten unteren Tegmentum, einem Teil des Hirnstamms. Von dort ziehen die langen Zellfortsätze wie Tentakel unter anderem in die Amygdala, den Hippocampus und den Nucleus accumbens. Er enthält eine Vielzahl von Dopaminrezeptoren und ist mitverantwortlich für das Entstehen von Sucht. Durch diese Verbindung der Hirnareale können wir einen Mix aus Emotionen verarbeiten.

Wie wir Entscheidungen treffen

Oft denken wir, dass Gefühle uns bei rationalen Entscheidungen im Weg stehen. Aber genau das Gegenteil ist der Fall. Ich möchte hier zum besseren Verständnis zwei Entscheidungsmodi aufzeigen: die intuitive Entscheidung, die das unmittelbare Gefühl als Basis der Handlung nutzt, und die rationale oder faktenbasierte Entscheidung, die Fakten und rationalen Gründen folgt. Dabei ist es wichtig, Intuition nicht als das Gegenteil von Ratio zu sehen. Das Sammeln von Fakten kann durchaus einer intuitiven Entscheidung vorausgehen, und Gefühle können in eine rationale Entscheidung mit einfließen.[13] Hinzu kommt, dass wir durchaus unterschiedlich sind, wenn es um unsere persönlichen Entscheidungswege geht. Manchen Menschen helfen Fakten, schneller zu einer Entscheidung zu kommen, andere kommen durch sie eher vom Weg ab.

Studien zeigen jedoch, dass in vielen Fällen intuitiv getroffene Entscheidungen zu einer größeren Entscheidungszufriedenheit führen. So durften sich Probanden in einer Untersuchung Poster aussuchen. Diejenigen, die angehalten waren, die Poster gründlich zu bewerten und erst dann zu wählen, waren im Nachhinein weniger zufrieden mit ihrer Entscheidung als diejenigen, die aufgefordert worden waren, auf Basis ihres ersten intuitiven Gefühls auszuwählen.

Das *Verständnis* der *Gefühle*
ist unabdingbar auf dem Weg zurück
zur *Intuiton.*

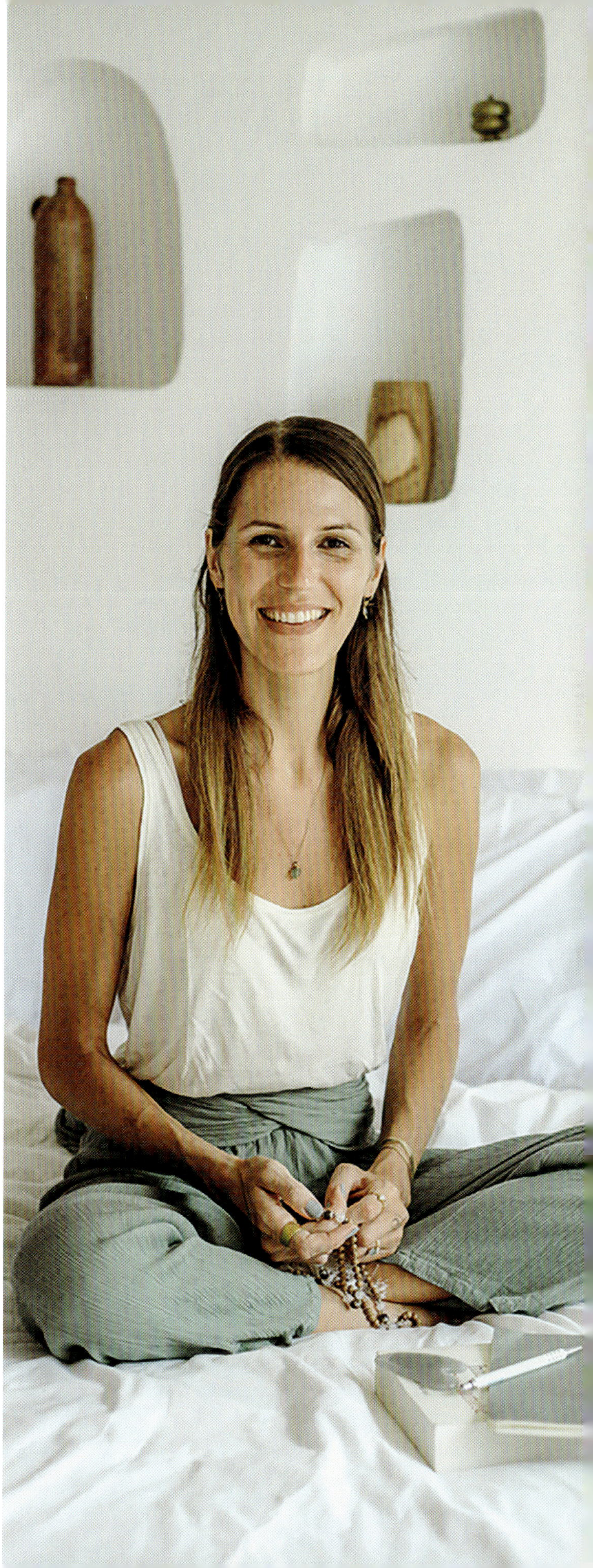

Bedürfnisse

Um zu verstehen, wie Essen und Emotionen genau verknüpft sind, lohnt es sich, die eigenen Bedürfnisse genau anzuschauen. Würde ich dich jetzt fragen, welche Bedürfnisse besonders wichtig für dich sind, wüsstest du sofort eine Antwort? Die meisten von uns sind sich ihrer eigenen Bedürfnisse nicht bewusst, und doch steuern diese unterbewusst viele unserer Handlungen.

Wer sich mit diesem Thema beschäftigt, kommt an einem Modell nicht vorbei: Der Bedürfnispyramide nach dem Sozialpsychologen und Begründer der humanistischen Psychologie Abraham Maslow. Diese Pyramide definiert fünf zentrale menschliche Bedürfnisse und Motivationen, die hierarchisch aufgebaut sind. Nach der Auffassung von Maslow streben wir zunächst danach, unsere physiologischen Bedürfnisse zu befriedigen, das sind Nahrung, Wasser, Kleidung, Schlaf, ein Dach über dem Kopf, Regeneration und Fortpflanzung. Sind diese Grundbedürfnisse erfüllt, beginnen wir als Nächstes nach Sicherheit und Stabilität zu streben. Das betrifft unser Einkommen, unseren Besitz und Arbeitsplatz und unsere Gesundheit. Anschließend strebt der Mensch nach Zugehörigkeit und Liebe, und dann kommen die Wertschätzungsbedürfnisse, wie Anerkennung, Selbstwert, persönliche Stärken, Respekt und Freiheit. An der Spitze der Pyramide steht die Selbstverwirklichung, also das Bedürfnis, das individuelle, volle Potenzial zu erreichen. Dabei bleibt zu bedenken, dass es bei der Selbstverwirklichung eine gewisse Kulturabhängigkeit gibt und wir diesen individualistischen Ansatz v. a. in den westlichen Kulturen finden.

BEDÜRFNISPYRAMIDE

(nach Maslow)

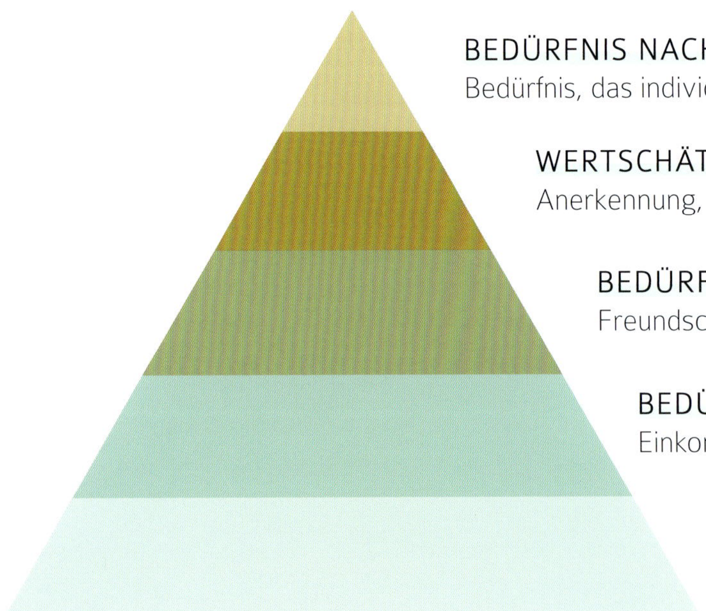

BEDÜRFNIS NACH SELBSTVERWIRKLICHUNG
Bedürfnis, das individuell volle Potential zu erreichen

WERTSCHÄTZUNGSBEDÜRFNISSE
Anerkennung, Selbstwert, persönliche Stärken, Respekt, Freiheit

BEDÜRFNIS NACH ZUGEHÖRIGKEIT & LIEBE
Freundschaft, Intimität, Familie, Beziehung & Verbindung

BEDÜRFNIS NACH SICHERHEIT & STABILITÄT
Einkommen, Besitz, Arbeitsplatz, Gesundheit

PHYSIOLOGISCHE BEDÜRFNISSE
Nahrung, Kleidung, Schlaf, Unterkunft, Regeneration, Fortpflanzung

PHYSISCHE UND SEELISCHE BEDÜRFNISSE

Wenn wir die Bedürfnispyramide betrachten, dann können wir die Bedürfnisse auch in physische und seelische Bedürfnisse aufteilen. Physische Bedürfnisse sind solche, die sich auf Nahrung, Schlaf/Regeneration, Sicherheit/Überleben richten. Die seelischen Bedürfnisse liegen in der zwischenmenschlichen Bezugnahme und der persönlichen Selbstverwirklichung. Auch wenn diese Bedürfnisse nicht unmittelbar überlebensrelevant sind, wirken sich unerfüllte seelische Bedürfnisse in Störungen unseres Seins aus, z. B. in emotionalen Ungleichgewichten oder einer Depression. In jedem Fall sind die Bedürfnisse mit unseren Gefühlen verknüpft, denn sie werden durch sie erst spürbar. So empfinden wir meist Freude, wenn wir unsere Bedürfnisse befriedigen, und Angst, Trauer oder Wut, wenn diese nicht befriedigt werden. Ein gutes Beispiel ist der Hunger: Manche von uns empfinden bei Hunger neben dem Gefühl in der Magengegend auch eine Gereiztheit oder eine Ängstlichkeit (mangelnde Erdung oder Leere). Voraussetzung für diese Spürbarkeit der Bedürfnisse ist jedoch eine gesunde emotionale Entwicklung des Fühlens und des In-sich-hinein-Spürens.

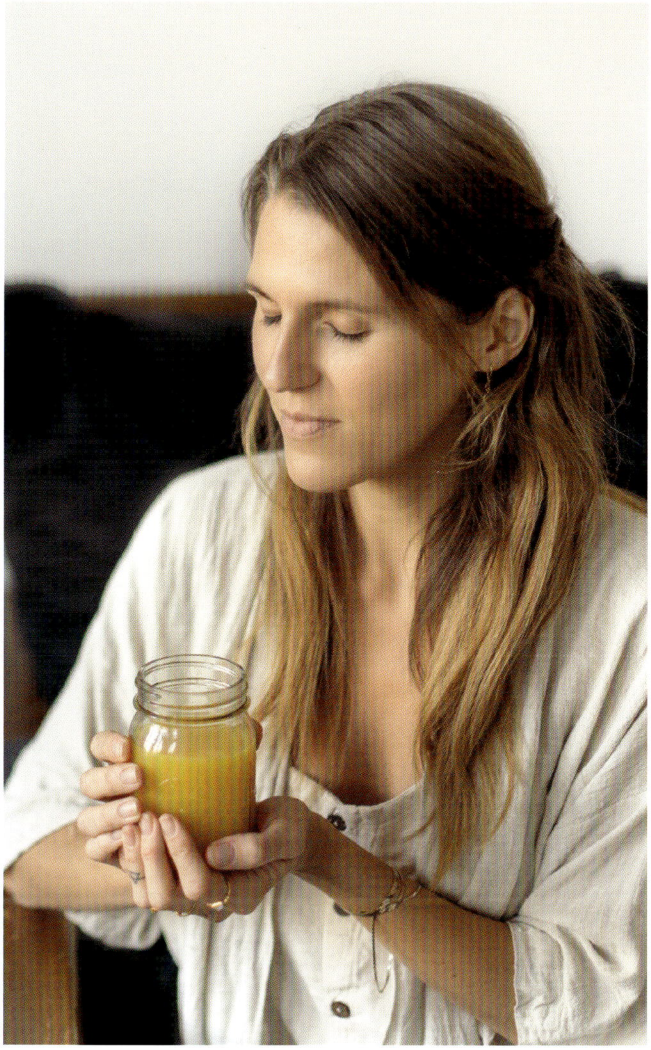

Menschen, die mit ihren Gefühlen in einem engen Kontakt sind und Bedürfnisse gut äußern können, sind besonders stressresistent und resilient. Ihnen fällt auch der Informationsaustausch und Wahrnehmungsabgleich mit anderen Menschen leicht, da deren Gefühle und Bedürfnisse keine Gefahr oder Bedrohung für sie darstellen, genauso wenig wie ihre eigenen. Versuche, die eigenen Bedürfnisse zu verneinen, führen hingegen zwangsläufig zu Coping und starren Mustern. Man kann dann weder auf sich, noch auf andere eingehen.

Leider redet uns der innere Kritiker immer wieder ein, dass unsere Bedürfnisse nicht zählen. Das passiert so schnell und unbewusst, dass wir davon häufig noch nicht einmal etwas mitbekommen. Manchmal kann es dann sehr hilfreich sein, sich laut zu sagen: „Ich habe gerade Lust auf Schokolade, und diese Lust ist vollkommen in Ordnung. Ich werde jetzt ohne Reue ein Stück Schokolade mit allen Sinnen genießen, da der Genuss mir gerade ein Bedürfnis ist."

> Ein *Bedürfnis* zu haben, bedeutet nicht, *bedürftig* zu sein. Es bedeutet, dass wir uns um uns *selbst* kümmern dürfen.

Essen & Belohnung

Hunger und Durst sind elementar für unser Überleben, deswegen muss das Gehirn sicherstellen, dass ein Anreiz zur Befriedigung dieser Bedürfnisse da ist. Essen wir etwas, stellen sich Glücksgefühle ein – das Gehirn wird von Botenstoffen durchflutet. Verlangen und die Aussicht auf Belohnung motivieren zum Handeln. Das gilt nicht nur für Essen, sondern auch für andere Bedürfnisse wie Liebe und Zuwendung oder Wertschätzung und Erfolg. Verantwortlich ist das bereits angesprochene Belohnungssystem im Gehirn. Die beteiligten Botenstoffe sorgen für Wohlgefühl und lassen den Menschen agieren. Sie können jedoch auch genau zum Gegenteil führen: zu Sucht und Unglück.

WAS BEFRIEDIGT UNS?

Der Botenstoff Dopamin ist ein Teil des Belohnungssystems im Gehirn. Er wird jedoch interessanterweise bereits bei der Erwartung auf eine Belohung produziert, z. B. beim Anblick und Geruch des Kuchens, dem Hören, wie der Kollege bereits genüsslich kaut – all dies führt zur Ausschüttung von Dopamin und einem starken Verlangen. Sobald wir nachgeben, reagiert das mesocortikolimbische System. Es ist also nicht, wie lange vermutet, der Genuss des Kuchens, sondern allein die Erwartung auf den Glücksmoment, die uns glücklich stimmt. Genau das passiert auch bei dem bekannten Experiment mit dem Pawlow'schen Hund: Der Essensreiz wird mit einer Glocke verbunden, und der Speichel fließt schon beim Glockenton. Die Erwartung wird durch Dopamin gesteuert, das auch eine wichtige Funktion beim Lernen und Erinnern hat (Lernen durch Verknüpfung). Wenn der Hund schließlich frisst, sinkt die Dopaminkonzentration wieder. Das Verlangen schwindet, und andere Botenstoffe wie die körpereigenen Opiate, die Endorphine sowie Oxytocin werden frei. Diese sorgen für Zufriedenheit und ein Glücksgefühl, z. B. die wohlige Trägheit nach dem Essen.

Das Problem: Das Glücksgefühl hält in der Regel nicht lange an. Besonders bei Drogen zeigt sich das sehr deutlich, denn Abhängige verspüren ein immer stärkeres Verlangen nach der Substanz, da der Körper den Glückszustand wieder erreichen möchte. Insbesondere Dopamin hat hier eine Schlüsselfunktion, denn durch Drogen wird der Botenstoff vermehrt ausgeschüttet. Das Belohnungssystem stumpft dadurch jedoch auf Dauer ab, und wir brauchen immer größere Mengen der Substanz. Der Mechanismus ist bei Drogen am besten untersucht, sie sind aber nicht die einzigen Suchterreger. Auch Essen, Arbeit, Sport, Computerspiele, Internet und Social Media haben ein hohes Suchtpotenzial. Alles, was im Gehirn eine Belohnung auslösen kann, birgt stets die Gefahr, abhängig zu machen.

> Es ist unmöglich, eine *Sucht* zu verstehen, ohne zu fragen, welche *Erleichterung* wir uns durch unser *Verhalten* oder die *Substanz* zu finden erhoffen.
>
> Gabor Maté

Die Macht der Erinnerung

Forscher konnten zeigen, dass bei Drogenabhängigen die Amygdala, wichtig für die emotionale Färbung der Erinnerung, und der Hippocampus, zuständig für die Speicherung der Erinnerung, Veränderungen zeigen. Das erklärt, warum noch Jahre nach der akuten Abhängigkeit durch Erinnerungen oder Stress Rückfälle ausgelöst werden können. Die Erinnerungen an positive Gefühle sind auch ausschlaggebend, wenn es ums Essen geht. Dabei spielen nicht nur Geschmack und Nährstoffe eine Rolle, sondern auch die Verknüpfung mit Gefühlen. So ist eine Schokotorte vielleicht mit der Erinnerung an Omas Torte verknüpft, die nicht nur gut geschmeckt hat, sondern auch mit Omas Liebe verbunden wird.

Wer isst – der Darm oder das Gehirn?

Als Nahrung noch nicht an jeder Ecke auf uns wartete, sondern Essensressourcen rar waren, dachte sich der Körper ein schlaues System aus: Er schaffte einen Anreiz, um Energiereserven für Notzeiten aufzubauen. Für diese wichtige Aufgabe verbündeten sich zwei Gehirne: das Darmhirn und das Kopfhirn.

Eine wichtige Rolle beim Hungergefühl spielt der Hypothalamus. Dort sitzen Neuronen, die messen, ob unser Energiehaushalt stimmt, und uns signalisieren, wenn wir essen sollen. Mitspieler ist hier das Agouti-related-Protein (AgRP), das von bestimmten Neuronen im Hypothalamus produziert wird und den Appetit stimuliert. Zwar werden die AgRP-Hunger-Neurone auch schon beim Anblick, Geruch und Geschmack eines kalorienarmen Essens etwas besänftigt, aber langfristig zufrieden sind sie erst, wenn die Nahrung ausreichend Kalorien enthält, denn Kalorien liefern Energie, die wir brauchen, um alle unsere Körperfunktionen am Laufen zu halten.[14] Entscheidend für die Nahrungsaufnahme ist also das Registrieren von Nährstoffen durch das Gehirn. Aber woher bekommt es diese Info? Der Darm und das Hirn haben dafür eine eigene Standleitung: den Vagusnerv. Seine Nervenzellen werden von Darmhormonen aktiviert und leiten die Infos aus dem Darm zum Hirn.[15] Diese Darmhormone gelangen zum Teil aber auch direkt über das Blut ins Gehirn und nehmen dort Einfluss auf die Appetitregulation. Vereinfacht gesagt: Der Magen-Darm-Trakt registriert die Nährstoffe aus deiner Mahlzeit, was in Kombination mit der Dehnung der Magenwand zur Freisetzung von Sättigungshormonen führt. Der Hunger ist gestillt, und die Mahlzeit wird beendet.

Was ist aber, wenn aus einem Teller Pasta trotzdem zwei werden oder aus einem Stück Schokolade die ganze Tafel? Das passiert zum einen, wenn wir Sättigungssignale überhören. Es kann aber auch andere Gründe haben, warum wir über den Hunger und somit über den Energiebedarf hinaus essen. Um zu überleben, war es im Laufe der Evolution wichtig, Energiereserven aufzubauen. Wann die nächste Mahlzeit kommt, war schließlich ungewiss. Hätte sich unser Körper nur auf das Sättigungssystem im Hypothalamus verlassen, dann hätten wir immer nur so viel gegessen, wie wir in dem Moment brauchen. Hier kommen nun wieder unser Belohnungszentrum und das Dopamin ins Spiel: Wir brauchten einen Anreiz, um mehr Kalorien zu essen und für magere Zeiten zu horten. Heute ist dieser Prozess bei ständiger Verfügbarkeit von Nahrung in unserer westlichen Welt aber überflüssig und führt dazu, dass wir zu viel Energie aufnehmen.

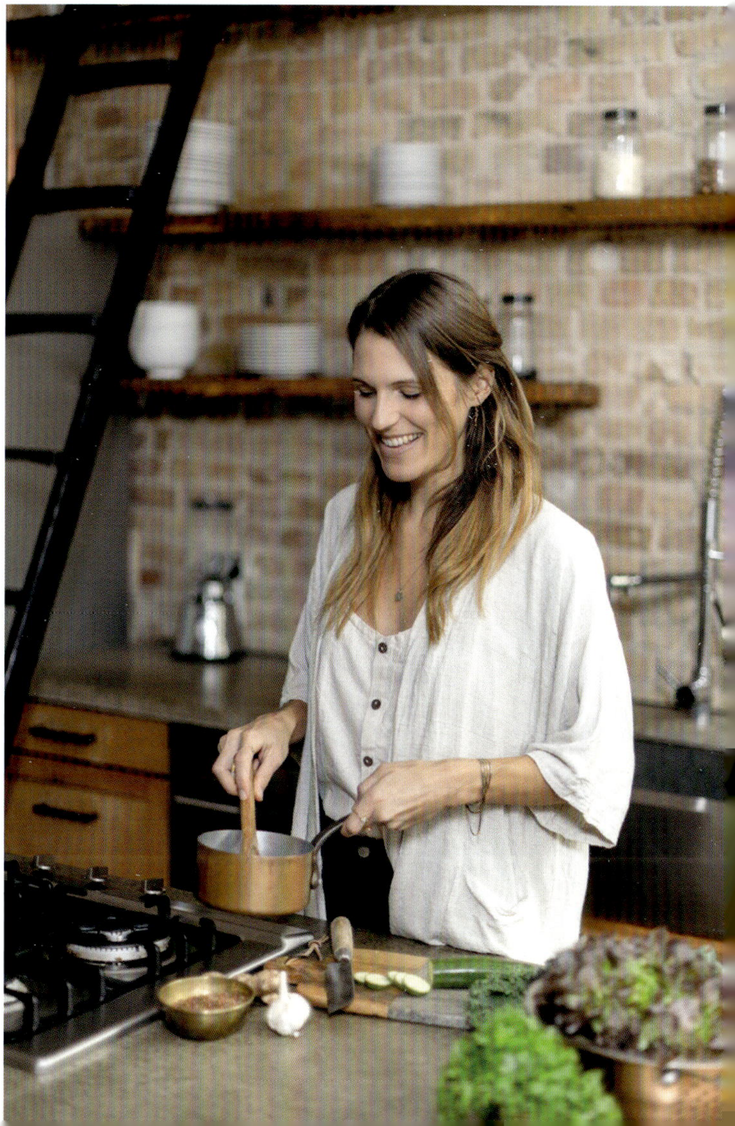

WENN NAHRUNG BEIDE GEHIRNE VERWIRRT

Aber nicht nur unser Belohnungssystem macht uns den Ausgleich von Energieverbrauch und Nahrungsaufnahme schwer, auch industriell verarbeitete Nahrung. Fertiggerichte und Co. tragen dazu bei, die einst so schlau konzipierten Mechanismen immer wieder auszutricksen.[16] Da der Körper darauf angelegt ist, v. a. den Kaloriengehalt von Nahrung zu messen, reagieren Neurone im Hypothalamus unterschiedlich, abhängig davon, wie kalorienreich eine Nahrung ist. Kennen wir ein Nahrungsmittel bereits, reicht dem Stoffwechselforscher Marc Tittgemeyer zufolge sogar dessen Anblick, damit die Neurone den Kaloriengehalt messen können. Fertiggerichte haben jedoch viel mehr Kalorien, als die Neurone aufgrund ihrer „Erfahrung" abschätzen. Sie sind energiedichter, haben also mehr Kalorien auf weniger Masse und kaum Ballaststoffe. Damit wird ein Mechanismus der Sättigung, nämlich die Dehnung des Magens, außer Kraft gesetzt. Natürlich kommt unser Körper irgendwann dahinter, dass die Kalorien hier wesentlich höher sind. Aber wahrscheinlich tritt dies in den Hintergrund, wenn das Belohnungssystem erst einmal „on fire" ist. Der freie Wille scheint uns in Sachen Essen dann abhanden gekommen zu sein.

Süß, salzig, fettig und sooo cremig

Unser Belohnungssystem liebt Zucker, Fett und Salz, v. a. in Kombination. Bis zur Industrialisierung kamen in unserer Nahrung entweder Fette und Proteine zusammen vor (z. B. in Nüssen oder Fleisch) oder Proteine und Kohlenhydrate (diverse pflanzliche Lebensmittel). Moderne Produkte wie Kartoffelchips enthalten hingegen sowohl Fett, Kohlenhydrate und Salz (und meist noch zugesetzten Zucker wie Dextrose), und das weckt in uns das Verlangen nach immer mehr davon. Und nicht nur das: Auch die Sensorik eines Lebensmittels kann uns nach mehr gieren lassen. Die Lebensmittelindustrie steckt nicht umsonst viel Geld und Aufwand hinein, den richtigen Crisp eines Kartoffelchips zu generieren oder genau die richtige Cremigkeit eines Schokopuddings. Diese Lebensmittel überfordern unseren körpereigenen Ernährungskompass schlichtweg.

Auch die Idee, statt Zucker Zuckeraustauschstoffe und Süßstoffe zu verwenden, klingt erstmal super – sie schmecken süß, haben kaum Kalorien, lassen den Blutzuckerspiegel kaum ansteigen und verursachen keine Karies. Immer mehr Studien geben jedoch Hinweise darauf, dass diese Süßungsmittel Diabetes und Übergewicht fördern, denn das Gehirn merkt schnell, wenn die Nahrung hinsichtlich des Kalorienangebots nicht hält, was sie verspricht.[17] Während Zucker zu einer Deaktivierung des Hypothalamus und damit zu einer Sättigung führt, bleibt diese bei den kalorienarmen Alternativen auf eine vergleichbare Weise aus – der Hypothalamus wird nur gering und kurz deaktiviert. Die Folge: Es kommt schnell wieder zu Heißhunger. Einen ähnlichen Effekt hat auch die isolierte Fructose, z. B. in Form von Glucose-Fructose-Sirup.

Aber nicht nur süß, auch die Geschmacksrichtung Umami, der herzhaft-würziger Geschmack, ist für viele Menschen reizvoll. Umami wird v. a. von glutamathaltigen Speisen transportiert und sorgt dafür, dass wir öfter zugreifen als nötig. Glutamat ist unter anderem an der Schmerzübertragung und Gewichtsregulierung beteiligt und steigert den Appetit. Industriell hergestelltes Mononatriumglutamat wird als Geschmacksverstärker eingesetzt und steht unter dem Verdacht, die Sättigungssignale des Körpers herabzusetzen.

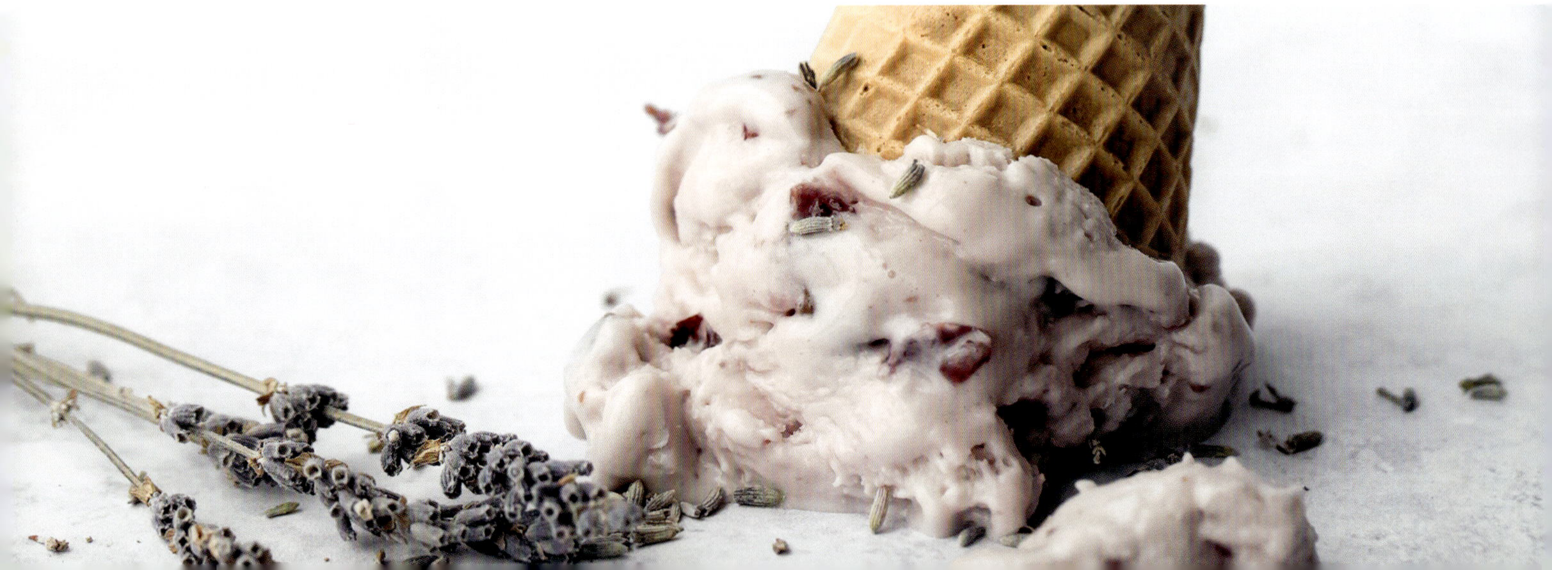

Natürliches Glutamat

Die wenigsten wissen, dass Glutamat oder besser gesagt die Glutaminsäure eine natürlich vorkommende Aminosäure ist, die im Körper zum Aufbau von Proteinen verwendet wird. Sie ist ein wichtiger Neurotransmitter im Gehirn und wird von den Zellen dort nach Bedarf produziert. In Lebensmitteln ist sie natürlicherweise z. B. in Fisch, Käse, Milch und Hülsenfrüchten enthalten.

DAS GESCHMACKSERLEBNIS

Der Geschmack ist eine wesentliche Triebkraft und hängt stark mit unserem Geruchssinn zusammen. Im Vergleich zu anderen Säugetieren ist der Geruchssinn des Menschen jedoch ziemlich schwach. Allerdings stimmt das nur bedingt, denn der Mensch hat sich einfach nur anders spezialisiert. Der orthonasale Weg, der die Sinneswahrnehmung Riechen allgemein beschreibt, ist im Vergleich zum Hund tatsächlich eher schwach ausgeprägt. Der retronasale Weg, die Aromawahrnehmung, ist hingegen sehr gut entwickelt und scheint uns ein reicheres Geschmackserlebnis zu ermöglichen als anderen Säugetieren.[18] Das Geschmackserlebnis entsteht jedoch erst, wenn das Gehirn die Botschaften der Geruchsrezeptoren analysiert und interpretiert und mit den Botschaften des Geschmackssinns und anderen Sinnen in Beziehung setzt. Mit dem Sehsinn überprüfen wir die Nahrung z. B. auf Frische, aber auch die Farbe des Tellers hat einen Einfluss darauf. Der Keks schmeckt besser, wenn er ein Knuspergeräusch macht, und das matschige Porridge hat bei Knusperliebhabern schon verloren, sobald es auf die Zunge trifft, denn der taktile Kontakt ist nicht befriedigend.

Zu den Sinneswahrnehmungen kommen noch Emotionen, Erinnerungen, aber auch Bewusstsein, Sprache und Entscheidungen hinzu, um das Geschmackserlebnis komplett zu machen. Besonders Emotionen und Gedächtnis lassen uns immer wieder zu bestimmten Speisen greifen. Unser Lieblingsgeschmack ist aber nicht angeboren. Wir kommen zwar mit einer gewissen Vorliebe für Süßes oder Fettiges auf die Welt, aber auch das ist zum Teil bereits erlernt. Die Ernährungsgewohnheiten unserer Mutter prägen schon während der Schwangerschaft unsere späteren Vorlieben, und auch danach halten wir uns weiterhin an den Geschmack, der in unserer Kindheit am häufigsten vorkam.

WENN ESSEN ZUR SUCHT WIRD

Wie wir bereits gesehen haben, spricht Nahrung das Belohnungssystem in besonderem Maße an. Die Kehrseite dieses überlebenswichtigen Anreizes sind Süchte. Vorfreude und Genuss weichen einem unbändigen Verlangen und einer zunehmend verminderten Kontrolle über den Konsum. Viele von uns kennen das Gefühl, scheinbar keinen freien Willen mehr zu haben, wenn Schokolade in Sichtweite ist. Aber ab wann können wir bei Essen von einer Sucht sprechen?[19]

FOLGENDE ANZEICHEN SIND ZU BEACHTEN:

- Die Belohnung ist nicht mehr mit Genuss verknüpft, sondern wird **als Belastung empfunden.**
- Aus dem Haben-Wollen wird ein **Haben-Müssen.**
- Der **Konsum wird zur Gewohnheit,** denn nicht allein das Suchtmittel spielt eine Rolle, sondern v. a. die Dauer des Konsums. Je länger wir eine Gewohnheit praktizieren, desto mehr wird sie zur Macht.

Das Hoch

Nicht nur Drogen oder Alkohol verändern die Wirkung der Neurotransmitter im Gehirn, sondern auch die Nahrung. Besonders sind hier neben Dopamin auch die Neurotransmitter Serotonin, Noradrenalin und GABA (Gamma-Aminobuttersäure) zu nennen. Sie können anregend, euphorisierend oder beruhigend wirken. Wird z. B. vermehrt Serotonin ausgeschüttet, werden Gefühle intensiver wahrgenommen. Serotonin ist zwar in einigen Nahrungsmitteln enthalten, es kann jedoch nicht von der Blutbahn ins Gehirn gelangen, sondern wird dort aus der Aminosäure Tryptophan erzeugt. Daher lässt sich die Serotoninmenge im Gehirn über den Tryptophanspiegel beeinflussen, den wir unter anderem durch eine kohlenhydratreiche Kost erhöhen können. Eine kohlenhydratarme Ernährung senkt umgekehrt nicht nur den Tryptophanspiegel, sondern auch den Serotoninspiegel, was zu Schlafstörungen und Depressionen führen kann.

Noradrenalin ist eher als Stresshormon bekannt, aber wir brauchen es in geringen Dosen auch, um ein gewisses Maß an Wachsamkeit und Energie zu haben. Produzieren wir zu wenig davon, kann dies ebenfalls zu Depressionen und Lethargie führen. Proteinreiche Nahrungsmittel, die die Aminosäure Tyrosin enthalten, sind gut, um den Noradrenalinspiegel zu verbessern.

Endorphine, die von uns als Reaktion auf positive Ereignisse ausgeschüttet werden und auf unsere Opioidrezeptoren wirken, finden sich in ähnlicher Form ebenfalls in Lebensmitteln. Bananen, Kaffee, Kakao und Milch enthalten sogenannte Exorphine, die unseren Endorphinen gleichen und auch an den Opioidrezeptoren andocken. Sie sorgen für eine Steigerung des Genusses. Allerdings sind sie in so kleinen Dosen enthalten, dass wir diese in sehr hohen Mengen konsumieren müssten, um eine rauschartige Euphorie auszulösen. Auch Alkohol wirkt auf diese Rezeptoren und verstärkt die Genusswirkung. Daher verbindet man das Glas Wein zum Essen mit Genuss.

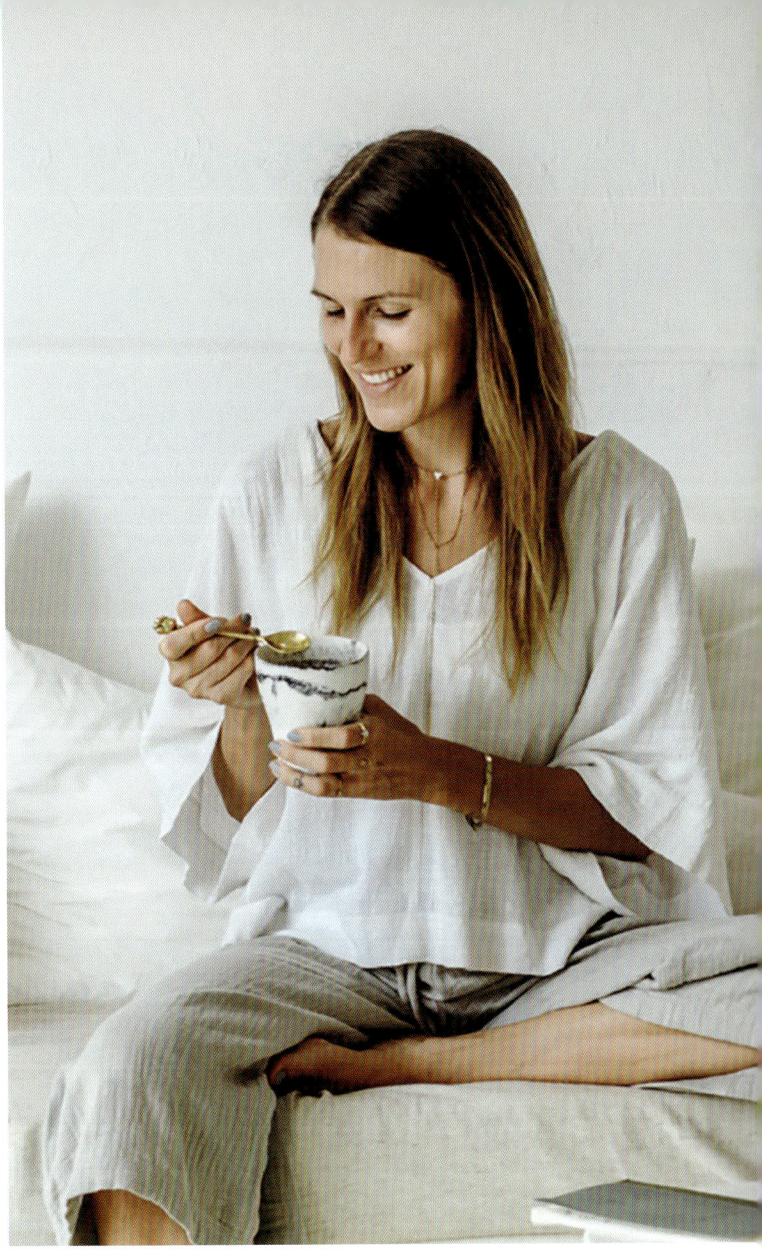

Das Tief

Nach dem Hoch, z. B. beim Genuss von Schokolade, folgt meist das Tief – entweder in Form eines Stimmungtiefs oder eines Lochs im Bauch. Nicht nur der Blutzucker fällt nach einem kurzzeitigen Anstieg wieder in den Keller und signalisiert Hunger, auch die Neurotransmitterspeicher wurden völlig entleert. Nachschub scheint die einzig plausible Lösung. Mit jeder Zufuhr verändert sich aber die Empfindlichkeit der Rezeptoren für die Botenstoffe. Auch ein Mangel an GABA (siehe Kasten) kann uns zu Genussmitteln greifen lassen. Dieser Neurotransmitter hat eine beruhigende Wirkung. Haben wir zu wenig davon, führt das zu einem überaktiven Nervensystem. Dies lässt uns zu Essen oder Alkohol greifen, die uns beruhigen sollen. Alkohol führt aber dazu, dass GABA-Rezeptoren blockiert werden und stärkere Stimuli brauchen, um wieder aktiviert zu werden. Wir kommen von einem Tief ins nächste, und ein Teufelskreis entsteht.

Wie wir den Kreislauf durchbrechen

Vielleicht hast du jetzt das Gefühl, deiner Biochemie ausgeliefert zu sein. Dem ist aber ganz und gar nicht so. Ja, Gewohnheiten sind nahezu automatische, unbewusst ablaufende Handlungen, deren Anreiz dem Belohnungszentrum entspringt. Aber: Wir können umlernen. Die Fähigkeit des Gehirns, neue Neuronennetzwerke zu schaffen, heißt Neuroplastizität. Um den Kreislauf zu durchbrechen, sind zwei Faktoren besonders wichtig: unser Umgang mit Emotionen und mit Stress.

Deine ältesten Gewohnheiten sind wahrscheinlich die, die du unbewusst als Kind erlernt hast wie z. B. dass der Teller immer leer sein muss oder dass du isst, wenn du dich einsam fühlst. Sie sind nicht einfach umzuleiten, aber es ist möglich.

Zunächst aber ist es wichtig, dass du anerkennst, dass die bisherige Strategie einen Zweck erfüllt hat – sie war lange Zeit deine Lösung des Problems. Das bedeutet aber auch, dass du die Gewohnheit nicht einfach von heute auf morgen stoppen kannst. Es muss nicht nur eine neue Strategie her, die zielführender ist, sondern du musst auch nach den Ursachen der Gewohnheit suchen und dich damit auseinandersetzen. In jedem Fall wirst du mehr Erfolg haben, wenn du das Gehirn zu deinem Freund statt zu deinem Feind machst.

Es geht nicht darum, noch mehr Willensstärke aufzuwenden oder dich selbst zu bekämpfen, sondern vielmehr darum, Gewohnheiten zu schaffen, die dir wirklich dienlich sind und dich langfristig nähren.

WENN DAS DARMGEHIRN DAS WORT HAT

Wusstest du, dass weitaus mehr Nervenstränge vom Bauch in das Gehirn führen als umgekehrt, genauer gesagt 90 Prozent? Der Darm funkt ständig Botschaften an die obere Schaltzentrale, wir nehmen die meisten davon nur nicht bewusst wahr. Es sei denn der Notstand wird ausgerufen, dann merken wir durch Alarmzeichen wie Übelkeit, Erbrechen oder Bauchschmerzen, dass etwas nicht stimmt. Aber auch alle anderen Informationen, die tagtäglich vom Bauchhirn zum Kopfhirn fließen, sind von Bedeutung. Der Bauch erzählt dem Kopf ununterbrochen Geschichten, sogar nachts.

Zahlreiche Forschungsergebnisse zeigen, dass psychische und emotionale Prozesse und das Verdauungssystem eng gekoppelt sind. Kein Wunder: In die Darmwand sind etwa 100 Millionen neuronale Verbindungen eingebettet, mehr als in unserem Rückenmark. Dieses Nervensystem ist gewissermaßen ein Ebenbild des Gehirns im Kopf, denn die Zelltypen, Botenstoffe und Rezeptoren sind genau gleich. Da es strukturell wie funktionell dem Gehirn sehr ähnlich ist und vergleichbar komplexe Leistungen erbringt, wird es auch häufig als „zweites Gehirn" oder Bauchhirn bezeichnet. Zudem werden 80 Prozent des körpereigenen Serotonins, welches im Hirn als wichtiger Neurotransmitter dient, im Darm hergestellt. Ein Mangel an Serotonin wird mit Depression in Verbindung gebracht.

Früher gingen Wissenschaftler davon aus, dass das Nervensystem nur die Peristaltik, also die Darmbewegungen sowie Absorptions- und Ausscheidungsmechanismen kontrolliert und die Nährstoffzusammensetzung, Salzgehalt und Wasseranteil der Nahrung analysiert. Heute wissen wir jedoch, dass es auch die hemmenden und erregenden Nervenbotenstoffe und Hormone reguliert, die im Gehirn wirken.

> *Willensstärke* kann dir den Anstoß zur *Veränderung* geben und ist der Samen, den du säst. *Gewohnheiten* sind die Nahrung für den Samen und führen dich zur *Ernte*.

Die Weisheit des Darms

Wir haben viele Redensarten, die ausdrücken, dass das Bauchgehirn einen maßgeblichen Anteil an unserer Gefühlswelt hat: Wir reden von „Schmetterlingen im Bauch", „Ärger, der uns auf den Magen schlägt", davon dass wir „Bauchschmerzen bei einer Sache haben" oder „auf das eigene Bauchgefühl hören" wollen. Die Wissenschaft gibt dem Volksmund recht, denn „Bauchgefühle" sind Teil unserer Intuition. Sie entsteht aus der engen Verbindung der zwei Gehirne.

Wie wir bereits gesehen haben, greift unsere Intuition auf Erinnerungen und Gefühle zurück. Auch der Darm soll eine solche emotionale Erinnerungsfähigkeit haben. Bei jeder Entscheidung werden unbewusst auch die Erinnerungen in unserem Bauch abgerufen. Bewusst werden uns diese Signale jedoch erst, wenn sie verstärkt werden, z. B. durch Stress, wenn wir wahrnehmen, dass etwas in unserem Leben nicht stimmt.

Statt unsere Körperempfindungen und unsere Gefühle also zu verteufeln und zu unterdrücken, sollten wir uns fragen: Worauf möchte uns der Darm so dringend aufmerksam machen, dass er mit Dringlichkeit nach oben funkt? Wir definieren Symptome schnell als Krankheit. Und es ist auch richtig, dass wir sie schulmedizinisch abklären lassen. Wir sollten uns aber auch unseren Gefühlen stellen, selbst wenn das unangenehm ist.

GABA

GABA (Gamma-Aminobuttersäure) ist eine Aminosäure und gleichzeitig der wichtigste beruhigende Botenstoff im zentralen Nervensystem. GABA wird aus Glutamat in der Bauchspeicheldrüse als auch im Gehirn gebildet und hat positive Auswirkungen auf den Schlaf, die Leistungsfähigkeit, die mentale Entspannung und das allgemeine Wohlbefinden. Der Grund dafür ist, dass GABA z. B. bei Stress die Reizübertragungen im Nervensystem verlangsamt und stoppt. Dadurch kommen Körper und Geist zur Ruhe und können regenerieren.

Deine Darm-WG – das Mikrobiom

Darmbakterien und intuitives Essen? Was hat das miteinander zu tun? Nicht nur dein Gehirn, sondern auch die Bakterien in deinem Darm haben ein Mitspracherecht, wenn es um die Wahl deiner Lebensmittel geht. In diesem Abschnitt möchte ich mit dir in die Welt deiner Mitbewohner im Darm einsteigen.

Wenn wir über Ernährung sprechen, dann fokussieren wir uns meistens darauf, welchen Einfluss die Nahrungsbestandteile auf unseren Stoffwechsel, unsere Gene und unser Organsystem haben. Wir vergessen dabei meist, dass wir ein Ökosystem sind, das auch verschiedene Bakterien und Pilze beherbergt. Die Gesamtheit dieser Mikroorganismen bezeichnet man als das Mikrobiom, und nach heutigen Schätzungen besteht der Körper aus mehr Mikroorganismen als eigenen Zellen. Die meisten davon leben im Darmtrakt und werden als Darmmikrobiom bezeichnet. Jedes Körperareal, auch die Haut, die Schleimhäute der Mund- und Nasenhöhle, der Nasennebenhöhlen und der Scheide, hat ihr eigenes Mikrobiom. Auf diesen Schleimhäuten bilden die Bakterien häufig Zusammenschlüsse, die sogenannten Biofilme.

Als die Forschung feststellen musste, dass die Anzahl der menschlichen Gene nicht wesentlich höher ist, als bei vielen anderen Organismen, wurde zunächst nicht bedacht, dass wir nicht nur unsere eigenen Gene in uns tragen, sondern auch die unserer Bakterien – und das sind eine ganze Menge. Vergleichen wir die Anzahl der mikrobiellen Gene mit den menschlichen Genen in unserem Körper, dann kommen wir auf ein Verhältnis von 100:1, das bedeutet, dein Gesamtorganismus ist nur zu ein Prozent menschlich. Dieses eine Prozent ist ziemlich stabil, wohingegen das bakterielle Genom (die anderen 99 Prozent) sehr flexibel ist – jeden Morgen wachst du also genetisch gesehen als ein neuer Mensch auf.

INDIVIDUELLE HELDEN

Zunehmend wächst die Erkenntnis, dass Bakterien nicht nur die Bösewichte der Geschichte sind, sondern genauso unsere Helden. Wir haben uns im Laufe der Evolution mit ihnen entwickelt, sie beschützen uns gegen Eindringlinge, und wir geben ihnen ein Zuhause.[20] Manche Bakterien kommen sogar ausschließlich in unserem Darm und nirgendwo sonst in der Umwelt vor. Bakterien sind überall, unser Immunsystem allein wäre gar nicht in der Lage, Schritt zu halten, besonders weil sich Bakterien so schnell verändern und reproduzieren. Ein gesundes Mikrobiom sieht bei jedem Menschen anders aus, denn wir alle haben unsere ganz eigene Zusammensetzung. Vielfalt und Balance ist auch hier der Schlüssel.

Viele für uns wichtige Nährstoffe wären für unseren Körper ohne die Hilfe von Bakterien gar nicht zugänglich – sie übernehmen einen nicht unwesentlichen Teil der Verdauungsleistung. Vielmehr noch wandeln sie bestimmte Nahrungsbestandteile in Substanzen um, die deinen Darm gesund halten. Außerdem können Darmmikroben auch unser Verhalten sowie Angstzustände, Depressionen, Bluthochdruck und eine Vielzahl anderer Erkrankungen beeinflussen. Man kann also zu Recht sagen, dein Mikrobiom hat einen großen Einfluss auf dein Bauchgefühl.

Mikroben haben ihre eigene Art, das zu bekommen, was sie wollen.[21] Manche können Toxine produzieren, die unsere Stimmung in den Keller wandern lassen und den Schokoriegel als einzige Lösung erscheinen lassen. Andere können unser Verlangen beeinflussen, indem sie unsere Geschmacksrezeptoren verändern, Opioid- und Cannabinoid-Rezeptoren vermehren und die Produktion von Neurotransmittern wie Dopamin und Serotonin bestimmen.[22]

Genau wie du deinen Garten pflegst, solltest du also auch dein Mikrobiom pflegen – und dabei können wir von traditionellen Essenszubereitungsarten, wie der Fermentation, profitieren (siehe S. 75). Eine wachsende Anzahl von Studien lässt auch vermuten, dass wir auf ganz besondere Weise mit den im Darm ansässigen Bakterien interagieren und diese mit unserem Gehirn. Wir müssen dabei aber keinesfalls stumme Zuschauer sein und können uns über unsere Ernährung einschalten. So kann beispielsweise eine Mahlzeit innerhalb von 24 Stunden dein Mikrobiom beeinflussen.

MITBEWOHNER UND BESUCHER

Unser Darm wird also von einer Vielzahl an Mikroben bewohnt, die sich permanent dort niedergelassen haben. Sie siedeln sich zum Zeitpunkt unserer Geburt und im Verlaufe unserer Kindheit an. Diese residenten Bakterien bilden unser ganz eigenes Mikrobiom, das wie ein Fingerabdruck gesehen werden kann, oder eben wie eine WG mit verschiedenen Mitbewohnern. Das Zusammenwirken in dieser WG ist einzigartig und wichtig für unseren Haushalt. Vermindert sich die Vielfalt der Mitbewohner, kann sich dies negativ auf unsere Gesundheit auswirken. Andere Mikroben sind hingegen eher wie Besucher: Sie bleiben nur kurz. Wenn es die richtigen Gäste sind, ist der Besuch super! Sie werden als transiente Bakterien bezeichnet und scheinen folgende positive Wirkungen auf unsere Gesundheit haben zu können:

- Unterstützung der **guten Bakterien im Darm**
- Reduzierung von **Verdauungsbeschwerden und Verstopfung**
- Verbesserung der **Immunantwort**

> Das *Mikrobiom* ist die *Summe* unserer *Erfahrungen* während unseres gesamten Lebens.

Worauf wir uns aber insbesondere konzentrieren sollten, sind die permanenten Bakterien. Und sie brauchen v. a. eins: Ballaststoffe. Doch leider nehmen die wenigsten von uns die empfohlene tägliche Menge davon zu sich. Wir werden uns später anschauen, wie wir unseren WG-Kühlschrank entsprechend aufstocken können (siehe S. 77).

WER SIND DIE MITBEWOHNER?

Das Mikrobiom besteht nicht nur aus Bakterien, sondern unter anderem auch aus Hefen und Pilzen. Wir wollen uns hier aber auf die Bakterien konzentrieren. Unser Darm ist von einer Vielzahl an Bakterienpopulationen besiedelt, wir finden jedoch v. a. zwei Hauptgruppen, die 80 Prozent aller Mikroben ausmachen: Bakterien der Gattung Firmicutes wie Lactobacillus und Lactococcus und der Gattung Bacteroidetes wie Bacteroides und Prevotella. Im Dickdarm finden wir die meisten Bakterien, v. a. Bifidobakterien, die wir schon als kleines Kind mit der Muttermilch bekommen haben.

Die verschiedenen Bakterien erfüllen eine Vielzahl an Aufgaben. So können Bifido-, Lakto- und Propionsäurebakterien im Dickdarm B-Vitamine produzieren, darunter Vitamin B_{12}, Folsäure, Thiamin, Riboflavin, Niacin und Biotin. Ein Mangel an diesen Vitaminen hat nicht nur Einfluss auf unser Hautbild, sondern auch auf unsere Stimmung und kann zu Depressionen führen. Auch Escherichia coli (E.coli) ist in gewissen Maßen ein natürlicher Bestandteil unserer Dickdarmflora. Es sorgt für die Produktion von Vitamin K, welches wir zwar in pflanzlicher Form auch in grünem Gemüse finden, jedoch produzieren unsere Bakterien den Hauptanteil dessen, was wir brauchen. Es ist unter anderem bei der Blutgerinnung beteiligt. Mittlerweile gibt es auch einige Hinweise darauf, dass Vitamin K Angst reduzieren kann.

Lakto- und Bifidobakterien stellen unter anderem den Neurotransmitter Gamma-Aminobuttersäure (GABA) her, der das Immunsystem reguliert, beruhigend wirkt und Angstzustände vermindert. Streptococcus- und Escherichia-Spezies produzieren Serotonin im Dickdarm, den wichtigen Neurotransmitter, der unsere Stimmung maßgeblich beeinflusst.

BAKTERIEN BRAUCHEN BALLASTSTOFFE

Das Spannende ist, dass unser Mikrobiom sehr dynamisch ist. Manche Bakterien haben eine sehr kurze Lebenszeit, und so wachst du jeden Morgen mit einer ganz neuen Generation von Mitbewohnern auf. Man könnte es auch so ausdrücken: Ebenso wie wir eine neue Generation unserer Vorfahren sind, mit dem gleichen Genpool, aber ganz anderen Erfahrungen, verhält es sich mit der neuen Bakteriengeneration – besonders wenn sich etwas in ihrer Umgebung verändert hat, z. B. durch die Einnahme oder das Fehlen einer Mahlzeit.

Das Fehlen von Ballaststoffen fällt dabei besonders ins Gewicht. Unsere Bakterien wollen genau wie wir (über)leben, bleiben Ballaststoffe, ihre bevorzugte Nahrungsquelle, aus, muss unsere Darmschleimhaut als Futter herhalten. Eigentlich sollte man meinen, dass unsere Darmwand, die Nahrungsbrei und Fäkalien standhalten muss, mehrere Zellschichten dick ist. Um zu gewährleisten, dass die Nährstoffe aus der Nahrung auch im ganzen Körper ankommen, hat sie jedoch nur eine Zellschicht. Umso wichtiger ist unsere Schleimhautschicht, die speziell dafür entwickelt ist, die empfindliche Darmwand zu schützen. Sie sollte also nicht den Bakterien als Notnahrung dienen.

EIN HOCH AUF DIE VIELFALT

In vielerlei Hinsicht haben wir die Beziehung, die wir mit unseren Mitbewohnern führen, noch nicht in allen Aspekten durchschaut. Unsere Ernährung hat jedoch einen entscheidenden Einfluss darauf, was wir kultivieren, und der Schlüssel lautet Vielfalt. Dadurch entsteht eine Art Demokratie. Nimmt jedoch eine Spezies Überhand, dann hat diese das Sagen. Und das wiederum hat Einfluss auf das Gehirn und unser Essverhalten.

Die typische westliche Ernährung, die meist reich an Fett und Zucker ist, führt zu einem Überwiegen von Firmicutes-Bakterien, wohingegen eine Ernährung, die reich an Ballaststoffen ist, zu einem Überwiegen von Bacteroidetes führt. Wenn die Firmicutes überwiegen, werden mehr Kalorien aus der Nahrung gezogen und in Fett umgewandelt – die Gefahr von Übergewicht steigt. Dies wurde in einer Studie mit eineiigen Zwillingen untersucht, die täglich exakt 2000 Kalorien zu sich nahmen, aber unterschiedliche Verhältnisse von Bacteroidetes zu Firmicutes aufwiesen. Der Zwilling mit dem höheren Anteil an Firmicutes absorbierte mehr Kalorien als der andere und nahm bei genau derselben Ernährung eher an Gewicht zu.[23]

Und auch unser Zuckerkonsum kommt in unserer WG nicht gut an. Auch wenn wir das Gefühl haben, dass Zucker uns glücklich macht – die Bakterien, die Einfachzucker lieben, tragen nicht zu guter Stimmung bei. Zuckerkonsum ist in jeglicher Hinsicht nur ein kurzzeitiges Vergnügen, auf lange Sicht kann er Angst und Depressionen fördern.[24] Woher kommt das Verlangen danach? Eine Ursache kann sein, dass bestimmte krankheitsauslösende Stämme des Darmbakteriums E.coli sich ruhig verhalten, solange sie Zucker bekommen. Wenn der Zucker ausbleibt, fressen sich die Bakterien durch die Zuckerschicht der Darmschleimhaut. Dieses komische Loch im Magen, das wir manchmal verspüren, und das plötzliche Bedürfnis, sofort einen Schokoriegel oder Kekse essen zu müssen, kann also auch an einem Ungleichgewicht deiner Mitbewohner liegen.

> Unsere *Darmgesundheit* ist mit mehr als nur unserem *physischen Wohlergehen* verbunden. Ein gesundes Mikrobiom hilft uns auch dabei, ein emotionales und mentales *Gleichgewicht* zu wahren.

Unser Mikrobiom hilft uns also, mehr Nährstoffe aus der Nahrung zu ziehen, reguliert aber auch gleichzeitig den Hormonhaushalt sowie das Nervensystem und beeinflusst auf diesem Weg unsere Stimmung. Neurowissenschaftler und Mediziner sind lange davon ausgegangen, dass Emotionen reine Kopfsache sind. Erst langsam reift die Erkenntnis, dass der Darm, das Mikrobiom und unsere Ernährung einen entscheidenden Einfluss auf unseren Gemütszustand haben. Wie stark dieser Einfluss ist, zeigte ein Experiment: Die Darmbakterien von depressiven Menschen wurden in den Darm von gesunden Ratten platziert. Diese entwickelten anschließend ebenfalls ein depressives Verhalten. Verblüffend, oder?

DIE DARM-HIRN-ACHSE

Unser Darm kann also mit dem Gehirn kommunizieren. Aber wie genau macht er das? Bisher kennt man drei Hauptwege, welche dazu genutzt werden: das Nervensystem, das Immunsystem und das endokrine (hormonelle) System. Auch das Lymphsystem und das kardiovaskuläre System spielen eine Rolle, wir wollen uns aber hier auf die drei Hauptwege konzentrieren. Jedes dieser Systeme nutzt eine eigene Sprache, da sie sich aber auch untereinander abstimmen müssen, gibt es gemeinsame „Wörter", sprich Signalmoleküle.

Das Nervensystem

Das Nervensystem nutzt v. a. Neurotransmitter wie Dopamin oder Acetylcholin, das Immunsystem Proteine wie die Zytokine und das endokrine System Hormone wie Cortisol oder Noradrenalin. Schauen wir uns das Nervensystem genauer an, dann können wir das zentrale und periphere Nervensystem unterscheiden. Das zentrale Nervensystem umfasst das Gehirn und das Rückenmark, das periphere Nervensystem liegt außerhalb des Schädels und des Wirbelkanals. Das periphere Nervensystem besteht aus dem somatischen Nervensystem, sympathischen Nervensystem (Sympathikus), parasympathischem Nervensystem (Parasympathikus) und enterischem Nervensystem (ENS). Das somatische Nervensystem nutzen wir für die meisten bewussten Handlungen, also Laufen, Sprechen oder auch Essensentscheidungen.

Das sympathische Nervensystem löst den „fight or flight"-Modus aus. Wenn es aktiviert ist, bereitet sich unser ganzer Körper auf Flucht oder Kampf vor, und alle anderen Systeme werden heruntergefahren – egal ob uns gerade ein Tiger attackiert oder ob zu viele Aufgaben und Anforderungen im Job auf uns einprasseln. Das sympathische Nervensystem nimmt den Stress wahr und wird aktiviert.

Das parasympathische Nervensystem reguliert nicht nur die Verdauung und Nahrungsaufnahme, sondern auch unsere Fortpflanzung. Das kommt daher, dass auf der Flucht vor dem Tiger oder im Kampf Sex und Essen in den Hintergrund treten und nicht wichtig sind. Unter Stress geht es ums Überleben und daher werden alle anderen Bedürfnisse erst einmal zurückgestellt.

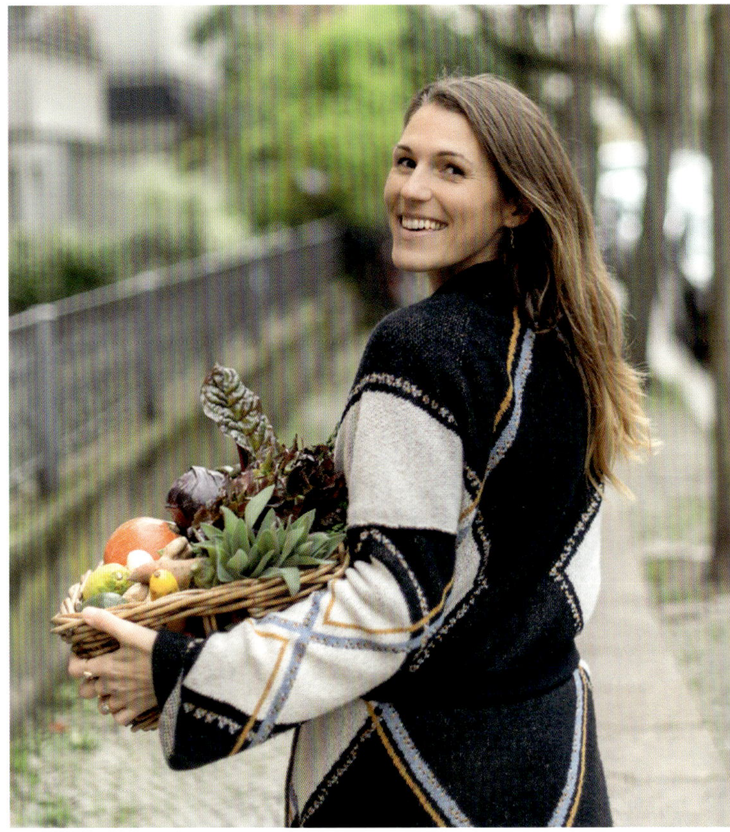

Das enterische Nervensystem ist das autonome System an Nervenzellen, das den Darm umgibt – das sogenannte Bauchhirn (siehe S. 35). Es ist zwar eng mit den anderen Nervensystemen verbunden, funktioniert aber nach ganz eigenen Regeln. In diesem Nervensystem liegt ein wichtiger Schlüssel, wenn wir über intuitives Essen sprechen, denn das enterische System ist mit dem Gehirn direkt über den Vagusnerv verbunden. Diesen kannst du dir als eine riesige Standleitung vorstellen, den auch unsere Mikroben, neben bestimmten Signalstoffen, als Weg der Kommunikation mit dem Gehirn nutzen.

Während man noch vor einiger Zeit dachte, dass das Gehirn dem Darm vorwiegend Anweisungen gibt, weiß man heute, dass die Kommunikation v. a. anders herum läuft. Das Gehirn möchte und muss wissen, was im Darm vor sich geht. Der Vagusnerv ist auch die Leitbahn für unsere Emotionen und funktioniert in beide Richtungen: Hirn–Darm und Darm–Hirn. Je mehr wir uns mit unserem enterischen Nervensystem eintunen, desto eher gelingt es uns auch, eine emotionale Balance herzustellen. Die Nachrichten des Bauchgehirns zu entschlüsseln, ist allerdings gar nicht so einfach, denn das enterische, sympathische und parasympathische Nervensystem laufen auf Autopilot.

Den Autopiloten beeinflussen

Während man früher dachte, dass man den Autopiloten nicht beeinflussen kann, scheint dies indirekt doch möglich zu sein. Studien zeigen, dass eine regelmäßige Yogapraxis den Cortisolspiegel senken kann. Da das landläufig als Stresshormon bekannte Cortisol, ähnlich wie Insulin, den Blutzuckerspiegel in die Höhe schnellen lässt, hat es einen direkten Einfluss auf dein Hungergefühl. Denn sobald der Cortisol- und kurz nach ihm der Blutzuckerspiegel rapide wieder abfallen, kommt der Heißhunger.

Stress lindern

Verschiedene Atemübungen und die Asanapraxis beruhigen das Nervensystem und lehren uns, Körper und Geist zu verbinden. So überdenken wir unsere eigene Wahrnehmung und lernen auch im Alltag bewusst, statt auf Autopilot zu reagieren. Das senkt den Stresslevel und verringert die Wahrscheinlichkeit von Cortisolspitzen und blinden Heißhungerattacken.

Wenn du deinen Lifestyle nicht ändern möchtest, wird es schwierig, deine Ernährung zu ändern. Beides geht Hand in Hand. Bei einem Ungleichgewicht zwischen sympathischem und parasympathischem Nervensystem wird es auch mit der Balance in deinem Essverhalten schwierig werden.

Das Immunsystem

Wie bereits erwähnt, verständigt sich der Darm mit dem Gehirn auch über das Immunsystem. In unserem Darm befinden sich rund 80 Prozent der Zellen des Immunsystems. Besonders der Dickdarm beherbergt in seiner Schleimhaut zahlreiche Immunzellen, die Lymphozyten. Die Hauptaufgabe dieser Immunzellen ist es, unerwünschte Viren und Bakterien zu erkennen und zu eliminieren. Das Problem ist, dass das Auseinanderhalten von gefährlichen Bakterien, eigenen Zellen und guten Mikroben ein sehr feiner Balanceakt ist. Kommt Stress zu dieser Gleichung hinzu, dann fahren wir das Immunsystem zunächst runter, denn wir brauchen die Energie für den „fight or flight"-Modus und nicht für den Darm. Kurzfristig ist das okay, langfristig haben dann aber Pathogene die Chance, Fuß zu fassen, die Darmbarriere zu passieren und zu Entzündungsreaktionen zu führen.

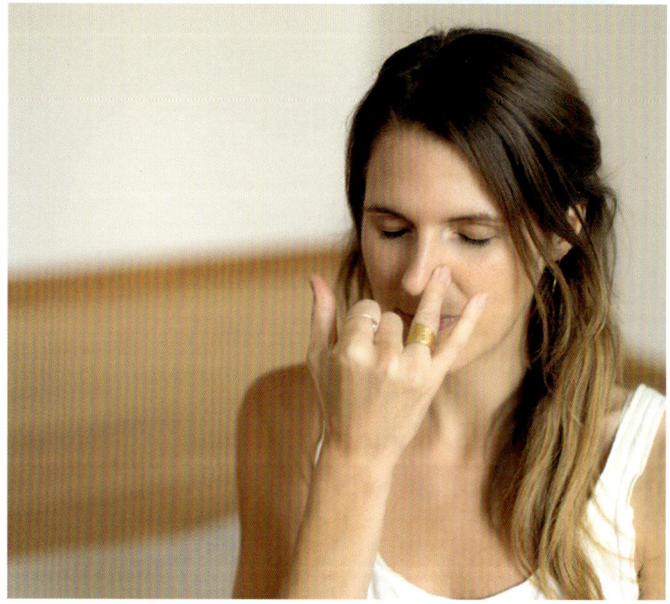

Endokrines System

Zuletzt wollen wir uns noch kurz das endokrine System anschauen. Wie wir bereits gesehen haben, spielt der Vagusnerv hier eine wichtige Rolle. Er ist mit dem Hypothalamus verbunden, dem Teil des limbischen Systems im Gehirn, der für Stimmung, Motivation, Hunger und Schlaf verantwortlich ist. Der Hypothalamus ist gleichzeitig eine Hormondrüse. Er bildet mit der Hypophyse und den Nebennieren die sogenannte HHN-Achse, einen komplexen endokrinologischen Regelkreis.

Der Hypothalamus verbindet das Nervensystem und das endokrine System, denn er besitzt Nervenfasern, die über die Blut-Hirn-Schranke hinausreichen und im Blut entzündungsfördernde Substanzen erkennen. Als Reaktion auf eine solche Entdeckung wird die HHN-Achse aktiv und Cortisol und andere Hormone werden ausgeschüttet, um auf die Stressoren zu reagieren. Die Aktivierung dieser Achse hat zudem einen erheblichen Einfluss auf unsere Stimmung und spielt eine Rolle bei Stress, Angst und bei Depression.

> Alle *Systeme* in deinem Körper sprechen unentwegt miteinander. Jedes *Gefühl* und jedes *Symptom* ist eine Antwort deines Körpers auf einen *inneren Zustand*.

DARM-HIRN-ACHSE

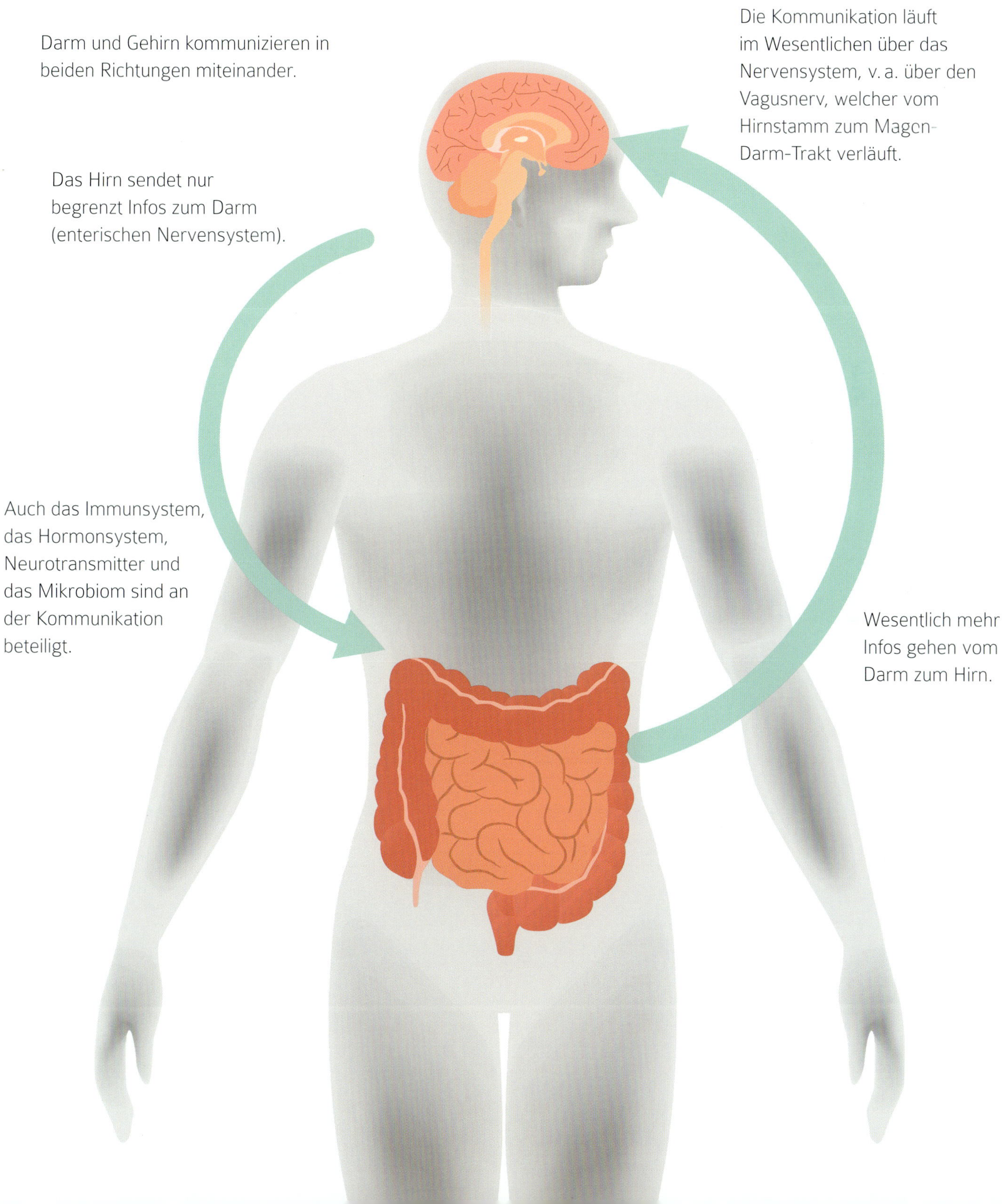

VERSTEHEN, WAS DEIN KÖRPER DIR SAGT

Das wichtige Stichwort hier heißt interozeptive Wahrnehmung. Das ist die Fähigkeit, Körperempfindungen wahrzunehmen, die direkt aus deinem Inneren kommen. Sie ist wichtig, um ein Bild des physiologischen Zustands des Körpers im Gehirn zu erhalten und um ein Gleichgewicht der Körperfunktionen aufrechtzuerhalten. Das regelt dein Körper, indem er über eine Vielzahl von Nervenbahnen interozeptive Signale an das Gehirn schickt. Dort wird die sensorische Verarbeitung und Vorhersage innerer Körperzustände ermöglicht und somit für dich spürbar.

Interozeptive Wahrnehmung funktioniert immer nur im Hier und Jetzt. Vergangenheit und Zukunft existieren in der sensorischen Verarbeitung nicht. Hunger, Sättigung und jede andere Emotion oder physiologische Empfindung sind immer akut. Hier offenbart sich, wie Yoga und Achtsamkeitsübungen dir auf deinem Weg zu intuitiver Ernährung helfen können: Sie lehren dich, im Hier und Jetzt zu sein und dich in deiner Ganzheit wahrzunehmen. Ohne Wertung und frei von festen Vorstellungen, was wie sein sollte. Und genau das brauchst du, um dich mit deiner Intuition zu verbinden und deinen Körper verstehen zu lernen.

> Unsere *Verabredung* mit uns *selbst* findet immer im gegenwärtigen *Augenblick* statt.

Sicher kennst du folgende Situation: Du nimmst deine Körpersignale wahr, z. B. dass du satt bist oder dass etwas Warmes zu essen gerade besser für dich wäre als das Käsebrot, aber du hörst nicht darauf. Neben der interozeptiven Körperwahrnehmung, also ob Körpersignale empfangen werden, ist es aber auch wichtig, wie Körpererfahrungen wertgeschätzt und behandelt werden bzw. wie darauf geantwortet wird. Das wird als interozeptive Responsiveness bezeichnet.

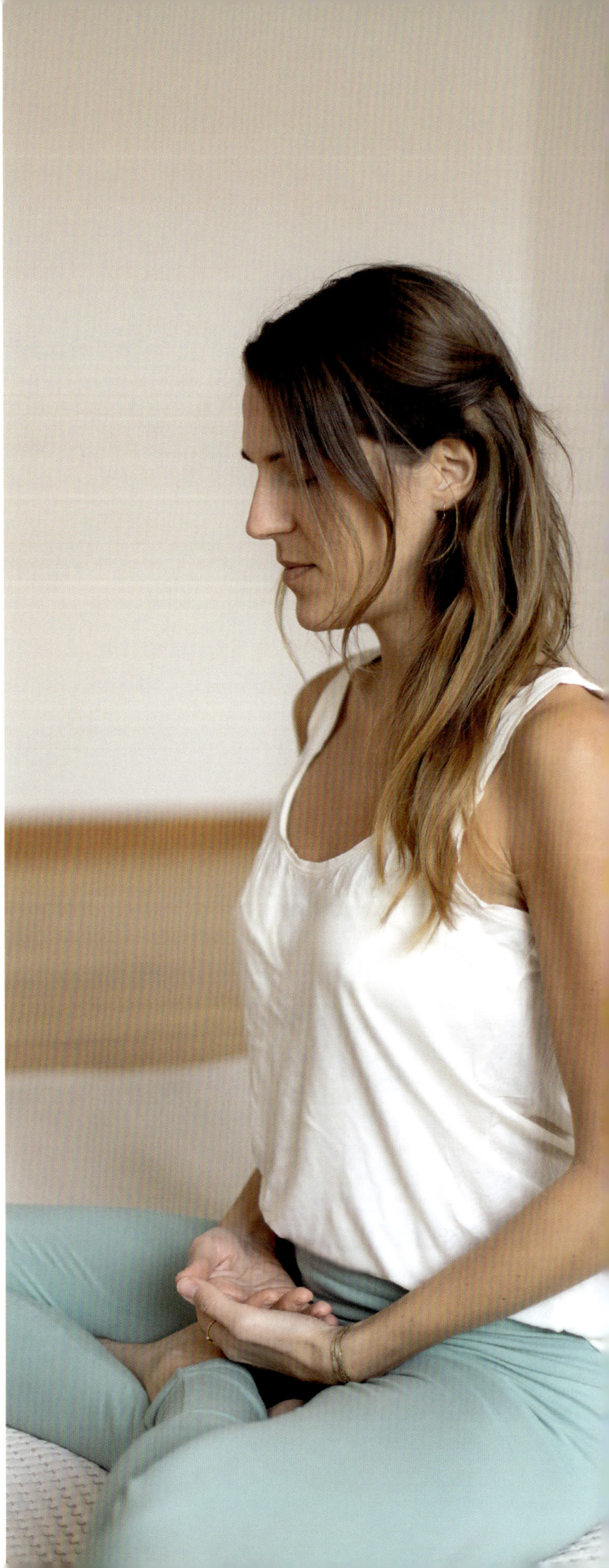

Stress verhindert nachweislich, dass wir unserer Körperwahrnehmung Glauben schenken oder ihr Relevanz zuschreiben. Auch Glaubenssätze wie „Kohlenhydrate nach 18.00 Uhr machen dick" vernebeln gerne die Wahrnehmung. Dadurch kann keine Verbindung zu unserem Körper entstehen, und da dies meist dazu führt, dass unsere Bedürfnisse nicht erfüllt werden, entsteht stattdessen eine immer größere Verwirrung zwischen Körper und Geist bzw. unserem Verstand. Es ist daher wichtig zu lernen, den Körper wieder zu respektieren und wertzuschätzen – denn nur auf die Meinung von jemandem, den wir respektieren und wertschätzen, hören wir schließlich auch.

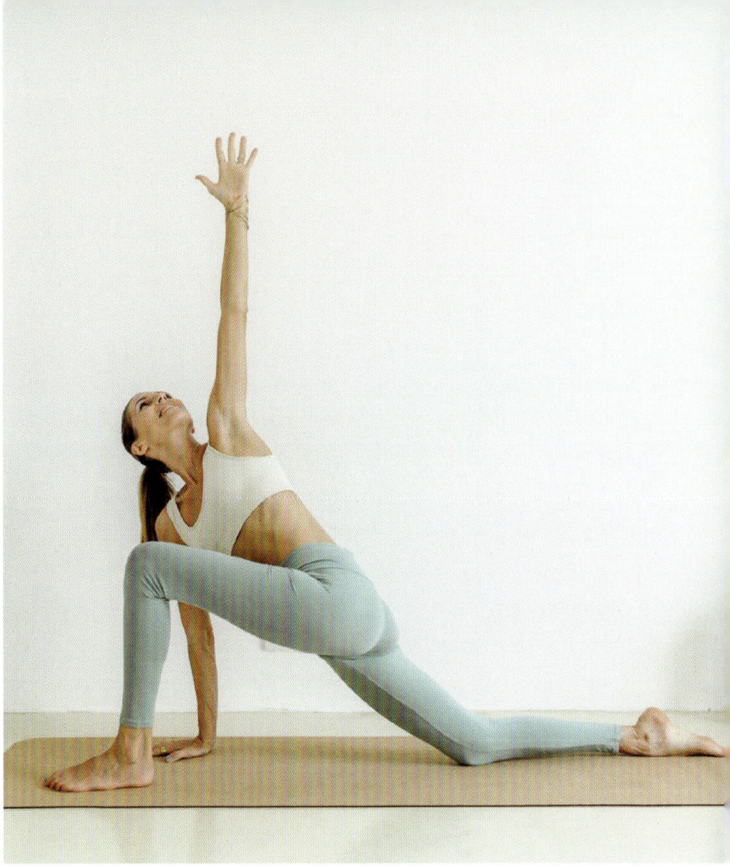

> *Stress* ist die fehlende Kapazität, deinem Körper, deinem Geist und deinen Emotionen liebevolle *Aufmerksamkeit* zu schenken.

So lehren uns die Übungen im Yoga, die Asanas, auf unseren Körper zu hören und ihm zu vertrauen – ohne das Vertrauen in deine körpereigene Resonanz würdest du dich nämlich bei der Ausführung der meisten Asanas verletzen. Was auf der Matte so logisch und klar scheint, überträgt sich bei regelmäßiger Praxis auch auf deine interozeptive Responsiveness im Alltag.

WIE DU DICH SELBST SPÜREN KANNST

Wie kannst du nun herausfinden, ob du dich bereits gut spürst und damit die Grundvoraussetzung für intuitives Essen erfüllst? An der Universität Tübingen wurde eine spannende Studie durchgeführt, die zeigte, dass intuitives Essen mit interozeptiver Sensitivität verknüpft ist – der Fähigkeit, deine inneren Körpersignale wahrzunehmen. Ein üblicher Test dafür ist die Wahrnehmung des eigenen Herzschlags ohne Hilfsmittel, wie z. B. mit den Fingern den Puls zu fühlen oder die Hände auf das Herz zu legen. Die Wissenschaftler fanden heraus, dass Personen, die ihren Herzschlag akkurat wahrnehmen konnten (in Übereinstimmung mit dem Herzfrequenzmessgerät, an das sie angeschlossen waren), auf einer Skala für intuitives Essen besser abschnitten.

Interozeptive Sensitivität kann also eine Vorhersagevariable dafür sein, auch Hunger und Sättigungssignale besser wahrzunehmen und aus Hunger statt aus emotionalen Gründen zu essen.

Im letzten Teil des Buches findest du einen kleinen Test zur interozeptiven Wahrnehmung, aber du kannst hier schon mal eine kleine Übung machen: Schließe die Augen und lege die Hände in den Schoß. Nimm ein paar bewusste Atemzüge und dann konzentriere dich auf deinen Brustraum. Kannst du deinen Herzschlag spüren? Spürst du die Pulswelle im restlichen Körper? Nimmst du eine Verbindung von Atem und Herzschlag wahr? Wenn du zunächst nichts spürst, dann keine Panik. Du bist weder herztod noch gefühlsunfähig. Wir sind es einfach nicht gewohnt, uns so bewusst mit unserem Körper zu verbinden, und du brauchst ein wenig Übung und Erfahrung. Wiederhole einfach die Übung mehrmals täglich. Wenn du unsicher bist, ob du wirklich deinen Herzschlag gespürt hast, kannst du auch danach die Hände auf deine Brust legen oder den Puls an deinem Handgelenk fühlen und den Rhythmus abgleichen.

Ayurveda, Yoga & Gefühle

Auch im Ayurveda und Yoga spielen Bedürfnisse und Gefühle eine große Rolle für unsere Gesundheit und Balance. Der Geist wird dabei genau wie in der modernen Wissenschaft als wichtiges Instrument in diesem Zusammenspiel gesehen. Ayurveda unterscheidet den inneren und äußeren Geist sowie eine mittlere Geistebene, die zwischen innen und außen vermittelt.

Die innere Ebene ist unser Bewusstsein und Unterbewusstsein, die äußere Ebene ist der Teil, der mit den Sinnen und Emotionen interagiert und für das Aufnehmen und Sortieren von Eindrücken zuständig ist. Im Ayurveda wird betont, dass Gefühle bzw. Emotionen v. a. über die Sinne und durch Eindrücke hervorgerufen werden. Emotionen werden vom äußeren Geist verursacht, die Gefühle sind jedoch Teil unseres inneren, tieferen Bewusstseins. In diesem Kapitel wollen wir uns anschauen, wie wir das Verständnis von Körper, Geist und Herz im Ayurveda nutzen können, um uns unseren Emotionen zu widmen und diese im Kontext unseres Lebens und Wirkens zu verstehen.

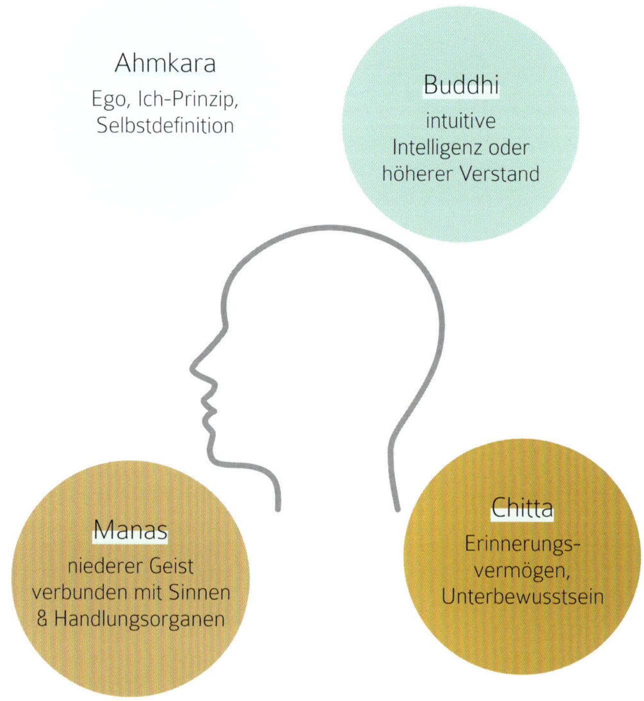

AYURVEDA UND DER GEIST

Im Ayurveda und Yoga gibt es ein schönes Bild für das tiefere Verständnis unseres Geistes als ein Instrument mit vier verschiedenen Werkzeugen:

MANAS sortiert und filtert Eindrücke und hilft uns bei der Orientierung und Handlung in der Welt. Bei vielen von uns ist Manas zu stark und will Entscheidungen treffen, was nicht seine eigentliche Funktion ist.

CHITTA ist unser Bewusstsein und gleichzeitig Unterbewusstsein. Es liefert uns in jeder Situation Informationen zur Beurteilung der Lage. Wenn Chitta zu stark agiert, werden wir von Gedanken und Gefühlen überflutet. Das veranlasst Manas häufig zu Handlungen, die nicht zielführend sind. In Chitta sind auch alte Erinnerungen gespeichert, die uns unbewusst triggern und unser Handeln beeinflussen können. Im Yoga nennt man diese alten Eindrücke Samskaras.

AHAMKARA, unsere Definition von uns selbst, brauchen wir, um uns als Individuum in dieser Welt bewegen zu können. Ist es zu stark, kontrolliert es den ganzen Geist. Zusammen mit Chitta verleitet es Manas zu ungünstigen Handlungen. Ist es zu schwach, fehlt es uns an Selbstbewusstsein und Durchsetzungsfähigkeit.[25]

BUDDHI ist ein wichtiger Teil unserer Intuition, denn es ist der Teil des wissenden Geistes, der die für uns passenden Entscheidungen fällt. Hier liegt der Schlüssel zur Kontrolle über unseren Geist und zum Entwickeln des Selbst. Wenn Buddhi vernachlässigt wird, übernehmen die anderen Teile des Geistes die Steuerung. Da sie dafür eigentlich nicht gedacht sind, entstehen ungünstige Entscheidungen, Unklarheit und auch Leiden.

Fazit: Was die ayurvedische Psychologie sagt, ist nichts anderes als die moderne Wissenschaft – unsere Entscheidungsfähigkeit braucht unsere Intuition.

EMOTIONEN IM KÖRPER

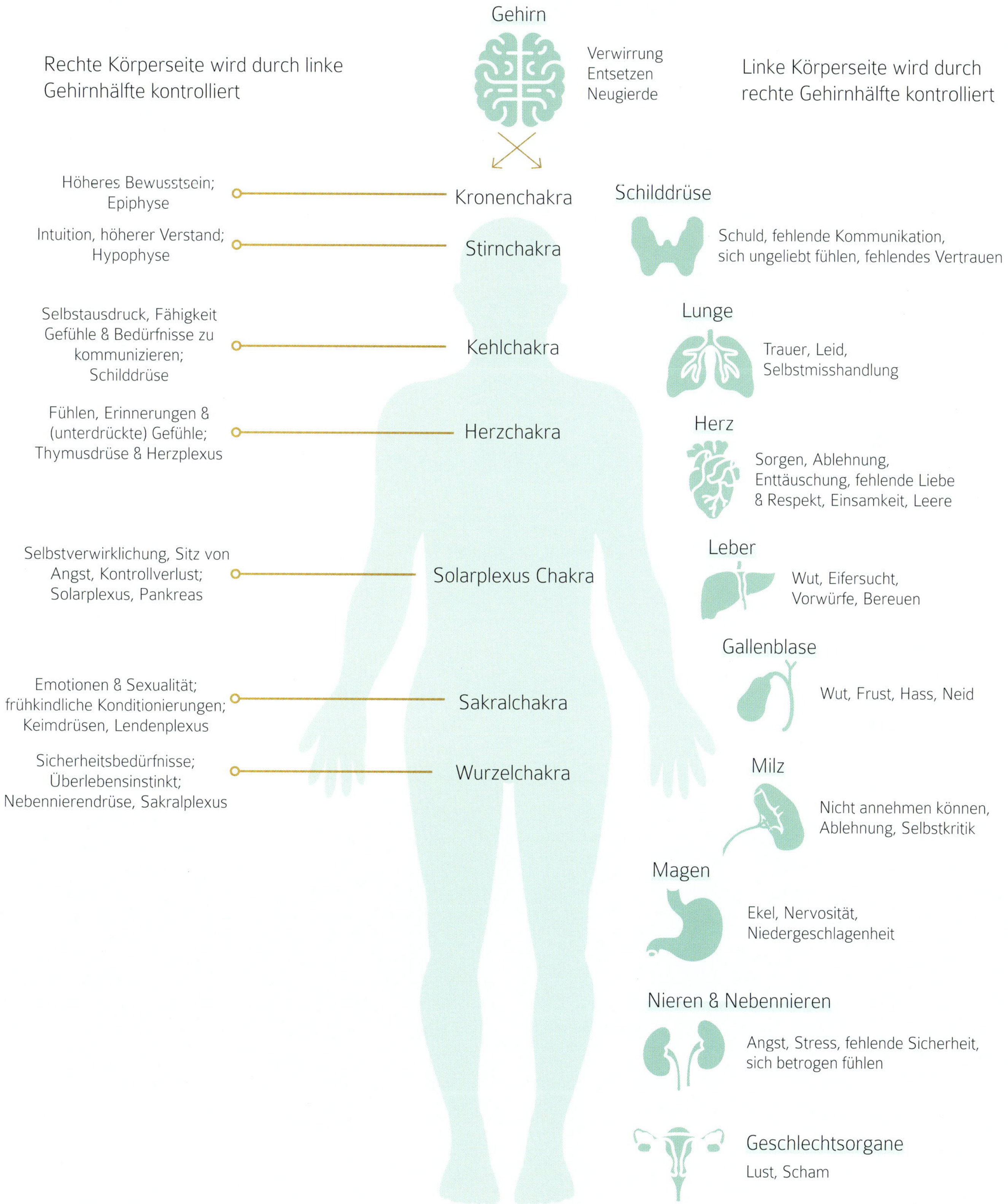

Für ein positives Selbstbild sorgen

Auch wie du dich ernährst, ist sehr stark von deinem Bewusstseinszustand und deinem Selbstbild abhängig. So wie du dich in deinem Körper fühlst und wie du dich selbst wahrnimmst, genauso wirst du dich auch um ihn kümmern. Wir besitzen eine weitgehend unbewusste Repräsentation des eigenen Körpers im Gehirn. Diese Repräsentation ist das unentbehrliche Bezugssystem für die neuronalen Prozesse, die wir als Bewusstsein erleben. Das bedeutet: Der Weg zu mehr Achtsamkeit, Bewusstsein und Intuition, auch beim Essen, führt über den Körper, deine Gefühle und Emotionen.

> Im Idealfall gibt uns unser Essen *Energie, Klarheit* und das Gefühl, *genährt* zu sein.

DIE KÖRPEREBENEN

Im Yoga und Ayurveda wird der Körper zum besseren Verständnis in verschiedenen Ebenen betrachtet, die sich gegenseitig beeinflussen. Zum einen haben wir das System der fünf Hüllen (Koshas) und das der Energiezentren (Chakras).

Die Koshas

Die fünf Hüllen des Körpers anzuschauen, hilft uns, den Wirkbereich der vier geistigen Werkzeuge besser zu verstehen. Ich spreche oft davon, dass wir den Körper auf allen Ebenen nähren müssen, und die Koshas sind ein wichtiger Teil davon. Unsere Nahrung nährt nicht nur die physische, sondern auch die energetische sowie die geistige Ebene und berührt letztlich auch die intuitive und spirituelle Ebene. Viele von uns haben diesen Zugang durch den ewigen Kampf mit ihrem Essen verloren.

Die Körperebenen sind nicht getrennt voneinander zu betrachten, sie durchdringen sich vielmehr. Sie kommunizieren miteinander und können die Funktionen der jeweils anderen Ebene mit nutzen. Träume sind z. B. Teil des Manomaya Koshas, der geistigen und emotionalen Ebene – wir verarbeiten mit ihnen unsere täglichen Eindrücke. Aber auch unsere Intuition kann uns Informationen in Form von Träumen senden.

Wenn wir den Körper auf diese Art sehen, dann wird schnell klar, dass unsere Emotionen und Gefühle als eine Form von Energie, die im Körper spürbar wird, alle diese unterschiedlichen Ebenen berühren. Sie bringen uns dazu, entsprechend zu handeln. Wenn wir jedoch nicht in Gefühle hineinspüren und ihre Botschaft entschlüsseln, können wir nicht die notwendige Handlung auslösen, und die Emotion bleibt sozusagen im Körper gefangen bzw. gespeichert. Das kann unser Verhalten und unsere Stimmung langfristig beeinflussen.

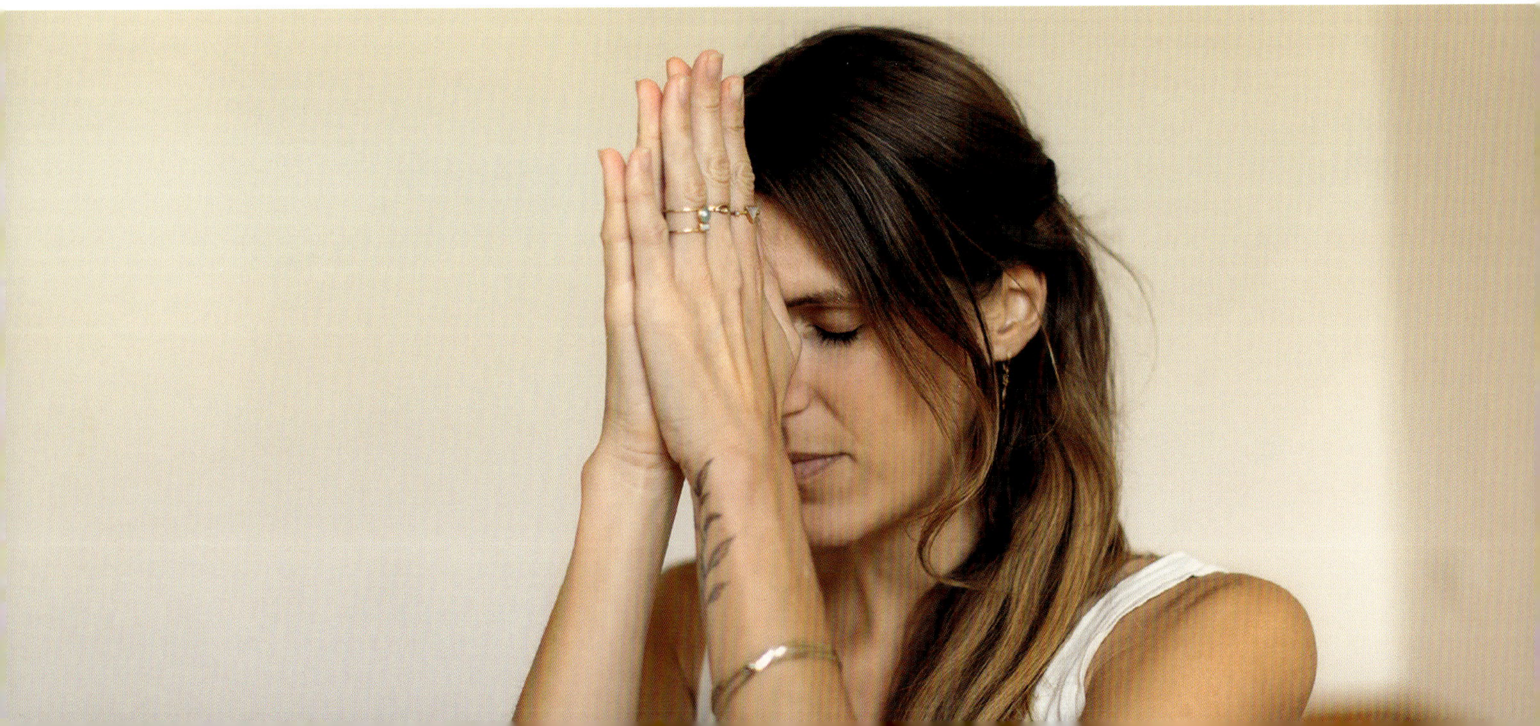

DIE 5 KÖRPERHÜLLEN (KOSHAS)

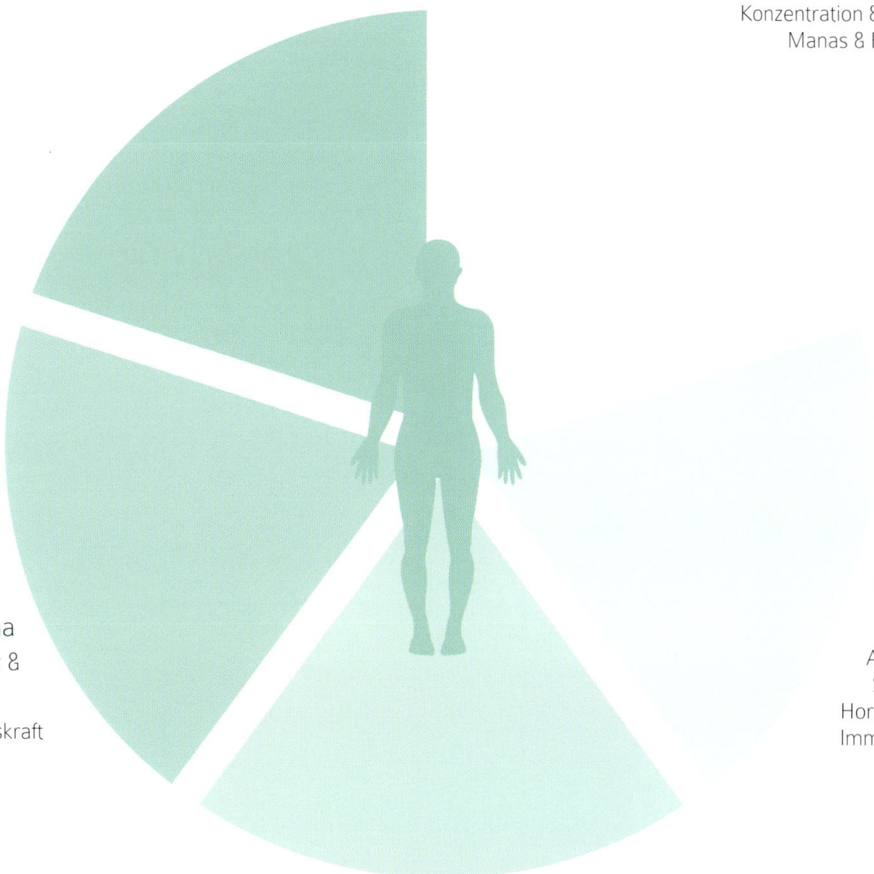

Die Chakras

Aus ayurvedischer Perspektive können die Energiezentren (Chakras) ebenso hilfreich sein, die Sprache des Körpers besser deuten zu lernen. Daher wollen wir uns diesen hier kurz widmen, sodass wir eine kleine Landkarte an der Hand haben.

DAS ERSTE CHAKRA, das unterste Energiezentrum, liegt an der Basis der Wirbelsäule, beim Steißgeflecht. Dieses Energiezentrum wird Wurzelchakra oder Muladhara genannt. Hier liegen unsere physiologischen Bedürfnisse und Instinkte. Auf dieser Ebene befinden sich auch die Ausscheidungs- und Fortpflanzungsorgane, und es besteht eine enge Verbindung mit der Nase und dem Geruchssinn. Das beste Anzeichen dafür ist, dass bei Verstopfung und Darmträgheit auch der Geruchssinn beeinträchtigt ist. Mit verstopfter Nase wiederum ist auch der Geschmackssinn eingeschränkt.

DAS ZWEITE CHAKRA, das Sakralchakra oder Svadisthana, liegt in der Region unter dem Bauchnabel, auf Höhe des Kreuzbeins (Sacrum). Es kontrolliert die Reproduktionsorgane und ist mit dem Geschmackssinn verknüpft. Das kommt daher, dass es mit dem Element Wasser verbunden ist, und ohne eine feuchte Zunge können wir nicht schmecken. Im Ayurveda wird die Zunge außerdem als Fortsetzung der Geschlechtsorgane gesehen. Unsere Zunge hat viel mit Lust zu tun und jemanden „zum Anbeißen" zu finden, drückt diese Verbindung auch im sprachlichen Gebrauch aus. Auch Essen hat auf diesem Weg mit einem Lustgewinn zu tun.

DAS DRITTE CHAKRA liegt hinter dem Nabel im Plexus solaris (Sonnengeflecht), weshalb es auch Solarplexus Chakra oder Manipura genannt wird. Der ayurvedischen Lehre zufolge ist hier das Feuerelement in besonderem Maße vertreten, was auch unser Verdauungsfeuer (siehe S. 89) mit einschließt. Das Solarplexus Chakra ist maßgeblich an der Verdauung und Absorption von Nahrung und der Lebensenergie (Prana) beteiligt. Es bildet den Übergang zwischen der physischen und energetischen Köperebene, dort, wo das Grobstoffliche zum Feinstofflichen wird. Wenn wir etwas verstoffwechseln, dann müssen wir es auch ausscheiden, daher sind die Ausscheidungsorgane mit dem Solarplexus Chakra verbunden. Das Feuer steht zum einen für die Wärme im Körper und die Wärme von menschlichem Kontakt. Es steht zudem für das Licht, daher ist dieses Chakra auch mit dem Sehsinn verbunden, denn ohne Licht können wir nicht sehen.

DAS VIERTE CHAKRA liegt im Bereich des Plexus cardiacus und wird als Herzchakra oder Anahata Chakra bezeichnet. Hier besteht auf körperlicher Ebene ein enger Zusammenhang zu den Lungen, unserem Blutkreislauf und zur Thymusdrüse. In der ayurvedischen Philosophie wird es als der Sitz der Seele bezeichnet und mit Fühlen oder Berührung assoziiert. Die Äußerung, dass uns etwas berührt oder bewegt, drückt dies aus. Das vorherrschende Element ist die Luft, denn dieses ist aus ayurvedischer Perspektive mit der Berührung und Bewegung verbunden, aber auch mit Prana, der Lebenskraft. Diese können wir besonders über den Atem aufnehmen. Thema des Herzchakras ist die Verbindung zu uns selbst und anderen, aber auch zu unserem inneren Wissen, denn es ist Teil der Ebene der Intelligenz und des höhren Wissens (Vijnanamaya Kosha).

DAS FÜNFTE CHAKRA liegt im Plexus cervicalis, dem Halsgeflecht, und wird Kehlchakra oder Vishuddhi genannt. Es beeinflusst den Hals, die Mandeln, die Stimmbänder sowie die Schilddrüse und die Nebenschilddrüsen. Das Element Äther ist mit diesem Chakra assoziiert. Schwingungen werden über den Raum transportiert, und auch Schallwellen brauchen die Elemente Raum und Luft. Daher ist das Hören mit diesem Chakra verbunden. Die Handlungsebene des Kehlchakras liegt im Sprechen, das durch die Zusammenarbeit von Stimmbändern und Zunge ermöglicht wird. Wenn jemand taub ist, dann ist auch das Sprechen beeinträchtigt.

DAS SECHSTE CHAKRA ist das Stirnchakra oder Ajna Chakra. Es befindet sich auf Höhe der Medulla Oblongata (verlängertes Mark) beziehungsweise hinter dem Punkt zwischen deinen Augenbrauen. Es wird auch als das dritte Auge bezeichnet und ist mit der Hypophyse und der Zirbeldrüse assoziiert, die gemeinsam das Hormonsystem steuern. Damit hat es eine wichtige Bedeutung für unsere emotionale, mentale, psychische und physische Gesundheit. Das Hormon der Zirbeldrüse, Melatonin, steuert unter anderem die innere Uhr des Menschen und seine Pubertät. Da auch das Atemzentrum in der Medulla Oblongata auf der Ebene des Stirnchakras liegt, besteht hier eine enge Verbindung zum Atemrhythmus. Das Stirnchakra steht mit unserer Intuition in Verbindung.

DAS SIEBTE CHAKRA liegt außerhalb des physischen Körpers über dem Scheitel und wird als Kronenchakra oder Sahasrara bezeichnet. Es steht mit unserem höheren Bewusstsein in Verbindung und hat ebenfalls eine besondere Beziehung zur Zirbeldrüse, der Hypophyse und dem Hypothalamus.

Wie im Innen so im Außen

Die Körperzusammenhänge zu kennen und die physische und die energetische Ebene nicht getrennt voneinander zu betrachten, ist für mich ein wichtiger Ausgangspunkt, um sich nähren und intuitiv essen zu können. Die Chakras eröffnen dir einen Zugang zu deiner Körpersprache und deinen Bedürfnissen.

Viele belächeln dieses Wissen leider immer noch viel zu häufig, obwohl sie es unbewusst nutzen. So wurde früher beispielsweise bei Schwindel Riechsalz eingesetzt, um der betroffenen Person über den Geruchssinn wieder „Boden unter den Füßen" zu geben. Das Wurzelchakra wird über den Geruchssinn berührt und hilft beim „Erden". Atemübungen beeinflussen das Herzchakra sowie das Herz-Kreislauf-System und sind effektiv bei Bluthochdruck. Ebenso beeinflussen sie unser Immunsystem, denn auf der Ebene des Herzchakras liegt auch die Thymusdrüse. Die letzten beiden Chakras sind eng mit dem ersten Chakra verbunden, denn ohne richtig „verwurzelt" zu sein, sind wir nicht in der Lage, unserer Intuition zu vertrauen.

Im Yoga und Ayurveda repräsentiert die linke Körperseite (rechtes Gehirn) unsere innere Welt mit den tieferen Gefühlen und die rechte Körperseite (linke Gehirnhälfte) die äußere Welt, unser Handeln und die Materie. Ayurveda lehrt uns letztlich aber auch: wie im Innen so im Außen, wie im Außen so im Innen. So sind nicht nur beide Gehirnhälften miteinander vernetzt, sondern auch unsere Umwelt beeinflusst unser Inneres und unser innerer Zustand die Welt im Außen.

> Erst wenn wir *verstehen*, was wir mit Essen versuchen zu bewirken, können wir *emotionales Essen* liebevoll *auflösen* und uns das geben, was uns eigentlich nährt.

Neuer Umgang mit Emotionen

Wenn du es dir zur Gewohnheit machst, deinen Körper zu befragen, kommst du immer mehr in Verbindung mit deinen Emotionen. Du kannst sie annehmen und siehst gleichzeitig mit mehr Klarheit die Richtung, die sie dir zeigen wollen. Dein Gefühl wird deinem Verstand zeigen, was zu tun ist. Wenn du diesen Prozess unterbrichst, weil du nicht fühlen willst und stattdessen zu Essen, zum Handy oder irgendeiner anderen Ablenkung greifst, wird langfristig immer mehr emotionales Chaos entstehen. Du kannst diesen Prozess aber auch dazu nutzen, die Nahrung zu wählen, nach der dein Körper wirklich verlangt.

Wann immer du auf eine Situation stößt, die in deinem Inneren zu einer spürbaren Veränderung der Energie führt, hast du die Chance hinzuspüren und zuzuhören. Der Körper ist der Übersetzer, er vermittelt zwischen Verstand und Intuition. Es geht nicht darum, die Situation und die Gefühle zu ändern, sondern den Zweck dieser Energie zu erfahren. Durch das Zulassen deiner Gefühle wird sich die Geschichte in deinem Kopf von alleine umschreiben. Die Situation ändert sich nicht, aber deine Perspektive – und im Hinblick auf die Ernährung deine Einstellung zum Essen. Der Weg über den Körper verläuft anders als der des positiven Denkens, der auf der Ebene des Geistes bleibt. Eine tiefe Veränderung passiert nur, wenn wir etwas wirklich spüren – und das findet im Körper, jenseits von Gedanken statt.

Wie du wieder in Kontakt mit dem körperlichen Aspekt deiner Gefühle kommst, ohne diese zu bewerten, lässt sich trainieren. Dazu findest du auf S. 128 einen Link zum Programmteil mit einem kleinen Achtsamkeitsprogramm.

> Dein Körper ist der Übersetzer, der zwischen Verstand und Intuiton vermittelt.

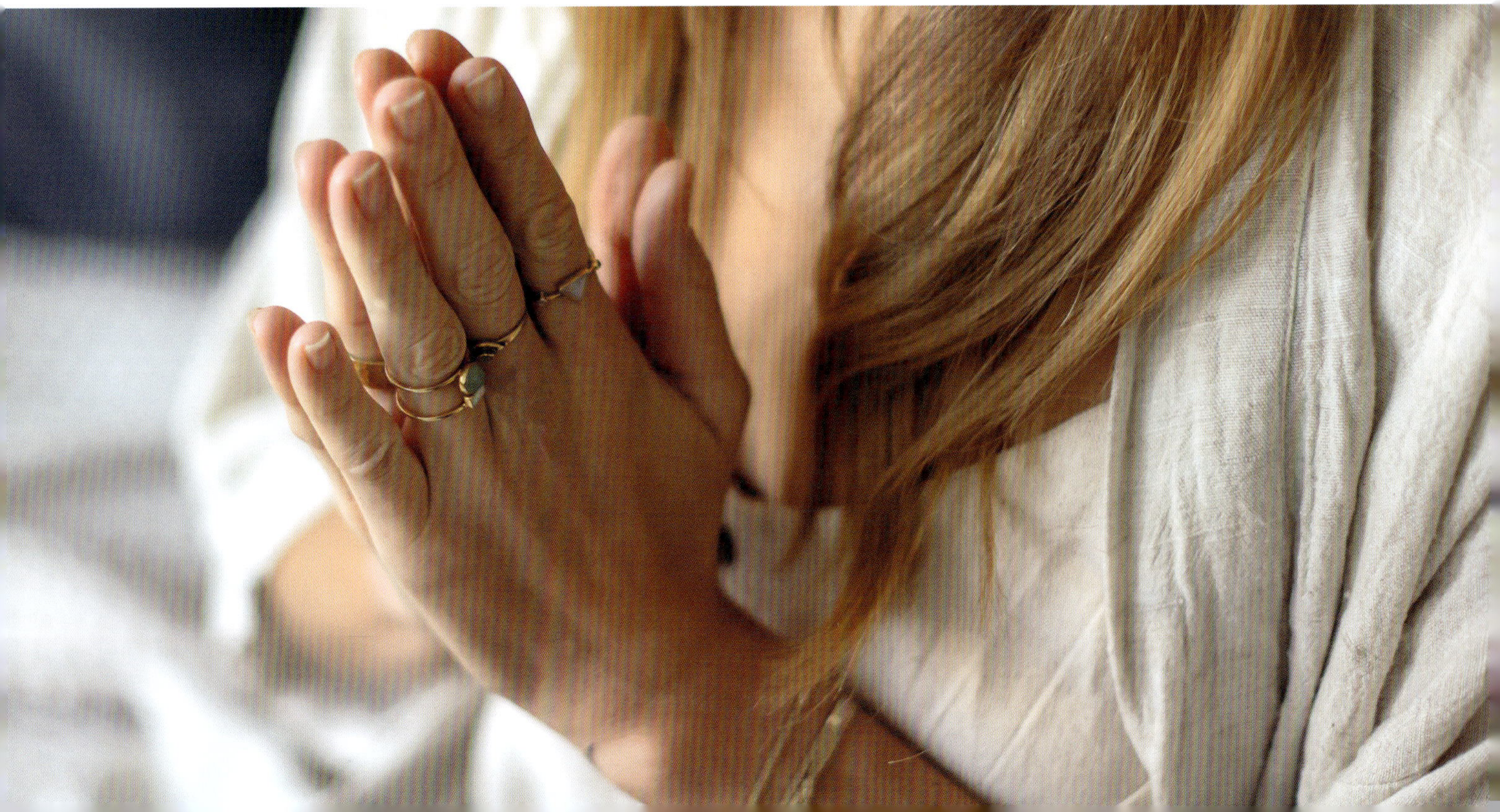

BEDEUTUNG DER GEFÜHLE

Leider teilen wir Emotionen und Gefühle schnell in gut oder schlecht ein. Dass verschiedene Gefühle eine unterschiedliche Natur haben und eine andere Energie in den Körper bringen, heißt aber nicht, dass sie positiv oder negativ sind. Sie erfüllen einfach verschiedene Funktionen. Genau wie bestimmte Nahrungsmittel eine bestimmte Wirkung auf uns haben können, z. B. „erdend" sind, haben auch unsere Gefühle unterschiedliche Funktionen. Kein Wunder, dass wir die Funktion der Gefühle so oft durch die Wirkung von Nahrungsmitteln ersetzen wollen.

Angst kann dir dein Bedürfnis nach Sicherheit vor Augen führen. Wenn du dir dessen aber nicht bewusst bist, bleibst du in dem Gefühl von Angst gefangen, da keine zielgerichtete Handlung erfolgt.

Freude hat die Funktion, uns zu öffnen, sie fühlt sich leicht an. Trauer erdet uns und fühlt sich schwer an. Sie lädt uns ein innezuhalten. Es ist wie mit einer schönen Melodie, die aus vielen verschiedenen Tönen besteht. Wenn wir die Höhen und Tiefen unserer Gefühle verneinen, dann verneinen wir die Melodie des Lebens.

Das Leben bedeutet Kontraktion und Expansion – das sehen wir überall in der Natur. Die Meere, die mit dem Mondzyklus steigen und sinken, die Wellen die kommen und gehen, ebenso wie unsere Atmung und unsere Muskeln, die kontrahieren und sich wieder entspannen. So führt Wut zu einer Kontraktion im Körper, mit dem Zweck, uns zu festigen, für etwas einzustehen oder zu kämpfen, was wir als nicht richtig empfinden. Die Frage ist, wie wir diese Energie nutzen und in welche Handlung wir sie transformieren.

> Ohne Gefühle kann man *Dunkelheit* nicht in *Licht* und *Apathie* nicht in *Bewegung* setzen.
>
> C.G. Jung

In ihrem Buch „Gefühle und Emotionen – eine Gebrauchsanweisung" beschreibt die Autorin Vivian Dittmar Kräfte und Schatten der von ihr definierten fünf Hauptgefühle Freude, Angst, Trauer, Wut und Scham, die ich in der praktischen Anwendung sehr hilfreich finde: [26]

- **Wut** bringt als Kraft Klarheit und als Schatten Zerstörung, ihre Aufgabe ist Handlung.
- **Angst** bringt als Kraft Schöpfung und als Schatten Lähmung, ihre Aufgabe ist Kreativität.
- **Trauer** bringt als Kraft Liebe und als Schatten Passivität, ihre Aufgabe ist Annahme.
- **Scham** bringt als Kraft Demut und als Schatten Selbstzerfleischung, ihre Aufgabe ist Selbstreflexion.
- **Freude** bringt als Kraft Anziehung und Charisma und als Schatten Illusion, ihre Aufgabe ist Wertschätzung.

ERSTMAL VERDAUEN

Alles in diesem Universum hat zwei Seiten. Kein Gefühl ist nur positiv oder negativ, kein Lebensmittel nur gut oder schlecht. Die Balance ist das Schlüsselwort. Eine Aussage wie „Lass deine unterdrückten Emotionen los" ist ein ungefähr so guter Tipp wie „Lass deine schlechten Ernährungsgewohnheiten los". Dabei geht es nicht um das Loswerden, sondern darum, Botschaften zu entschlüsseln und um die Transformation von Energie. Auch Emotionen müssen genau wie Nahrung transformiert werden, bevor wir sie „ausscheiden". Stelle dir nur mal vor, wie es wäre, wenn dein Verdauungssystem, das was du gegessen hast, einfach ignoriert? Es bleibt in dir drin und beginnt dort zu faulen. Genauso ist es auch mit Gefühlen und Emotionen. Wir müssen ihren Wert erkennen und sie verdauen, denn Gefühle lassen uns mit der Welt interagieren. Ungelöste Gefühle werden sich zwangsläufig auf deine Handlungen auswirken.

DIE FRAGE NACH DEM SINN

Wir haben bereits gesehen, dass unsere Bedürfnisse mit unseren Gefühlen verknüpft sind, indem sie durch diese spürbar werden. Auch im Ayurveda werden grundlegende Bedürfnisse des Menschen (Purushartha), die auch als Lebensziele übersetzt werden können, beschrieben. Sie sind nicht wie eine Pyramide (siehe S. 28) aufgebaut, aber bedingen einander dennoch gegenseitig. Diese vier Lebensziele sind:

> Dharma: Die Sehnsucht nach einem Sinn oder Lebenszweck, der Drang, das eigene Potenzial zu erfüllen, aber auch der Wunsch, einen höheren Dienst zu leisten oder in den kollektiven Zweck zu passen, denn Dharma bedeutet auch Gesetz, Weg, Ordnung und Tugend.

> Artha: Die Ressourcen, nicht nur materielle, sondern auch persönliche und spirituelle. Artha sind die Mittel, die wir brauchen, um den eigenen Lebenszweck zu erfüllen.

> Kama: Das Verlangen nach Vergnügen, nicht nur im Sinne von Sex oder Lust, sondern auch Verlangen nach Intimität, Familie, Freundschaft, Kunst und allem, was Freude bereitet und uns in den Flow bringt.

> Moksha: Die Sehnsucht nach wahrer Freiheit und das Streben nach Selbstverwirklichung, also uns jenseits aller Grenzen zu erfahren, ohne zu leiden.

Die Frage nach dem Sinn des Lebens ist eine der größten der Menschheit. Es gibt kein Rezept, um den eigenen Lebenssinn zu definieren, und das ist auch nicht nötig. Im Hier und Jetzt in Kontakt mit den eigenen Bedürfnissen zu sein, und sie im Kontext eines größeren Ganzen zu begreifen, lässt uns Schritt für Schritt den eigenen Weg beschreiten. Unsere Ernährung erfüllt einen wichtigen Zweck auf diesem Weg, denn sie gibt unserem Körper die nötigen Ressourcen, sie berührt unsere Sinne und sorgt für Kraft und Wohlbefinden. Wenn du anfängst dich zu fragen, was die vier Lebensziele für dich bedeuten, dann fängst du auch an, deine Bedürfnisse mehr wertzuschätzen.

Achtsamkeits-Übung

Definiere Dharma, Artha, Kama und Moksha für dich: Nimm dir ein leeres Blatt Papier und schreibe in vier Spalten die vier Lebensziele. Nimm dir nun für jedes Ziel 1–2 Minuten Zeit und schreibe alle Wörter auf, die dir spontan dazu einfallen und auf dich zutreffen. Wenn du dir so bewusst vor Augen führst, was du in den einzelnen Bereichen brauchst, kannst du diese Bedürfnisse aktiv in dein Leben integrieren, anstatt sie unbewusst durch das Essen zu befriedigen.

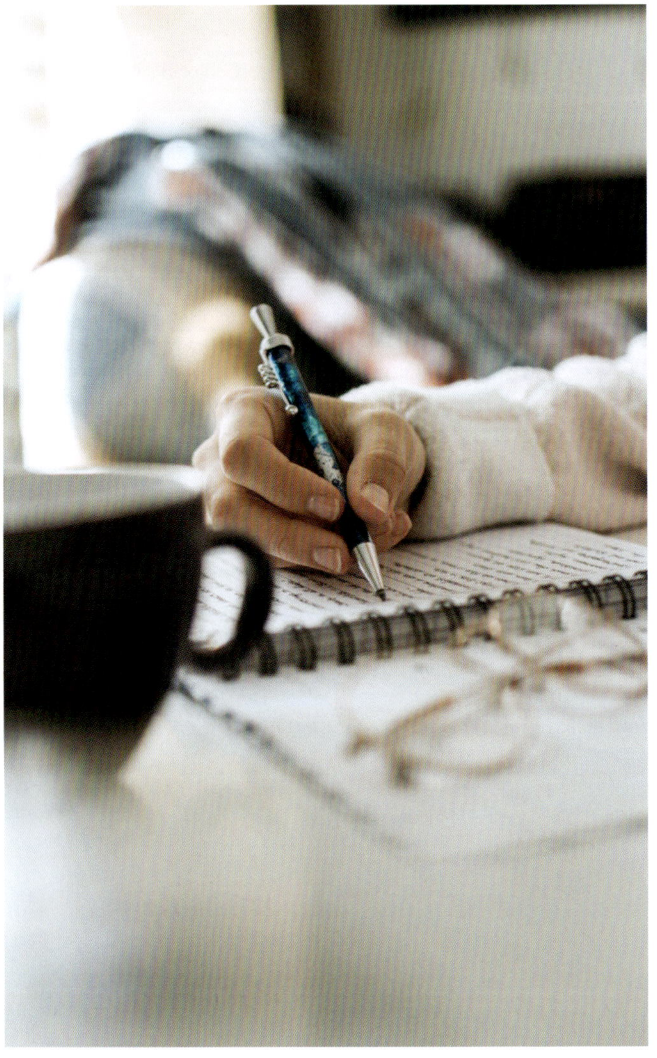

„CRAVING" – DAS VERLANGEN

Das dringende Verlangen nach einem speziellen Essen oder einer bestimmten Geschmacksrichtung, das auf einmal alle unsere Gedanken beherrscht und Symptome wie innere Anspannung oder auch körperliches Zittern bewirkt, heißt in der Fachsprache „Craving". Dieses intensive Gefühl, nicht mehr Herr deiner Sinne, geschweige deiner Handlungen zu sein, wenn es um bestimmte Lebensmittel geht, hat aber wenig mit Willensschwäche zu tun, sondern hat ganz konkrete Ursachen.

Bevor wir uns auf dem Weg zu intuitivem Essen näher mit den Nährstoffen in unserer Ernährung beschäftigen, möchte ich das „Craving" noch einmal genauer beleuchten, damit du verstehst, welche Mechanismen uns im Weg stehen können, wenn es um das intuitive Essen geht. Das Erste, was du bei Cravings prüfen solltest, ist, ob du mit genügend Nährstoffen versorgt bist und ausreichend Wasser trinkst. Nicht selten wird Durst mit Hunger verwechselt, und eine vermehrte Wasseraufnahme kann dazu führen, dass wir mehr Sättigung verspüren und so weniger Energie über Nahrungsmittel aufnehmen.[27] Daher ist es so wichtig, die Ebene der Nährstoffe nicht zu vernachlässigen.

Wir können fünf Cravings unterscheiden:

- Emotionale Cravings, die mit unseren Bedürfnissen verknüpft sind.
- Chemische Cravings triggern unser Dopamin-Belohnungssystem und steigern unser Verlangen v. a. nach fettem, süßem oder salzigem Essen.
- Mikrobielle Cravings beruhen auf der These, dass unsere Darmbakterien maßgeblich unser Essverhalten beeinflussen können.
- Nährstoffmangel-Cravings werden durch ein Defizit oder den Entzug bestimmter Nährstoffe, v. a. Kohlenhydrate und Proteine, ausgelöst.
- Gewohnheits-Cravings sind konditionierte Food-Cravings. Die Macht der Gewohnheit trägt dazu bei, dass wir bestimmte Lebensmittel immer wieder essen.[28] In diesem Fall lohnt es sich auszuprobieren, ob sich das Craving abschwächt, wenn wir diese Lebensmittel häufiger meiden.

EMOTIONEN VERSTEHEN

Damit wir Muster auflösen können, ist es wichtig, dass wir einen neuen Umgang mit unseren Emotionen lernen. Genauso wie wir Gefühle nicht „weg-essen" sollten, sollten wir sie auch nicht „weg-atmen" oder „weg-meditieren". Achtsamkeitstechniken dienen dazu, bewusster HINzuschauen und nicht WEGzuschauen. Es sind nicht unbedingt deine Gedanken, die dein Leben verändern, es ist der Umgang mit deinen Emotionen. Wenn du denkst, ab morgen werde ich mich gesund ernähren, aber am nächsten Morgen ein anderes Gefühl präsent ist, wird die Ernährungsumstellung nicht klappen.

> Wir müssen lernen, unsere *Gefühle* zu *erkennen* und zu *akzeptieren*, um auch mit ihnen *umgehen* zu könnnen.

Nur wenn wir lernen, unsere Gefühle zu erkennen, können wir auch mit ihnen umgehen. Wenn ich traurig bin, hilft mir der Boxsack nicht – auch wenn manche von uns Wut als Ausweichgefühl für Trauer nutzen. Emotionen zu unterdrücken oder herunterzuschlucken führt letztlich zu „emotionaler Verstopfung". Das kann sich durchaus auch im Körper als tatsächliche Verstopfung bemerkbar machen. Etwas zu „verstopfen", bedeutet auch, dass wir etwas irgendwohin „gestopft" haben, wo es nicht hingehört. Das gilt für die Anstauung von Emotionen im Körper oder auch für Gefühle, die wir in die Schubladen „gut" und „schlecht" gesteckt haben. Aber wir können nicht etwas loslassen, bevor wir es nicht genau anschauen und auch annehmen. Wir sollten also Gefühle nicht möglichst schnell „loswerden", sondern sie als Wegweiser nutzen. Wenn wir es vermeiden zu fühlen, dann kommt uns irgendwann die Fähigkeit dazu abhanden und damit auch unsere Intuition.

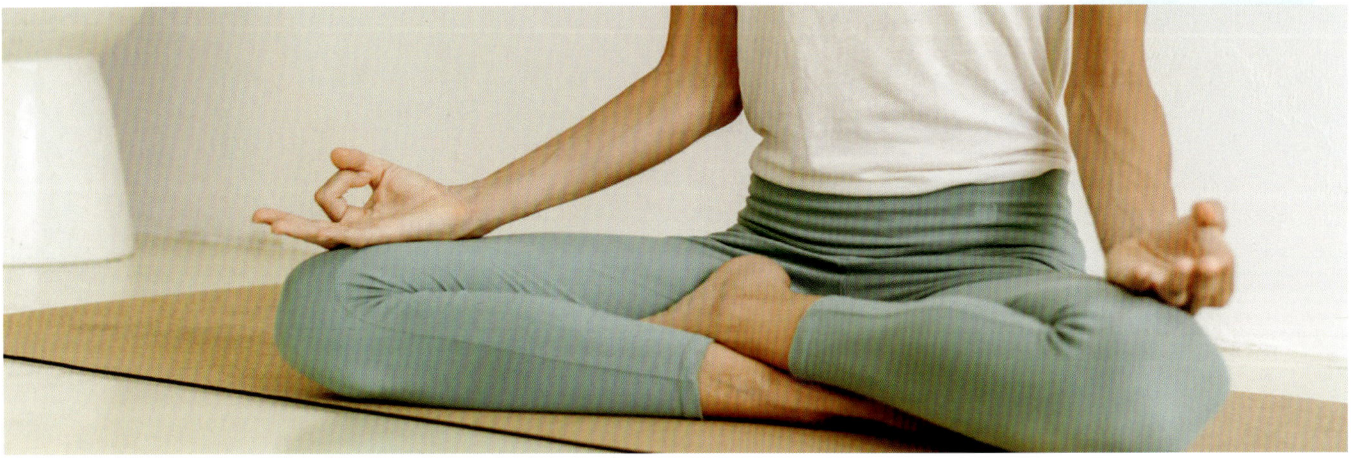

GEFÜHLE ALS KOMPASS

Emotionales Essen sagt uns etwas über die Beziehung zu uns selbst aus, und auch über die Beziehung zu anderen. Häufig essen wir, weil wir uns spüren wollen, eine Verbindung suchen und das mit Essen kompensieren wollen. Eine Verbindung finden wir aber nur, wenn wir sie mit uns selbst etablieren. Jede Emotion hat einen ganz spezifischen „Fingerabdruck", den wir im Körper wahrnehmen. Wenn wir diese Wahrnehmung schulen, erhalten wir eine Art Landkarte, die uns den Weg zu unseren wahren Bedürfnissen zeigt, und unsere Gefühle sind der Kompass.

Wenn du weißt, wohin die Kompassnadel zeigt, kannst du deine Gefühle im nächsten Schritt auch für dich nutzen:

> **Nutze die Angst**, um neue Wege mit Kreativität und Schöpferkraft zu gehen. Wenn du aus Angst isst, dann steht meistens ein Bedürfnis nach Sicherheit oder die Angst vor dem Unbekannten dahinter. Wie kannst du dir mehr Sicherheit geben oder dich im Vertrauen üben? Dabei hilft es manchmal, den dahinterliegenden Glaubenssatz auszusprechen, wie: Ich habe Angst zu scheitern, weil ich glaube, dass ich ein Versager bin. Wenn du erkennst, dass dieser Glaubenssatz, der sich irgendwann in deinem Leben bei dir eingebrannt hat, deine ganze Gefühlswelt und dein Handeln bestimmt, kann dir das eine ganz andere Perspektive aufzeigen, auch wenn sich das Angstgefühl nicht gleich auflöst.

> **Nutze die Wut**, um Klarheit zu bekommen, zu handeln und zu ändern, was du ändern kannst. Wenn du aus Wut isst, dann meistens, weil du etwas in dich hineinfrisst. Wie kannst du liebevoll deine Wünsche, Bedürfnisse und Gefühle äußern? Wenn die Wut sehr stark ist, kannst du dich auch fragen: Wo fühle ich mich ohnmächtig?

> **Nutze die Trauer**, um anzunehmen, was du nicht ändern kannst und Liebe zu spüren. Trauer hilft uns loszulassen. Wenn du aus Traurigkeit isst, dann kannst du dich fragen: Wo fällt es mir schwer, etwas anzunehmen oder loszulassen? Du kannst auch hinterfragen, ob nicht statt Passivität eine Handlung angebracht wäre und ob du Essen als eine Form der Resignation nutzt.

> **Nutze die Scham**, um dich selbst zu reflektieren und Demut zu spüren. Wenn du aus dem Gefühl der Scham heraus isst oder dein Essverhalten perfektionistische Züge hat, dann frage dich: Wo habe ich das Gefühl, unvollkommen zu sein? Wo vermeide ich es, mit anderen und dem Leben in Verbindung zu treten?

> **Nutze die Freude**, um das Leben zu genießen und um Wertschätzung zu spüren und dich selbst wertzuschätzen. Wenn du isst, statt Freude zu spüren, dann kann dahinterstehen, dass du irgendwann einmal abgespeichert hast, dass Dinge nicht schön sein dürfen. Frage dich, wie du die Freude mehr genießen kannst, statt sofort wieder zur Tagesordnung überzugehen oder zu essen.

Trotz dieser Arbeit mit den Gefühlen wirst du immer wieder mal aus der Balance kommen oder „Cravings" entwickeln. Das Leben ist nun mal kein Stillstand. Oft interpretieren wir diesen Stillstand als eine Form der Balance, was aber von der Wirklichkeit weit entfernt ist, denn er ist das Gegenteil vom Leben.

BEDÜRFNISSE ERKENNEN

Deine wirklichen Bedürfnisse zu erkennen und zu äußern, ist gar nicht so einfach, denn in unserer Gesellschaft wird der Kontakt zu unseren eigenen Gefühlen nicht wirklich thematisiert. Der Versuch, unsere Gefühle zu beschreiben, endet oftmals in einer Wertung unseres Gegenübers, oder wir verurteilen uns selbst dafür, dass wir einige dieser Gefühle überhaupt empfinden. Der Psychologe Marshall Rosenberg hat mit der „gewaltfreien Kommunikation" eine Methode geschaffen, die es ermöglicht, die eigenen Gefühle und Bedürfnisse anzuerkennen und wertfrei zu äußern.

Der Leitfaden der gewaltfreien Kommunikation kann dir eine große Hilfe dabei sein, besser in Kontakt mit deinen Bedürfnissen und Gefühlen zu kommen:

Beobachtung: Beobachte, was dich positiv oder negativ beeinflusst, und beschreibe die Situation wertfrei, ohne dich selbst oder andere zu bewerten. Vermeide dabei Worte wie „immer", „schon wieder", „nie", „alle" oder „keiner".

Gefühl: Frage dich Folgendes: Was macht die Situation mit mir? Welches Gefühl entsteht in mir? Nimm dir einen Moment Zeit zum Spüren.

Bedürfnis: Welches Bedürfnis oder welcher Wunsch entsteht aus der Beobachtung der Situation und deiner Gefühle? Wurde ein Bedürfnis nicht erfüllt? Was genau ist die Ursache des Gefühls?

Wunsch/Bitte: Im letzten Schritt ist die Kommunikation deines Bedürfnisses wichtig. Hier kannst du um eine konkrete Handlung bitten, ohne dass du den Anspruch hast, dass diese erfüllt werden muss. Es geht hier v. a. darum, dass du durch die Verbalisierung deinem Bedürfnis Anerkennung schenkst.

Emotionaler oder physischer Hunger?

Physischen Hunger sollten wir nie übergehen, denn Nahrung ist ein wichtiges körperliches Bedürfnis. Wie kannst du aber unterscheiden, ob der Hunger emotional oder physisch ist?

Die folgende Tabelle gibt dir einen Überblick:

Physischer Hunger	Emotionaler Hunger
Entwickelt sich langsam	Kommt plötzlich
Verlangt nach einer Mahlzeit, aber nicht nach bestimmten Lebensmitteln	Verlangt nach einem bestimmten Lebensmittel
Endet mit einem Gefühl der Sättigung	Das Gefühl der Sättigung bleibt aus
Mit der Mahlzeit fühlst du dich befriedigt und genährt	Nach der Mahlzeit fühlst du dich unbefriedigt und es können Gefühle wie Reue oder Verurteilung auftreten

Je mehr wir uns Schritt für Schritt erlauben, auch andere Lebensbereiche zu „nähren", desto mehr verliert Essen seine Anziehungskraft. Deine emotionale Balance und deine Freude sind dann nicht mehr so stark abhängig davon, was du isst. Wenn wir generell Angst vor dem Fühlen haben, dann kann Essen auch hier zum „Coping"-Mechanismus werden.

> Wenn *wir* unsere eigenen *Bedürfnisse* nicht ernst nehmen, tun es *andere* auch nicht.
>
> M. Rosenberg

Emotionen, Bedürfnisse & Essverhalten

Mittlerweile ist „emotionales Essen" ein bekannter Begriff und findet sich in zahlreichen Foren, Blogs, Artikeln sowie folgenden Anleitungen: „Finde einfach heraus, welche Emotionen hinter deinem Essverhalten stehen", „ersetze Essen mit einer anderen Handlung" oder „bringe mehr Achtsamkeit und Bewusstsein in dein Essen". Wer schon einmal versucht hat, diese Hinweise zu befolgen, wird schnell festgestellt haben, dass das leider nicht so einfach ist. Das zeigt auch eine Studie der Universität Münster: Wenn wir mit unserer bevorzugten Kaffee- oder Biermarke konfrontiert werden, aktivieren sich hierbei Gefühlsareale und übernehmen die Entscheidungskraft – der Verstand hat dabei nur noch wenig zu melden.[29] Der Hirnforscher Gerhard Roth geht sogar so weit zu sagen, dass alle Entscheidungen letztlich Gefühlsentscheidungen sind und dass das Gefühl die Grundlage unserer Motivation ist.[30] Unsere Gefühle müssen daher zwangsläufig mit unseren Essensentscheidungen verknüpft sein. Sie bieten aus meiner Sicht die Grundlage für intuitives Essen, aber nur, wenn wir den Zugang zu ihnen wiederfinden und lernen, bewusst mit ihnen umzugehen. Nur dann wird aus emotionalem Essen ein gefühlsbasiertes oder intuitives Essen.

SEHNSUCHT NACH VERBUNDENHEIT

Es geht nicht darum, dass Essen rational sein sollte. Genauso wenig wie Emotionen unserem Denken im Weg stehen, sind sie auch nicht die Schuldigen für unser Essverhalten. Das Problem liegt darin, dass wir nicht fühlen wollen, und Essen als eine Betäubung unserer Gefühle nutzen. Nicht zu fühlen, bedeutet aber auch einen großen Teil des Bewusstseins auszuklammern. Genau wie Emotionen und Gefühle ist unser Essen dann häufig nur auf der mentalen Ebene wahrnehmbar. Wir nehmen es nicht im Körper wahr, beachten nicht, wie es auf der Zunge wirklich schmeckt, weil wir es herunterschlingen oder gleichzeitig etwas anderes machen. Wir spüren nicht, was uns in diesem Moment gut tun würde, und wir spüren nicht in uns hinein, wie es sich nach dem Essen in unserem Bauch anfühlt. Wir spüren nicht, ob uns danach eher warm ist, ob es sich kalt anfühlt, ob wir uns leicht oder wohlig geerdet fühlen. Und die wenigsten von uns nehmen ein Gefühl der Zufriedenheit nach dem Essen wahr. Das ist die Ebene des Herzchakras (siehe S. 48), welches auch die intime Beziehung zu uns selbst und anderen (inklusive unserer Nahrung) widerspiegelt. Wirkliche Intimität ist leider etwas, das die meisten von uns in ihrem Leben vermissen.

> Der Körper erinnert sich an jede Art von Intimität – nicht nur mit einem anderen Menschen, sondern mit jeder physischen Substanz.
>
> Sadhguru

Essen und Stress

Laut einer Studie wirkt sich Stress bei Menschen unterschiedlich auf ihr Essverhalten aus. Etwa ein Drittel isst bei Stress mehr, ein Drittel isst weniger, beim dritten Drittel ändert sich das Essverhalten bei Stress hingegen nicht. Ein gestörtes Essverhalten ist oft eine Strategie, das aus dem Gleichgewicht geratene autonome Nervensystem zu regulieren. Statt emotional auszugleichen, nutzen wir Essen als Weg, um uns sicher zu fühlen und den „fight or flight"-Modus zu regulieren.

Wir sollten das Thema emotionales Essen weniger wertend betrachten, es ist eine angemessene Reaktion auf ein Signal des Körpers, ein Versuch, ein Ungleichgewicht im Körper zu regulieren. So lässt uns z. B. das Gestilltwerden, bei dem der Kopf des Kindes, der am Herzen der Mutter liegt, schon früh das Gefühl von Sicherheit und Verbindung durch Essen erfahren. Nahrung ist, wie bereits thematisiert, zudem stark an unsere Gefühle und Belohnungszentren gebunden und hat über verschiedene Mechanismen einen Effekt auf unsere Stimmung.

Essen in Reaktion auf bestimmte Stimuli (Reize) passiert daher unbewusst und gleichzeitig auch bewusst. Denn der Teil in dir, der dir dabei zusieht, wie du beispielsweise die Schokolade isst – obwohl du es eigentlich nicht willst –, ist der Teil, der es eigentlich gut mit dir meint und der sich wünscht, dass du glücklich bist. Es ist ein Versuch, ein Problem zu lösen. Deine Handlung sagt nichts über deine Person im Wesenskern aus, sie zeigt dir vielmehr eine Persönlichkeit, die du erschaffen hast, um mit Stressoren besser umgehen zu können. Es bringt nichts, dich selbst oder den Lösungsversuch zu verurteilen.

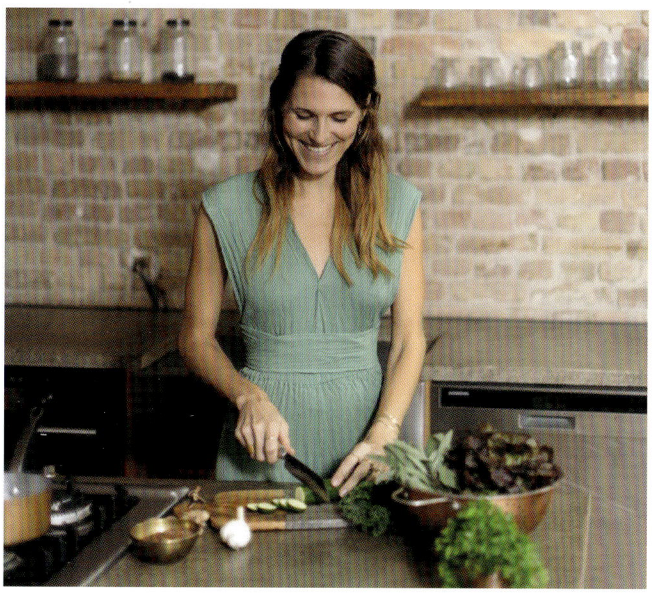

Mache dir stattdessen zum Ziel, das Unbewusste bewusst zu machen und dich zu fragen, welcher emotionale Schmerz dahintersteht und wie du für dich selbst und deine Bedürfnisse da sein kannst (siehe S. 28).

Bereits kleinere Traumata aus unserer Kindheit können unbewusst ein Leben lang unser Verhalten prägen. Dabei reicht es aus, wenn bestimmte Bedürfnisse nicht erfüllt wurden. Im Sinne einer Anpassungsleistung versuchen wir dann, durch ein bestimmtes Verhalten nichts oder weniger zu spüren oder das Bedürfnis indirekt zu befriedigen. Nicht richtig gesehen zu werden, häufige Kritik und das Gefühl, nichts richtig zu machen, können zu Glaubenssätzen wie „ich bin nicht gut genug", „ich bin es nicht wert", „es ist nicht sicher, meine Bedürfnisse zu äußern" führen. Als Kind bewerten wir Situationen nicht rational, wir bewerten und speichern sie aufgrund dessen, wie sie sich für uns anfühlen. Hier ist besonders die rechte Gehirnhälfte dominant, die unbewusstes und affektives Denken sowie die Verarbeitung von Emotionen und Körperzuständen steuert, Bindungsfunktionen erfüllt und der Sitz der nonverbalen Kommunikation ist.

Du kannst Essen als einen Weg nutzen, vor dir wegzulaufen und deine Gefühle zu betäuben, oder du kannst es nutzen, um dich wirklich zu „nähren" – das ist ein großer Unterschied. Nahrung können wir als eine direkte Verbindung der äußeren Welt mit unserem Inneren ansehen, denn wir machen uns buchstäblich etwas von außen zu eigen und versuchen damit, etwas, was wir im Inneren vermissen, zu kompensieren.

Nach dem, was wir über Verhalten, Verhaltensänderung und emotionales Essen bisher wissen, sollten wir also hinterfragen, ob wirklich die einzelne Emotion ausschlaggebend ist oder vielmehr die Tatsache, dass wir Essen als Lösung auf einen internen oder externen Reiz (Trigger-Response) einsetzen. Die Spirale nach unten beginnt häufig, wenn wir uns nicht der Wurzel des Triggers widmen, sondern mit einem blinden Versuch, unser Essverhalten zu verändern, zwangsläufig scheitern. Zusätzlich sind die meisten Verhaltensänderungsprogramme „Top-down"-Ansätze – und die Ratio versucht, über das Gefühl zu herrschen. Und auch unsere eigenen hohen Erwartungen verurteilen uns zum Scheitern. Nun ist nicht mehr der eigentliche Auslöser (Stress oder Emotion) verantwortlich, sondern das (negative) Gefühl, es nicht geschafft zu haben, was meistens einen negativen Glaubenssatz bestätigt. Ich möchte dir jedoch einen neuen Weg zeigen – keinen „Top-down"-, sondern einen „Bottom-up"-Ansatz, mit dem du über den Körper zurück zum Gefühl und zu einer neuen Entscheidungsfreiheit finden kannst.

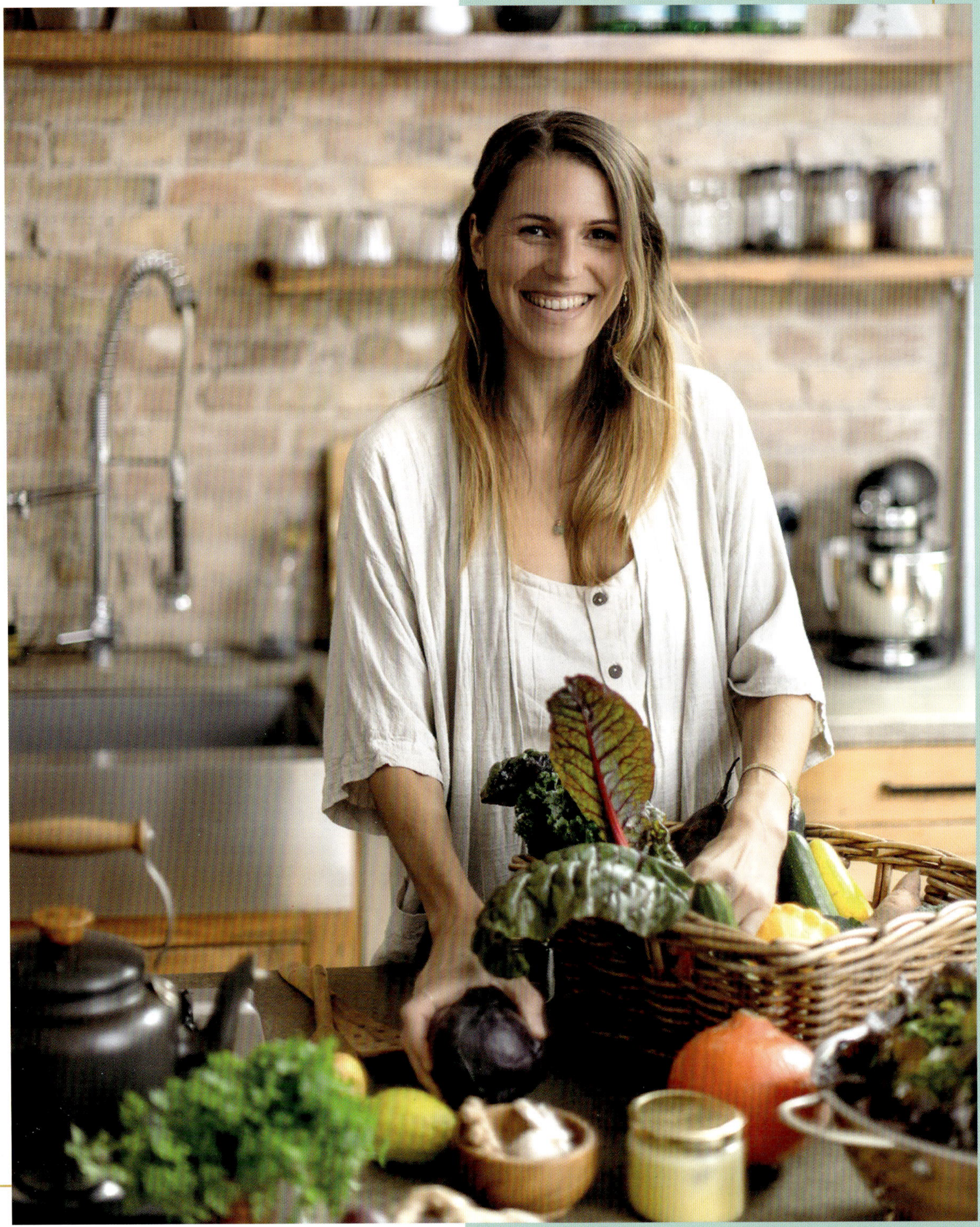

Brauchen wir spezielles Hintergrundwissen für eine intuitive Ernährung?

Ernährungswissenschaft & intuitives Essen

Ist das nicht genau das Gegenteil – Fakten, Zahlen, Nährstoffe, Lebensmittelchemie? Die Antwort ist „ja" und „nein", denn wie wir bereits gesehen haben, schließen sich Ratio und Intuition nicht aus – sie arbeiten vielmehr zusammen.

Die Ernährungswissenschaft bringt uns wichtige Erkenntnisse, und ich staune immer wieder, was für ein Wunderwerk natürliche Lebensmittel sind und wie eng sie mit der Biochemie unseres Körpers in Verbindung stehen. Wir müssen essen, um uns am Leben zu erhalten – auch hier müssen wir also in Verbindung mit dem treten, was sich außerhalb unseres Körpers befindet und was wir aufnehmen.

Balance auf wissenschaftlicher Basis

Unser Stoffwechsel und damit alle unsere Körperfunktionen sind auf Nährstoffe angewiesen. Daher möchte ich dir in diesem Kapitel zeigen, wie du dich optimal mit allen wichtigen Nährstoffen versorgen kannst, und will dabei mit einigen Ernährungsmythen aufräumen. Die Erkenntnisse der Ernährungswissenschaft sind dafür eine wichtige Grundlage, und so tragen sie auch dazu bei, deinen Körper in Balance zu bringen.

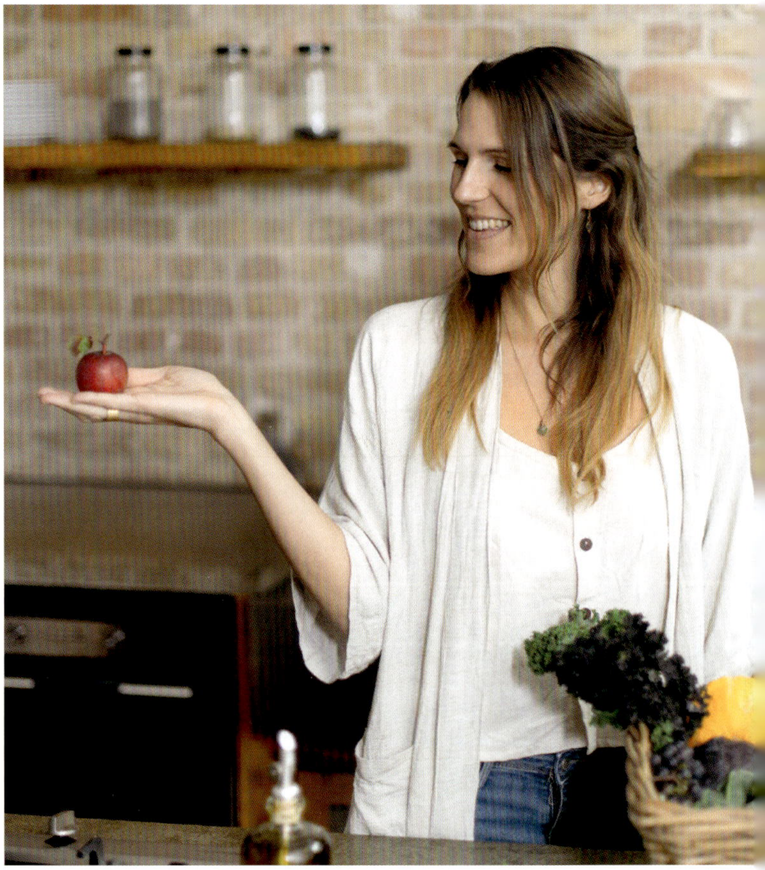

DIE PROBLEMLAGE

Unsere Ernährung und die Lebensmittel im Supermarkt sind leider nicht mehr sehr „natürlich". Glaubst du, du greifst intuitiv nach einer Tafel Schokolade, die bunt eingepackt und gut präsentiert ist? Ich fürchte, du handelst eher ferngesteuert als intuitiv.

Hinzu kommt, dass selbst natürliche Lebensmittel immer weniger Nährstoffe enthalten, denn die Böden in Deutschland sind durch die intensive Agrarwirtschaft mittlerweile ausgelaugt. So nimmt z. B. der Selengehalt im Boden immer weiter ab, und somit ist auch weniger Selen in Nahrungsmitteln wie Getreide enthalten. Hinzu kommt die exzessive Diätkultur, die immer wieder einzelne Nährstoffe verteufelt, was dazu führt, dass viele Menschen diese bewusst oder unbewusst meiden. Überspitzt gesagt hat dein Essverhalten dann nichts mehr mit Intuition, sondern nur noch mit Überleben zu tun. Und der Überlebensinstinkt Hunger schlägt immer gute Vorsätze.

Zwischen *Essen* und *Ernähren* können Welten liegen.

Bei allen Empfehlungen, die ich dir im Folgenden gebe, ist es für dich wichtig, im Hinterkopf zu behalten, dass diese nur den Rahmen aufzeigen, innerhalb dessen du deine eigene Ernährung individuell anpassen solltest. Lass uns also gemeinsam einen Blick auf die wichtigsten Fakten rund um das Thema Nährstoffe werfen, um zu verstehen, wie diese unser Essverhalten und unsere Gesundheit beeinflussen.

LEBENSWICHTIGE NÄHRSTOFFE

Es heißt: „Du bist, was du isst." Aber was bist du eigentlich? Auf der körperlichen Ebene bist du eine riesige Ansammlung von Zellen und Bakterien, die auf wundersame Weise zusammen funktionieren. Und genau diese ernährst du jeden Tag. Es findet Auf- und Abbau statt, und aus dem genetischen Code, unserer DNA, werden täglich Gene abgeschrieben und lebenswichtige Funktionen gesteuert. Die in der Nahrung enthaltenen Nährstoffe haben vielfältige und lebensnotwendige Funktionen in diesem Prozess.

SIE DIENEN ...

- ... zur Energiegewinnung (Kohlenhydrate, Fette)
- ... als Energiereserve (Kohlenhydrate, Fette)
- ... als Bausteine zur Herstellung von körpereigenen Substanzen (Proteine beziehungsweise deren Aminosäuren)
- ... zur Immunabwehr (Proteine in Form von Antikörpern)
- ... als Vorstufen von Hormonen (Fette, Proteine)
- ... zur Aufrechterhaltung aller Stoffwechselfunktionen (Vitamine, Mineralstoffe)
- ... zum Ausbalancieren des Wasserhaushalts (Mineralstoffe)

Zudem schützen Nährstoffe unsere Gesundheit durch vielfältige Wirkweisen.

SIE WIRKEN ...

- ... antibakteriell und entzündungshemmend (sekundäre Pflanzenstoffe wie Kurkumin aus Kurkuma)
- ... blutzuckerregulierend und cholesterinsenkend (Ballaststoffe und sekundäre Pflanzenstoffe wie die Phytosterine)
- ... antikanzerogen (krebshemmend, sekundäre Pflanzenstoffe wie das Resveratrol aus Traubenkernen)
- ... verdauungsfördernd (Ballaststoffe und sekundäre Pflanzenstoffe wie die Sulfide im Knoblauch)
- ... blutdruckregulierend (sekundäre Pflanzenstoffe wie Flavonoide aus Äpfeln, Grünkohl oder grünem Tee)
- ... antioxidativ (sekundäre Pflanzenstoffe wie Rosmarinsäure aus Rosmarin)

Das große Missverständnis ist, dass wir Lebensmittel oft nur auf einen Inhaltsstoff reduzieren. Dabei enthält jedes Lebensmittel eine Vielzahl an Nährstoffen, nur eben in unterschiedlichen Mengenverhältnissen. Vor allem pflanzliche Lebensmittel sind ein wahres Wunderwerk. Nehmen wir nur ein Getreidekorn, das voller Vitamine, Mineralstoffe, Ballaststoffe, Proteine, essenzieller Fettsäuren, Enzyme und sekundärer Pflanzenstoffe steckt. Das Besondere ist, dass das Gesamtpaket auch gleich alle Stoffe mitliefert, die für die Verstoffwechselung der einzelnen Nährstoffe wichtig sind. Pflanzliche Lebensmittel sind ein Meisterwerk der Natur, und daher können ihnen Supplemente und Extrakte auch nicht das Wasser reichen.

Wir unterscheiden bei den Nährstoffen Makronährstoffe (Kohlenhydrate, Fette, Proteine) und Mikronährstoffe (Vitamine, Mineralstoffe). Makronährstoffe sind in erster Linie Energielieferanten und machen den Hauptanteil unserer zugeführten Nahrung aus. Sie sind ein Brennstoff, aus dem der Körper seine Energie zieht und der als Basismaterial für die Körperzusammensetzung dient. Mikronährstoffe kommen nur in sehr geringen Mengen im Körper vor und liefern dir keine Energie. Dementsprechend musst du auch weniger von ihnen aufnehmen. Dennoch sind sie essenziell, damit dein Körper alle Makronährstoffe richtig verstoffwechseln und nutzen kann.

> Es gibt zwei Arten, sein *Leben* zu leben:
> entweder so, als wäre *nichts* ein Wunder,
> oder so, als wäre *alles* ein *Wunder*.
>
> Albert Einstein

Makronährstoffe

KOHLENHYDRATE

Kohlenhydrate sind die klassischen Energielieferanten in unserer Nahrung. Leider sind sie genau deswegen auch in Verruf geraten: Sie sollen dick machen und werden oft mit Zucker gleichgesetzt. Das ist jedoch zu kurz gegriffen, denn Kohlenhydrate sind nicht gleich Kohlenhydrate. Je nach Zusammensetzung haben sie ein weites Spektrum an gesundheitsfördernden Funktionen. Sie sind der Ausgangsstoff zur Herstellung des Erbmaterials (DNA, RNA), der Aminosäuren (Bausteine von Proteinen), von Bindegewebssubstanz und von Zellmembranbestandteilen (Glykolipide).

Je nach Anzahl und Art der gebundenen Zuckermoleküle haben Kohlenhydrate eine unterschiedliche Wirkung in unserem Organismus. Komplexe Kohlenhydrate sind gute Energiequellen für den Körper. Einfachzucker wie Glucose und Fructose und auch Zweifachzucker wie Saccharose (Haushaltszucker) hingegen triggern das Belohnungszentrum im Gehirn besonders stark.

Haushaltszucker

Glucose ist der Grundbaustein vieler weiterer Kohlenhydrate. Sie ist mit Fructose im Verhältnis 1:1 Bestandteil des Disaccharids Haushaltszucker (Saccharose), das aus Zuckerrohr beziehungsweise Zuckerrübe gewonnen wird. Wegen der Raffinierung enthält dieser weiße Zucker keine (Mikro-)Nährstoffe mehr. Er wird in hohem Maß industriell eingesetzt und findet sich im Großteil aller verarbeiteten Lebensmittel. Obwohl der Körper Glucose braucht, ist dieser Zucker keine geeignete Nährstoffquelle für den menschlichen Organismus.

EINFLUSS AUF DEN BLUTZUCKERSPIEGEL

Schnell absorbierbare Zucker wie Glucose lassen den Blutzuckerspiegel rasch ansteigen, weil wir sie vor ihrer Aufnahme vom Darm ins Blut nicht stark aufspalten müssen. Da unser Körper ja stets um Balance bemüht ist, schüttet er schnell Insulin hinterher, damit die Glucose in unseren Zellen aufgenommen werden kann. Der Blutzuckerabfall nach der Energiespitze führt dazu, dass wir schnell wieder Hunger bekommen oder sogar richtigen Heißhunger. Schnelle Schwankungen des Blutzuckers können zu Stimmungsschwankungen führen, einschließlich schlechter Stimmung und Reizbarkeit. Du kannst dir vorstellen, dass intuitives Essen mit Heißhunger und Stimmungsschwankungen nicht wirklich möglich ist.

Glykämischer Index

Der glykämische Index (GI) ist ein Maß zur Bestimmung der Wirkung eines kohlenhydrathaltigen Lebensmittels auf den Blutzuckerspiegel. Je höher er ist, desto schneller steigt der Blutzuckerspiegel nach einer Mahlzeit an, was zu einer erhöhten Insulinausschüttung führt. Nach neuesten Erkenntnissen spielt jedoch auch die individuelle Antwort auf ein bestimmtes Lebensmittel eine erhebliche Rolle in der Blutzuckerantwort. Als einer der Gründe dafür wird die individuelle Zusammensetzung unserer Darmflora gesehen. Es wird deshalb Zeit, dass wir Konzepte wie den glykämischen Index überdenken.

Lohnenswert ist ein Blick auf die glykämische Last (GL). Sie berücksichtigt zudem, wie viele Kohlenhydrate mit einem Lebensmittel zugeführt werden (GL = GI × Kohlenhydratmenge im Lebensmittel / 100). So haben rohe Möhren und Weißbrot einen vergleichbaren GI von etwa 70, die GL von Weißbrot liegt dagegen bei 20, während Möhren nur eine GL von 4 aufweisen, da sie weniger Kohlenhydrate enthalten.[31]

ONE APPLE A DAY …

Früchte enthalten zwar den Einfachzucker Fructose, aber wir müssten sie schon in sehr hohen Mengen essen, um bedenkliche Stoffwechselstörungen auszulösen. Sie enthalten zudem Ballaststoffe und viele sekundäre Pflanzenstoffe, die den Blutzucker weniger schnell ansteigen lassen und die Verdauung unterstützen. Interessanterweise können kleine Mengen an Fructose auch positive Auswirkungen haben, die glykämische Reaktion auf Glucoselasten verringern und die Glucosetoleranz verbessern. Die empfohlenen zwei Portionen Obst am Tag sind also mit Blick auf die Fructose unbedenklich.[32] Obst liefert uns zudem wichtige essenzielle Nährstoffe. Süßungsmittel mit Fructose solltest du hingegen eher sparsam einsetzen. Besonders Lebensmittel und Getränke, die mit Glucose-Fructose-Sirup versetzt sind, solltest du meiden. Auch von Agavensirup, der einen hohen Fructoseanteil hat, solltest du, wenn überhaupt, nicht mehr als 1 EL (entspricht etwa 7 g Fructose) pro Tag zu dir nehmen. Tägliche Smoothies, die eine so große Menge an Obst enthalten, wie wir sie in fester Form mengenmäßig niemals an einem Tag essen würden, sind deshalb nicht optimal.

ALTERNATIVEN ZU HAUSHALTSZUCKER

Was den Zuckergehalt angeht, sind Ahornsirup und Honig ähnlich zu bewerten wie Haushaltszucker, ihr Fructosegehalt von etwa 40 Prozent liegt nur leicht unter dem des Zuckers. Kaltgeschleuderter Honig unterscheidet sich jedoch von der Saccharose durch zusätzliche wertvolle Inhaltsstoffe wie Mineralstoffe, Proteine, Enzyme, Aminosäuren, Vitamine und sekundäre Pflanzenstoffe. Dank seiner leicht antibakteriellen und entzündungshemmenden Wirkung eignet sich Honig z. B. zur Linderung von Halsschmerzen. Die enthaltenen Oligosaccharide lassen zudem eine prebiotische Wirkung vermuten. Auch Ahornsirup enthält einige Mineralstoffe, Vitamine und Pflanzenstoffe.

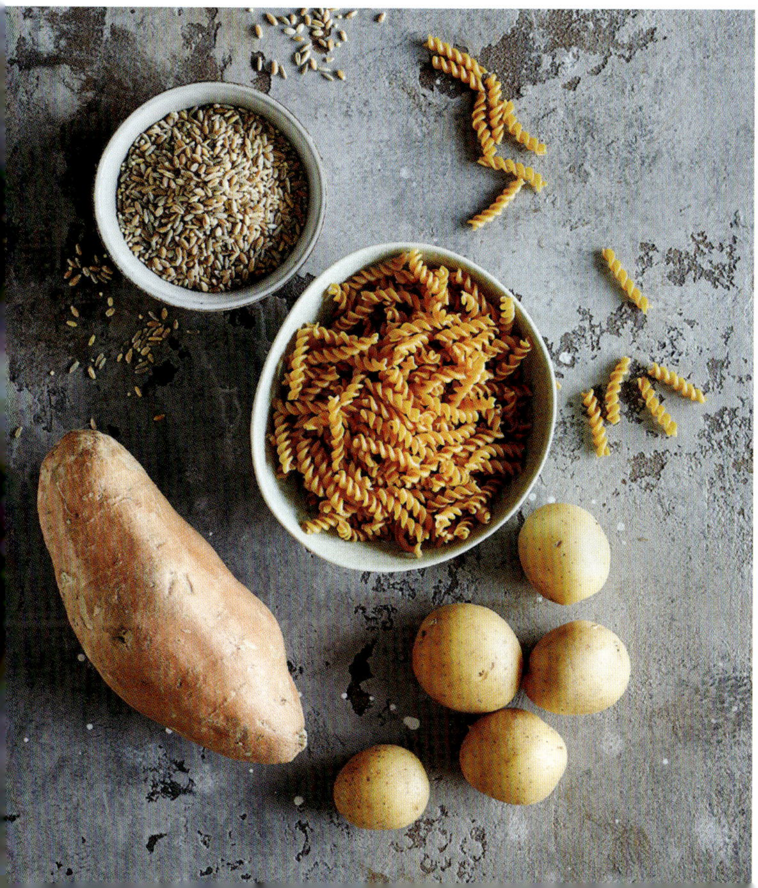

JE KOMPLEXER, DESTO BESSER

Kohlenhydrate, die aus vielen verknüpften Einfachzuckern bestehen, haben eine ganz andere Wirkung als Fructose und Glucose allein. Komplexe Kohlenhydrate aus langkettigen Zuckermolekülen, wie z. B. Stärke, brauchen länger, um im Darm aufgeschlüsselt zu werden. Die Zuckermoleküle werden daher verzögert ins Blut abgegeben. Das sorgt für einen langsamen Anstieg des Blutzuckerspiegels und bewahrt ein ausgeglichenes Energielevel. Ballaststoffe sind solche Ketten von aneinandergereihten Zuckermolekülen, die von unseren Verdauungsenzymen nicht aufgespalten werden können. Sie kommen unverdaut im Dickdarm an, wo sie von unseren Darmbakterien erwartet werden, die im Gegensatz zu uns spezielle Enzyme besitzen, mit denen sie die Ballaststoffe verdauen können.

> *Kohlenhydrate* sind die wichtigste Nahrung für unser *Gehirn* und die *roten Blutzellen*.

Bei den Ballaststoffen unterscheiden wir zwischen löslichen und unlöslichen. Lösliche Ballaststoffe besitzen ein hohes Wasserbindungsvermögen und quellen stark auf. Sie werden von den Bakterien im Dickdarm nahezu vollständig zu kurzkettigen Fettsäuren und zu Gasen abgebaut, dadurch wird der Stuhl weicher, das Stuhlvolumen nimmt zu. Das ermöglicht eine schnelle und leichte Darmentleerung. Unlösliche Ballaststoffe binden weniger Wasser als lösliche. Sie werden von den Darmbakterien kaum abgebaut und können das Stuhlvolumen stärker vergrößern. Ein voluminöser Stuhl regt die Bewegungen des Darms an und beschleunigt damit den Weitertransport der Nahrungsreste und ihre Ausscheidung. Aufgrund ihrer unterschiedlichen Wirkungen sollten Ballaststoffe kombiniert und mit Abwechslung im Speiseplan vorkommen. Die DGE empfiehlt eine tägliche Aufnahme von 30 Gramm.

Lebensmittel mit einem hohen Anteil an komplexen Kohlenhydraten sind Kartoffeln, Getreidesorten (wie Weizen, Dinkel, Kamut, Emmer, Hirse), Pseudogetreide (wie Quinoa, Amarant, Buchweizen, Chia) und Hülsenfrüchte (Linsen, Bohnen, Erbsen).

Exkurs: Zuckeraustauschstoffe

Zu den zugelassenen Zuckeraustauschstoffen zählen in Deutschland Zuckeralkohole wie Sorbit, Mannit, Erythrit oder Xylit. Zugelassene Süßstoffe sind z. B. Stevia und Steviolglykoside, Aspartam, Sucralose, Acesulfam K oder Saccharin. Besonders Stevia, Erythrit und Xylit werden gerne als natürliche und gesunde Zuckeraustauschstoffe propagiert. Steviolglykoside sind allerdings hoch verarbeitet und haben mit der eigentlichen Steviapflanze kaum noch etwas gemeinsam. Erythrit hat fast keine Kalorien, führt aber oft zu Bauchschmerzen und Blähungen, und Xylit kann zudem schnell abführend wirken.

Einige Forscher befürchten, dass die langfristige Verwendung von kalorienarmen Süßungsmitteln unbeabsichtigte Stoffwechseleffekte haben könnte, die mit toxikologischen Standardtests oder anderen Maßnahmen möglicherweise nicht nachgewiesen werden können. Ein 2017 erschienener Review zur Langzeitanwendung von Süßungsmitteln ergab zudem, dass diese möglicherweise nicht zur Gewichtsreduktion beitragen und in einigen Studien mit einer erhöhten Inzidenz von Fettleibigkeit, Diabetes und Herzerkrankungen in Verbindung gebracht wurden.[33]

Zusätzlich stellt sich die Frage, wie diese Süßstoffe unsere Darmmikroben beeinflussen. Ich habe viele Menschen in der Beratung gehabt, die sich durch einen kompletten Ersatz von Zucker durch Süßstoffe in einen Teufelskreis von Heißhunger und Übergewicht manövriert haben. Daher mein Fazit dazu: Alternative Süßungsmittel können ab und zu zum Einsatz kommen. Empfehlenswerter ist aber ein maßvoller Umgang mit Rohrohrzucker, der im Gegensatz zu den kalorienarmen Alternativen zu einer Deaktivierung des Hypothalamus und damit zu einer Sättigung führt.

Ballaststoffquellen

Wenn es um Ballaststoffe geht, denkst du vielleicht als Erstes an Vollkorn. Das stimmt, Ballaststoffe befinden sich u. a. in den Randschichten des Getreidekorns. Da diese Randschichten bei der Herstellung von Auszugsmehl (z. B. Weizenmehl Type 405) abgetrennt werden, gehen auch die Ballaststoffe verloren. Bei Mehl solltest du also möglichst zu einem Vollkornprodukt greifen. Ansonsten kommen Ballaststoffe auch noch in vielen anderen Lebensmitteln vor:

- Hohe Gehalte (>15 g/100 g) sind in Hülsenfrüchten zu finden.
- Mittlere Gehalte (6–15 g/100 g) weisen Vollkornprodukte, Trockenfrüchte und Nüsse auf.
- Geringe Gehalte (< 6 g/100 g) finden sich in stärkearmem Gemüse (z. B. Brokkoli), sowie in Obst.

FETTE

Der nächste oft unschuldig verurteilte Nährstoff ist das Fett. Man wirft ihm vor, die Blutfettwerte zu erhöhen und damit den Weg für Diabetes, Arteriosklerose und Herz-Kreislauf-Erkrankungen zu ebnen. Weiterer Anklagepunkt: Fett macht fett. Mit neun Kilokalorien pro Gramm bringt es tatsächlich weitaus mehr Energie mit als die anderen beiden Makronährstoffe, denn Proteine und Kohlenhydrate enthalten nur jeweils vier Kilokalorien pro Gramm. Heute müssen wir diese kritische Beurteilung von Fett trotzdem weitgehend revidieren: Fette enthalten die für den Körper unerlässlichen essenziellen Fettsäuren, und ein ausgewogenes Verhältnis verschiedener Fettsäuren in der Nahrung ist wichtig für einen funktionierenden Stoffwechsel.

Fett ist nicht gleich Fett

Allerdings ist nicht jedes Fett empfehlenswert. Einen entscheidenden Unterschied machen die enthaltenen Fettsäuren. In der Natur findet man mittel- und langkettige Fettsäuren (mit mehr als sechs Kohlenstoffatomen) häufig in Verbindung mit Glycerin. In diesem Verbund bilden sie die natürlichen Fette und Öle, die beispielsweise in Samen und Nüssen vorkommen. Prinzipiell unterscheiden wir bei den Nahrungsfetten, je nach Anzahl der Doppelbindungen in der Kohlenstoffkette, in gesättigte sowie einfach- und mehrfach ungesättigte Fette. Sowohl die gesättigten als auch alle einfach ungesättigten Fettsäuren kann der Körper selbst synthetisieren. Die mehrfach ungesättigten Fettsäuren (Omega-3, Omega-6) sind hingegen essenziell, das heißt, sie müssen mit der Nahrung zugeführt werden.

Fette übernehmen im Körper viele wichtige Funktionen, sie ...

- ... sind beteiligt an der Produktion von Hormonen (Steroidhormone).
- ... wirken als Entzündungsmediatoren und bei der Immunmodulation (mehrfach ungesättigte Fettsäuren).
- ... unterstützen die Aufnahme fettlöslicher Vitamine.
- ... sind Träger von Geschmacksstoffen.
- ... tragen zur Gehirnentwicklung bei.
- ... bilden eine Wärme- und Schutzschicht.
- ... sind eine optimale Energiereserve (in Notzeiten wie Nahrungsmangel).
- ... verweilen lange im Magen, was zu einer erhöhten Sättigung führt. Das ist auch der Grund, warum wir von fettreduzierten Produkten nicht satt werden.

> Eine dauerhaft fettarme Diät kann einen ungünstigen Effekt auf den Hormon- und Vitaminhaushalt des Körpers und die Gehirnfunktion haben.

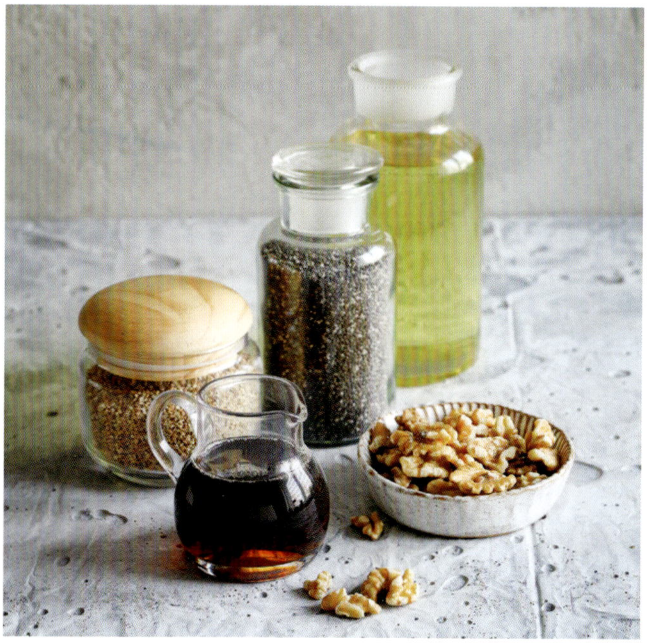

Butter bei die Fische

Wir sollten also nicht so wenig Fett wie möglich essen, sondern bewusst entscheiden, welche Fette wir zu uns nehmen. Gerade viele Fertigprodukte enthalten oft große Mengen an ungünstigen Fetten.

Die Risikozunahme von Herz-Kreislauf-Erkrankungen durch den Verzehr von rotem Fleisch wird mit dem Gehalt an gesättigten Fetten und Cholesterin in Verbindung gebracht. Unser Körper ist auf eine sehr knappe Cholesterinzufuhr aus der Nahrung eingestellt, denn er kann Cholesterin selbst herstellen – dennoch müssen wir als gesunde Personen auch bei einem gelegentlichen Steak oder etwas Butterschmalz nicht in Panik verfallen.

Pflanzliche Fette enthalten kein Cholesterin und sind meist reich an ungesättigten Fettsäuren. Jedoch gibt es auch unter den pflanzlichen Fetten solche, die überwiegend gesättigte Fettsäuren enthalten, etwa Palmöl und Kokosöl.

„Medienstar" Kokosöl

Von „heilbringend" bis „pures Gift" – Kokosöl durfte sich schon mit vielen Titeln schmücken. Wie erklärt sich dieser Zwiespalt? Wissenschaftliche Studien kommen zu unterschiedlichen Ergebnissen, v. a. wenn es um die Steigerung des für die Herzgesundheit ungünstigen LDL-Cholesterins geht. Insgesamt lässt sich feststellen, dass Kokosnussöl nicht das hält, was es als angepriesenes Superfood verspricht, aber genauso wenig ist es „Gift" für unsere Gesundheit. Es ist ein pflanzliches Fett, das reich an gesättigten Fettsäuren ist, die in Maßen in unserer Ernährung vorkommen dürfen. Im Vergleich zu Butter wirkt es sich weniger stark auf den LDL-Spiegel aus, aber im Vergleich mit Ölen, die reich an einfach und mehrfach ungesättigten Fettsäuren sind, schneidet es in dieser Hinsicht schlechter ab.[34]

Fettreiche Seefische (Hering, Lachs, Steinbutt) bilden unter den tierischen Produkten die Ausnahme hinsichtlich ihres Fettsäuremusters, denn neben den gesättigten Fettsäuren enthalten sie einen hohen Anteil an den mehrfach ungesättigten essenziellen Fettsäuren, DHA (Docosahexaensäure) und EPA (Eicosapentaensäure), welche vom Körper nicht selbst synthetisiert werden können. Studien zu EPA und DHA konnten zeigen, dass diese erhöhte Blutfettwerte reduzieren, Blutgerinnungen entgegenwirken und entzündungshemmend wirken können. Deshalb werden diese Fischarten in der konventionellen Ernährungsberatung als wertvoller Omega-3-Fettsäurelieferant empfohlen.

»Hirnschmalz«

Wusstest du, dass dein Gehirn zum größten Teil aus Fett besteht? Es ist zwar maßgeblich auf die Versorgung mit Glucose angewiesen, kann in Notzeiten aber auch auf Fette als Energielieferant umsteigen. Und auch im täglichen Normalbetrieb ist es auf die Omega-3-Fettsäuren angewiesen. Wichtige Lieferanten dieser essenziellen Fettsäuren sind pflanzliche Öle. Tierische Fette enthalten hingegen überwiegend gesättigte Fettsäuren, die von den pflanzlichen gesättigten Fettsäuren zu unterscheiden sind. Sie enthalten zudem eine besonders entzündungsfördernde Omega-6-Fettsäure, die Arachidonsäure. Der Konsum von tierischen Fetten, so fanden Forscher der Medizinischen Universitätsklinik Tübingen heraus, kann die Gehirnfunktion und den Schlaf verändern. Die Forscher weisen darauf hin, dass Fette mit einem hohen Anteil an gesättigten Fettsäuren das Diabetesrisiko erhöhen und die Hirnleistung reduzieren können.[35]

Fazit: Für einen funktionierenden Stoffwechsel ist generell ein ausgewogenes Verhältnis verschiedener Fettsäuren in der Nahrung nötig. Fett sorgt dafür, dass du länger satt bleibst und die fettlöslichen Vitamine aus der Nahrung besser aufnehmen kannst. Bedenke, dass in vielen Nahrungsmitteln bereits Fett enthalten ist, auch in natürlichen Nahrungsmitteln wie Nüssen, Saaten oder Avocados. Wenn es um zusätzlich zugesetztes Fett geht, können dir z. B. 1 EL Lein- oder Walnussöl, 2 EL Oliven- oder Rapsöl und 1 EL Ghee oder Kokosöl pro Tag ein ausgewogenes Fettsäureprofil bescheren.

PROTEINE

Proteine sind ein komplexes Thema, im wahrsten Sinne des Wortes. Sie sind komplex aufgebaute Moleküle, die eine Primär-, Sekundär-, Tertiär- und Quartärstruktur aufweisen. Grundbaustein von Proteinen sind mehrere miteinander verbundene Aminosäuren. Diese Aminosäuren können nach ihrer Notwendigkeit für die menschliche Ernährung in essenziell (müssen mit der Nahrung zugeführt werden), semi-essenziell (kann der Körper aus anderen AS herstellen) und nicht-essenziell (produziert der Körper direkt selbst) eingeteilt werden.

Wichtig ist, dass du lernst, proteinreiche Lebensmittel smart zu kombinieren, sodass du alle wichtigen Aminosäuren erhältst. Denn nicht in jeder Proteinquelle sind alle Aminosäuren ausreichend vorhanden.

Alpha-Linolensäure – wo steckt sie drin?

Omega-3-Fettsäuren können in kleinen Mengen auch vom Körper aus der Alpha-Linolensäure (z. B. in Leinöl enthalten) hergestellt werden. Auch Fisch enthält Omega-3-Fettsäuren. So liefern 40 Gramm Hering den Tagesbedarf an den Fettsäuren EPA und DHA. In Fischen ist jedoch genau wie in Fleisch die entzündungsfördernde Arachidonsäure (Omega-6-Fettsäure) enthalten, die den positiven Effekt der Omega-3-Fettsäuren vermindern kann. Zur Supplementation eignen sich deshalb auch spezielle Algenöle (mit EPA und DHA). Pflanzliche Öle wie Leinöl, Hanföl, Rapsöl und Sojaöl sind besonders reich an Alpha-Linolensäure, die z. T. in EPA und DHA umgewandelt werden kann. Außerdem findet man diese Fettsäure noch in grünem Blattgemüse, Walnüssen, Weizenkeimen und Leinsamen sowie in einigen Wildkräutern und Wildbeerenfrüchten.

Zur Deckung des Bedarfs reichen bei einem prozentualen Anteil von 30 Prozent Fett in der Nahrung bereits 10 Gramm Leinsamen oder 20 Gramm Walnüsse aus. Weitere Quellen von Alpha-Linolensäure sind Chia-Samen und Hanfsamen. Zu beachten ist, dass jedes Fett, Öl und fettreiche Nahrungsmittel aus einer Mischung von verschiedenen Fettsäuren mit jeweils unterschiedlichen Sättigungsgraden besteht. Generell lässt sich sagen, dass ein ausgeglichenes Verhältnis zwischen Omega-3- und Omega-6-Fettsäuren wichtig ist, welches im Optimalfall 1 : 5 betragen sollte.

Proteine sind weniger Energielieferanten, sondern vielmehr wichtig für die Erhaltung von *Muskeln*, den Aufbau von *Enzymen* und die Regulierung unseres *Immun*- und *Hormonsystems*.

Vielfalt ist Mehrwert

Proteine übernehmen in unserem Körper vielfältige Funktionen. Sie sind Bestandteile der Muskulatur, wirken als Enzyme, Hormone, Neurotransmitter, Transportstoffe und spielen eine wichtige Funktion bei der Immunfunktion, der Synthese der DNA sowie bei der Regelung des Wasserhaushalts. Je mehr verschiedene Aminosäuren ein Lebensmittel enthält, desto mehr kann dein Körper damit anfangen.

Insbesondere Vegetariern/Veganern wurde früher geraten, verschiedene Proteine in einer Mahlzeit zu kombinieren, um deren Verwertbarkeit zu erhöhen und um alle essenziellen Aminosäuren aufzunehmen. Jedoch gibt es mittlerweile auch die Ansicht, dass das nicht unbedingt notwendig ist. Es scheint ausreichend zu sein, über den Tag verteilt verschiedene proteinreiche Lebensmittel zu essen. Denn der Körper kann Aminosäuren speichern und je nach Bedarf kombinieren.

Grundsätzlich empfiehlt es sich bei einer rein pflanzlichen Ernährung darauf zu achten, folgende Lebensmittelgruppen in einer Mahlzeit zu kombinieren oder zumindest über den Tag verteilt aufzunehmen, damit alle Aminosäuren ausreichend in der Ernährung vorkommen:

1. Getreide, Reis oder Pseudogetreide
2. Hülsenfrüchte oder Sojaprodukte (wie Tofu und Tempeh)
3. Nüsse oder Samen

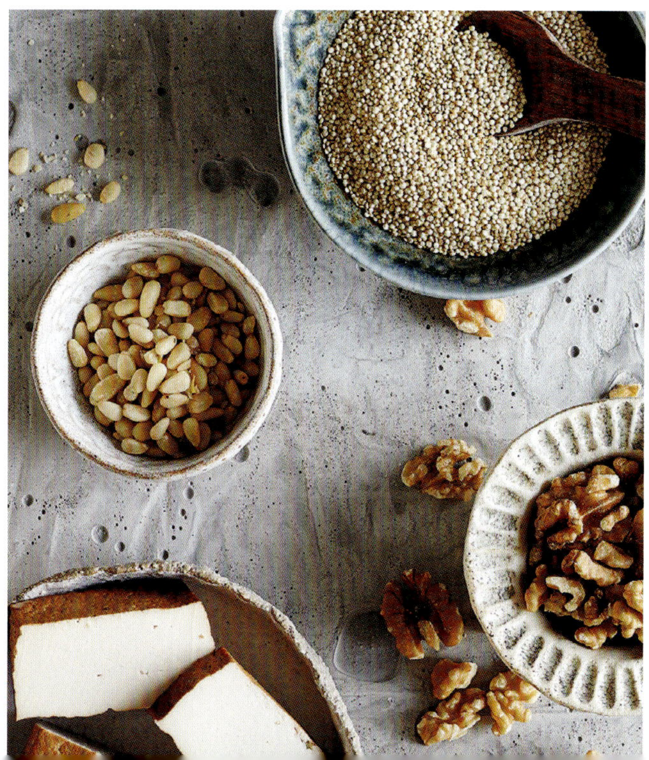

Wie viel Protein brauchen wir?

Die sogenannten D-A-CH Referenzwerte für die Nährstoffzufuhr gehen von einem täglichen Proteinbedarf von 0,8 Gramm pro Kilogramm Körpergewicht aus, was 9–11 Prozent der täglich zugeführten Gesamtenergie (Kilokalorien) entspricht. Eine Proteinmangelernährung verursacht schwerwiegende Erkrankungen, kommt in Industrieländern jedoch selten vor. Bei Erwachsenen führt eine chronische Protein-Energie-Mangelernährung unter anderem zu Leistungseinschränkungen, Gewichtsverlust, zur Verringerung der Muskelmasse, zur Abnahme wichtiger Transportproteine im Blut und zum Auftreten von Ödemen. Ein wirklicher Proteinmangel ist meist mit einer unzureichenden Aufnahme an Nahrungsenergie verbunden. Im Rahmen einer kaloriendeckenden, abwechslungsreichen pflanzlichen Ernährung, die verschiedene proteinhaltige Lebensmittel (z. B. Getreide, Hülsenfrüchte, Nüsse, grünes Gemüse) kombiniert, ist dies nicht zu befürchten.

Trotzdem sehe ich immer wieder ein Proteindefizit bei Klienten, die auf eine vegetarische oder vegane Ernährung umsteigen, ohne sich mit der Zusammensetzung ihrer Ernährung auseinanderzusetzen. Das führt zu Müdigkeit und Heißhunger, der verschwindet, wenn vermehrt pflanzliche Proteine in die Ernährung integriert werden. Empfehlenswert sind Hülsenfrüchte, Quinoa oder Nüsse und Saaten. Besonders bei veganer/vegetarischer Ernährung ist auf eine gezielte Kombination verschiedener pflanzlicher Proteinquellen zu achten, damit das Spektrum an (essenziellen) Aminosäuren abgedeckt wird. Zudem ist eine ausreichende Energiezufuhr über Kohlenhydrate wichtig, damit körpereigene Proteine nicht zur Energiegewinnung herangezogen werden müssen, was einen Muskelabbau zur Folge hätte.

Optimale Proteinaufnahme

Pflanzliche Lebensmittel können wahre Proteinbomben sein. Wichtig ist aber auch die Zubereitungsmethode. Proteine aus pflanzlichen Lebensmitteln wie Getreide, Hülsenfrüchten und Nüssen kann der Körper besser aufnehmen, wenn die Lebensmittel vorher eingeweicht werden.

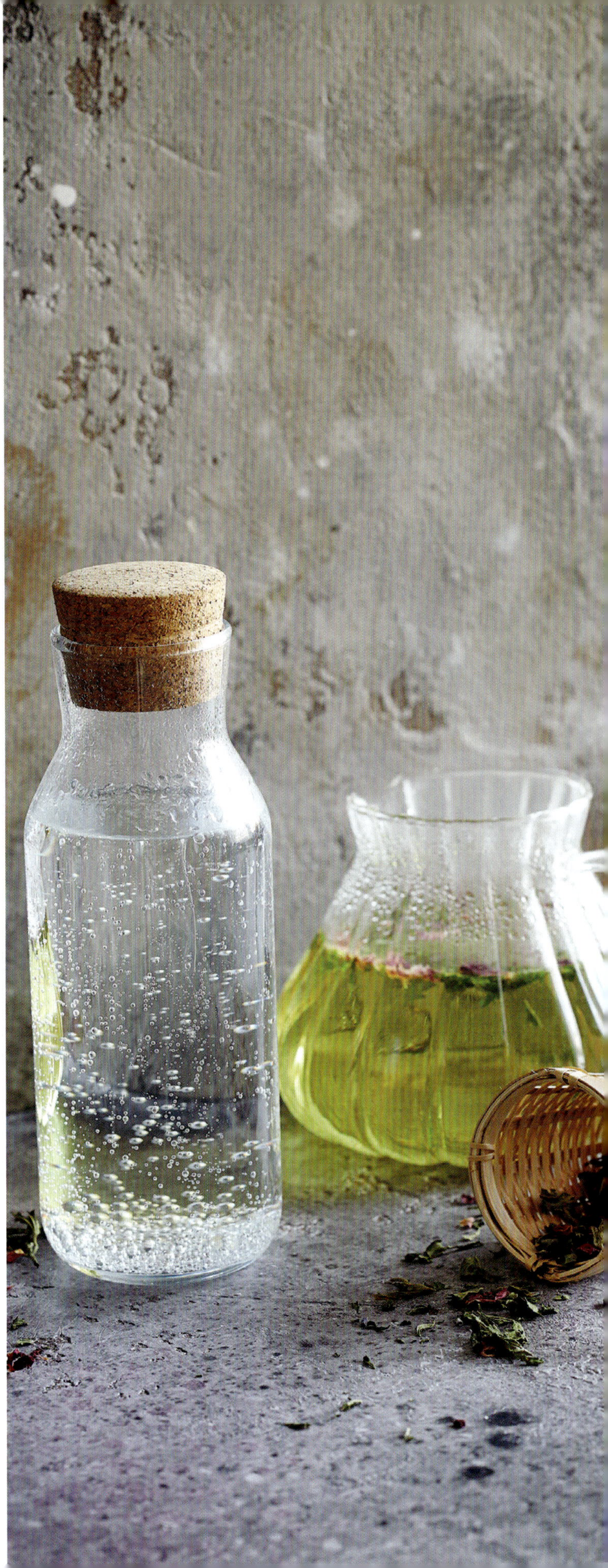

WASSER

Wasser könnten wir eigentlich auch als einen Makronährstoff bezeichnen – es liefert zwar keine kalorische Energie, aber wir brauchen es in größeren Mengen. Ohne Wasser kann unser Körper kaum ein paar Tage überleben. Wasser ist mengenmäßig die wichtigste Komponente des Körpers. Der Erhalt des Flüssigkeitsgleichgewichts ist lebenswichtig.

Der Mensch nimmt Wasser v. a. über Getränke auf, aber auch indirekt über die Nahrung. Dabei spielen Obst und Gemüse mit einem Wasseranteil von 70–90 Prozent eine Hauptrolle. Getreide besitzt etwa 30–40 Prozent Wasser. Fettreiche Lebensmittel wie Samen, Öle und Nüsse liefern nur sehr geringe Mengen.

Trinkmenge

Die benötigte Trinkmenge variiert individuell. Sie ist vom Alter, dem Klima und dem Aktivitätslevel abhängig. Generell lässt sich jedoch sagen, dass mindestens 1,5–2 Liter Flüssigkeit täglich aufgenommen werden sollten, am besten in Form von Mineralwasser oder ungesüßtem Tee. Beim Sport oder bei starkem Schwitzen ist der Wasserverlust höher und mit ihm der Elektrolytverlust, weshalb mehr Flüssigkeit zugeführt werden sollte, ideal sind isotonische Getränke wie Saftschorlen.

Viele meiner Klienten trinken zu wenig, obwohl sie wissen, wie wichtig es ist. Was viele nicht bedenken: Bereits ein geringer Flüssigkeitsmangel macht sich schnell bemerkbar. Es leidet dann nicht nur die Leistungsfähigkeit, auch die Stimmung wird beeinflusst.[36] Bei Müdigkeit und Konzentrationsstörungen kann das Trinken von Wasser in kürzester Zeit helfen, da Wasser schnell in den Körper aufgenommen wird.

Außerdem beeinträchtigt Flüssigkeitsmangel unseren ganzen Stoffwechsel, weil er zu einer Reduktion des Blutvolumens führt. Damit kommt es zur Eindickung des Blutes, was mit einer geringeren Versorgung an Sauerstoff und Nährstoffen der Zellen einhergeht. Zugleich nimmt der Abtransport der Abfallstoffe aus den Zellen ab.

Auch unser Gehirn besteht zu einem großen Teil aus Wasser, und wenn du zu wenig trinkst, schrumpft es tatsächlich.[37] Das Trinken von Wasser vor einem Test zeigte signifikante Effekte auf die Performance von Probanden einer Studie, besonders wenn sie vorher leicht dehydriert waren.[38] Ein starker Wassermangel kann sogar zum Zusammenbruch des Kreislaufs führen, da nicht mehr ausreichend Flüssigkeit vorhanden ist, um Sauerstoff und Nährstoffe zum Gehirn zu leiten!

Wenn es dir schwer fällt, genügend Wasser zu trinken, dann können dir folgende Tipps helfen:

> Stelle dir bereits morgens mindestens einen Liter Wasser bereit. Wenn dir stilles Wasser zu langweilig ist, dann kannst du es mit Früchten oder Kräutern aufpeppen.

> Trinke über den Tag verteilt weitere Getränke wie Tee. Fülle dir entweder gleich morgens eine Thermoskanne oder lege dir zumindest zwei Teebeutel bereit, damit du daran denkst, dir eine Tasse Tee zwischendurch aufzubrühen.

> Versuche, bis zum Nachmittag den Großteil der bereitgestellten Getränke getrunken zu haben. Erinnere dich notfalls mit einem wiederkehrenden Alarm daran.

Habe ich genug getrunken?

Wie können wir nun erkennen, ob wir genug getrunken haben? Wenn du deine Blase leerst, danach 750 Milliliter Wasser trinkst und innerhalb der nächsten Stunde das meiste davon über den Urin wieder abgibst, dann warst du bereits gut mit Wasser versorgt. Wenn du in der Stunde allerdings nichts oder nur wenig wieder loswirst, kann das darauf hindeuten, dass du dehydriert warst. Auch trockene Haut, Lippen und Augen können Anzeichen für einen Flüssigkeitsmangel sein.[39]

Mikronährstoffe

Kaum etwas beeinflusst unseren Stoffwechsel und unsere mentale sowie körperliche Gesundheit so sehr wie die Mikronährstoffe. Wir unterscheiden bei den Mikronährstoffen zwischen Vitaminen und Mineralstoffen. Eine ausreichende Versorgung über die Nahrung ist wichtig für eine regelrechte Funktion von Organen und Immunsystem und wirkt sich positiv auf den Stoffwechsel aus. Eine ungenügende Zufuhr kann zu Erkrankungen führen, und auch schon geringe Mangelzustände sollten ernst genommen werden. Diese kommen nicht nur in ökonomisch schwächeren Ländern, sondern nicht selten auch in Industrienationen wie Deutschland vor, wie die nationale Verzehrstudie (NVS II) gezeigt hat.

Das ist jedoch noch lange kein Grund, Pillen zu schlucken, die Vitamine und Mineralstoffe in wilden Mischungen enthalten, häufig weit über der empfohlenen Menge. Durch Selbstmedikation kann es zu Überversorgung und Toxizität kommen. Wechselwirkungen zwischen Makro- und Mikronährstoffen können im Einzelfall schwerwiegende Folgen haben. Daher sollte eine Supplementation immer durchdacht sein und auf gesicherten Hinweisen für eine Unterversorgung basieren.

Eine Überversorgung mit Phosphor und Natrium liegt z. B. häufig bei Menschen vor, deren Ernährung viele verarbeitete Produkte (v. a. Wurstwaren, Schmelzkäse, Cola-Getränke) enthält. Dies kann unter anderem nachteilige Effekte auf den Knochenstoffwechsel haben. Mit einer abwechslungsreichen, geplanten Ernährung kann Mängeln und Überversorgung jedoch gezielt vorgebeugt werden. Insgesamt lässt sich sagen, dass bei einer pflanzenbasierten Kost die Zufuhr an Mineralstoffen meist besser ist als bei Mischkost. Besonders die Versorgung mit Magnesium und Kalium ist hier optimal.

Mikronährstoffe haben ganz spezielle Wirkungen im Körper. Sie tragen vor allem zu einer normalen Funktion des *Nervensystems* und zu einem normalen *Energiehaushalt* bei

Was ist ein „kritischer Nährstoff“?

Als kritische Nährstoffe werden Nährstoffe bezeichnet, bei denen die Versorgung in einer Bevölkerungsgruppe über die Ernährung nicht gesichert bzw. häufig ungenügend ist. In der deutschen Allgemeinbevölkerung werden oft nicht die Referenzwerte für Vitamin D, Folsäure, Calcium (v. a. junge und alte Frauen), Eisen und Jod erreicht. Ebenso ist die Versorgung mit Vitamin E, Vitamin B_1, B_2, Vitamin C, Magnesium und Vitamin B_{12} (v. a. Frauen) bei einigen Bevölkerungsgruppen kritisch. Menschen, die sich vegan ernähren, nehmen oft nicht genug Eisen, Jod, Zink und Calcium zu sich.

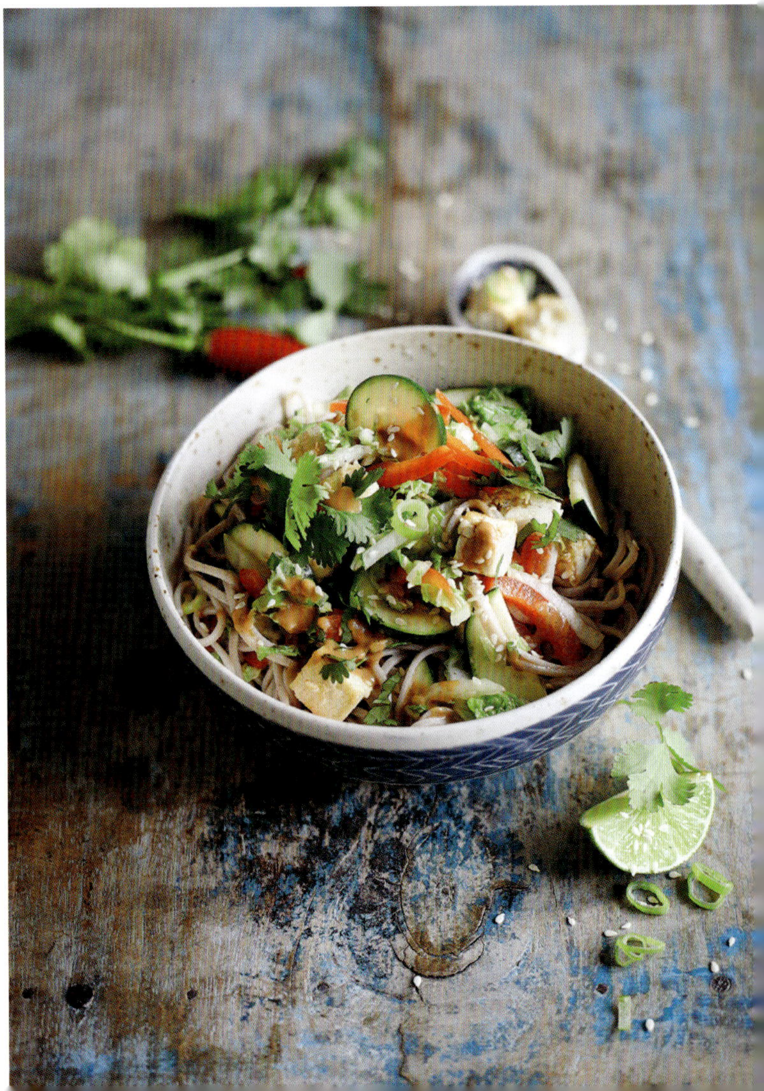

VITAMINE

Die Einteilung der Vitamine erfolgt nach ihrer Löslichkeit in fettlösliche und wasserlösliche Vitamine. Fettlöslich sind die Vitamine A, D, E und K. Sie lassen sich mit der Eselsbrücke „EDEKA" leichter merken. Auch eine Überversorgung mit Vitaminen, eine Hypervitaminose, kann gesundheitliche Folgen haben. Dies gilt besonders für die fettlöslichen Vitamine A, D und E, die sich im Körper leicht anreichern, was sich durch Übelkeit, Kopfschmerzen, Sehstörungen und Haarausfall bemerkbar macht.

Wasserlöslich sind hingegen die Vitamine der B-Gruppe und das Vitamin C. Diese Vitamine können nicht langfristig gespeichert werden. Überschüssige Mengen werden über die Niere wieder ausgeschieden. Eine Ausnahme ist Vitamin B_{12}, das in der Leber gespeichert wird und über den Darm-Leber-Kreislauf mit der Gallenflüssigkeit über mehrere Jahre im Körper verweilen kann. Die anderen wasserlöslichen Vitamine werden lediglich einige Tage lang im Körper gespeichert. Hypervitaminosen sind bei einem üblichen Verzehr unwahrscheinlich.

MINERALSTOFFE

Bei den Mineralstoffen unterscheiden wir Mengen- und Spurenelemente. Als Mengenelement gilt ein Mineralstoff, der in einer Konzentration von über 50 Milligramm pro Kilogramm Körpergewicht in unserem Organismus vorkommt, hierzu zählen Natrium, Kalium, Calcium, Magnesium, Chlor, Phosphor und Schwefel. Spurenelemente kommen mit einer Konzentration von weniger als 50 Milligramm pro Kilogramm Körpergewicht vor, hierzu zählen Eisen, Jod, Zink, Kupfer, Mangan, Selen, Fluor, Molybdän, Chrom und Kobalt. Außerdem können auch die Elemente Silizium, Vanadium, Nickel und Zinn zu den Spurenelementen mit Funktionen im Körper gezählt werden.

Alle Mineralstoffe müssen in adäquater Menge zugeführt werden, um wichtige Stoffwechselfunktionen des Körpers aufrecht zu erhalten: vom Salz- und Wasserhaushalt über die körpereigene Immunabwehr und die Nervenfunktion bis hin zur Knochenhärtung. Eine besondere Stellung bei der Blutbildung kommt dem Eisen zu. Wird es nicht ausreichend aufgenommen, kann Blutarmut (Anämie) die Folge sein. Die Anämie ist ein gutes Beispiel dafür, wie ein Mangel an Mikronährstoffen maßgeblich unsere Energie und unser Essverhalten beeinflussen kann, denn wenn wir müde sind, greifen wir eher zu Kaffee oder süßen Energiespendern. Auch Zink und Kupfer beeinflussen unsere Energie.

Eine der Aufgaben von Kupfer im Körper ist die Synthese von Dopamin, dem Neurotransmitter, der Wachsamkeit und Motivation unterstützt. Ein Mangel an Kupfer scheint den Biorhythmus durcheinanderzuwerfen, was zumindest bei Zebrafischen dazu führt, dass sie im Gegensatz zu normal versorgten Fischen während des Tages schlapp sind und nachts auf einmal aktiv werden.[40]

DIE SPITZENLIEFERANTEN FÜR MIKRONÄHRSTOFFE

Eigentlich ist es gar nicht so schwer, durch die Ernährung Mikronährstoffe in ausreichender Form aufzunehmen, wenn unser Speiseplan vielfältig gestaltet ist. Die meisten von uns sind allerdings Gewohnheitstiere, wenn es um die Auswahl von Lebensmitteln geht, und so essen wir häufig immer dasselbe. Daher gibt es an dieser Stelle eine kleine Übersicht, die Aufschluss darüber gibt, welche Mikronährstoffe in welchen Lebensmitteln besonders reichlich enthalten sind, mit Augenmerk auf die kritischen Nährstoffe (siehe Kasten links).

WASSERLÖSLICHE VITAMINE

Die B-Vitamine findest du in vielen pflanzlichen Lebensmitteln, v. a. in Nüssen und Samen, Vollkorngetreide, Hülsenfrüchten und Hefeflocken.

- **Vitamin B_1** kommt v. a. in Getreidekeimen vor.
- Besonders reich an **Vitamin B_2** sind Nüsse, Pilze und viele tierische Produkte.
- **Vitamin B_3** kann dein Körper zum Teil selbst aus Proteinen herstellen, den restlichen Bedarf kannst du über Hülsenfrüchte, Trockenfrüchte und Bierhefe sowie tierische Produkte decken.
- **Vitamin B_5** findest du insbesondere in Pilzen, Nüssen, Hülsenfrüchten und Vollkornprodukten sowie in tierischen Produkten.
- Reich an **Vitamin B_6** sind unter anderem Milchprodukte, Fisch, grünes Gemüse, Mais, Soja, Hefe und Kartoffeln.
- **Vitamin B_7 (Biotin)** kommt in fast allen Lebensmitteln vor, besonders aber in Spinat, Hülsenfrüchten und Nüssen sowie in tierischen Produkten wie Milch und Eigelb.
- **Vitamin B_9 (Folsäure)** bekommst du v. a. aus grünem Blattgemüse, Vollkornprodukten, Soja, Hefe, Innereien, einigen Obstsorten, Tomaten und Kartoffeln.

Bei einer ausgewogenen pflanzlichen Ernährung bist du mit den B-Vitaminen gut versorgt, die Ausnahme bildet Vitamin B_{12}: Es ist in pflanzlichen Lebensmitteln nicht ausreichend vorhanden (geringfügig in Algen) und kommt in nennenswerten Mengen nur in tierischen Lebensmitteln (v. a. Leber, Niere, Gehirn) vor.

Da Vitamin B_{12} von Mikroorganismen gebildet wird, die sich z. B. im Boden, in fermentierten Nahrungsmitteln oder im Darm befinden, können ungewaschenes, frisch geerntetes Gemüse und Obst, Sauerkraut und Algen geringe Mengen liefern, jedoch in keinem Fall eine ausreichende Versorgung gewährleisten. Die menschliche Darmflora bildet zwar im Dickdarm ebenfalls Vitamin B_{12}, dort findet aber keine nennenswerte Absorption von Nährstoffen mehr statt. Das in Algen enthaltene Vitamin B_{12} weist nach bisherigem Forschungsstand keine adäquate Bioverfügbarkeit auf, kann vom Körper also nicht gut aufgenommen werden. Daher muss bei einer veganen Ernährung Vitamin B_{12} substituiert werden, damit kein Mangel entsteht, der zu bleibenden Nervenschäden führen kann.

> Rezepttipp: Zu den Rezepten in diesem Buch, die besonders reich an B-Vitaminen sind, gehören der herzhafte Overnight-Couscous auf S. 136 und das Gado Gado von S. 142. Reich an Folsäure (Vitamin B_9) sind v. a. grüne Blattgemüse und Rote Bete, daher versorgen der Palak-Tofu auf S. 154, die Rote-Bete-Kürbissuppe auf S. 152, die Red-Velvet-Latte auf S. 182 und das Gado Gado von S. 142 dich besonders gut damit.

Vitamin C ist nicht nur in Obst, sondern auch in Gemüse und Kräutern in hohen Mengen enthalten. Gute Lieferanten sind Paprika, Spinat und Petersilie. Auch Kohlgemüse wie Brokkoli, Rosenkohl und Grünkohl enthalten viel Vitamin C – sogar weitaus mehr als Orangen. Allerdings kann das Vitamin beim Kochen verlorengehen, da es wasserlöslich und hitzeempfindlich ist. Gemüse sollte deshalb nach Möglichkeit nur kurz und mit wenig Wasser gedünstet werden. Unter den hier erhältlichen Früchten sind Limette, Zitrone, Orange, Grapefruit, Sanddorn, schwarze Johannisbeere und Hagebutte Vitamin-C-Spitzenreiter. Weniger bekannt, aber dafür absolute Vitamin-C-Bomben sind die Amla-Beere (Amalaki), die Acerolakirsche und die Camu-Camu-Beere.

> Rezepttipp: Besonders Vitamin-C-reiche Rezepte in diesem Buch sind das der Palak-Tofu von S. 154 und der Soba-Nudelsalat von S. 150.

FETTLÖSLICHE VITAMINE

Vitamin A ist in tierischen Lebensmitteln wie Eiern, fettreichen Fischen (Makrele, Lachs) und Milchprodukten enthalten. Pflanzliche Lebensmittel enthalten eine Vorstufe des Vitamins, aus denen der Körper Vitamin A selbst bildet. Die sogenannten Carotinoide sind gleichzeitig Pflanzenfarbstoffe, die in besonderem Maße in Obst und Gemüse mit einer gelben, orangen, roten oder grünen Färbung zu finden sind, z. B. in Tomaten, Paprika, Brokkoli, Spinat, Möhren und Süßkartoffeln.

> Rezepttipp: Rezepte, die besonders reich an Vitamin A sind, sind die Süßkartoffel-Linsen-Schiffchen auf S. 146 und das Möhren-Halva auf S. 166.

Vitamin E ist in Nüssen, in unverarbeitetem Getreide, Weizenkeimöl, Sonnenblumenöl, Maiskeimöl, Makrelen, Schwarzwurzeln, Wirsing und Paprika reichlich zu finden.

> Rezepttipp: Der herzhafte Overnight-Couscous auf S. 136 sowie das Möhren-Halva auf S. 166 sind reich an Vitamin E.

Vitamin K kommt in grünem Blattgemüse, Algen, Kohl, Mungobohnen und grünen Bohnen in größeren Mengen vor. Wichtig ist, dass du diese Lebensmittel dunkel lagerst, weil Vitamin K empfindlich auf Licht reagiert.

> Rezepttipp: Im herzhaften Overnight-Couscous auf S. 136 mit Asiasalat, Avocado und Hanfsamen als Topping und im Mung-Snack auf S. 176 ist besonders viel Vitamin K.

Vitamin D bildet der Körper v. a. über die Haut. Einen kleinen Teil deines Bedarfs kannst du aber über die Nahrung aufnehmen. Vitamin D steckt in fettem Seefisch, Leber, Eigelb und in einigen Pilzsorten.

> Rezepttipp: Relativ reich an Vitamin D ist die Miso-Suppe auf S. 158.

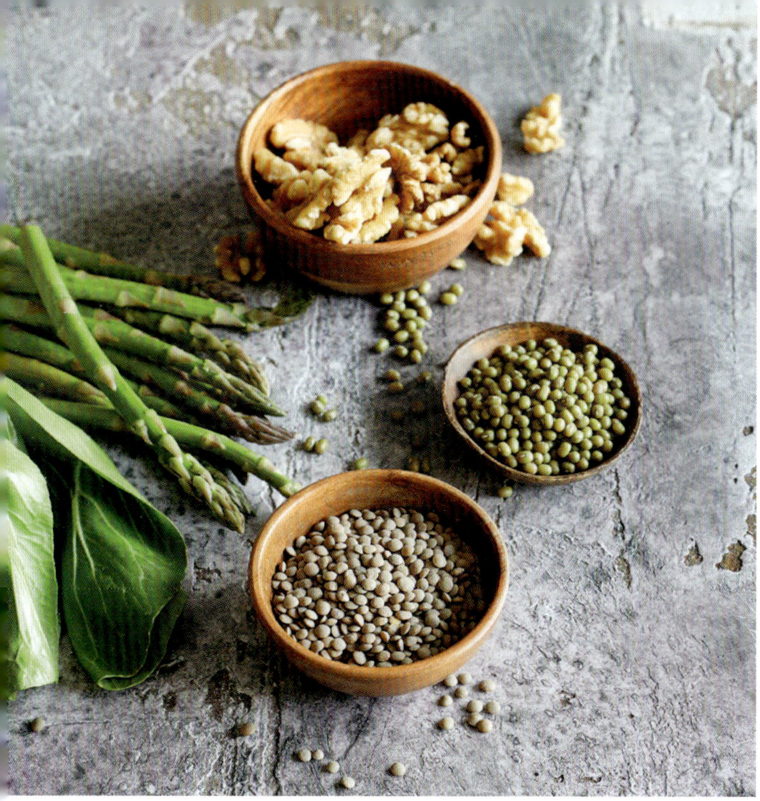

MINERALSTOFFE

Eisen ist nicht nur in tierischen Lebensmitteln enthalten, es findet sich in der pflanzlichen Form in hohen Mengen in Amarant, Quinoa, Hirse, Haferflocken, Sojabohnen, Mungbohnen, Linsen, Kürbiskernen, Sesam, Leinsamen, Mandeln sowie Rote Bete und Spinat.

> Rezepttipp: Dementsprechend findest du viel Eisen im Kraft-Porridge auf S. 140, im Overnight-Couscous auf S. 136, den Black-Bean-Pattys von S. 148, im Soba-Nudelsalat auf S. 150, den Süßkartoffel-Linsen-Schiffchen auf S. 146, in der Quinoa-Pfanne auf S. 156, im Palak-Tofu mit Mungdosa von S. 154, im Mung-Snack auf S. 176 sowie im Mungolinsen-Hummus auf S. 176.

Magnesium ist in Sonnenblumenkernen und Kürbiskernen in besonders hohen Mengen enthalten. Auch Leinsamen, Mais, Nüsse, Vollkornprodukte, Rosenkohl, Grünkohl, Kohlrabi, Brokkoli, Spinat, Bohnen, Linsen, Erbsen, Kichererbsen und dunkle Schokolade sind gute Quellen.

> Rezepttipp: Reich an Magnesium sind das Gado Gado auf S. 142, der Palak-Tofu auf S. 154, der Soba-Nudelsalat auf S. 150, die Quinoa-Pfanne auf S. 156, die Miso-Suppe auf S. 158, das Mungdosa auf S. 154, der Mungolinsen-Hummus auf S. 176 und das Gomasio auf S. 178.

Calcium ist nicht nur in Milchprodukten, sondern auch in pflanzlichen Lebensmitteln reichlich zu finden – und im Gegenteil zur Milch ganz ohne den hohen Anteil an gesättigten Fettsäuren. Dazu gehören Kohlsorten, weiße Bohnen, Mandeln, Sesam und Sesammus (Tahin), getrocknete Feigen, spezielle Algen (wie die Rotalge) und Sango-Korallen sowie mit Calcium angereicherte Lebensmittel (Tofu und Pflanzendrinks) und calciumreiches Mineralwasser.

> Rezepttipp: Die Süßkartoffel-Linsen-Schiffchen von S. 146 und der Soba-Nudelsalat von S. 150 mit Tahin sowie die Miso-Suppe auf S. 158 versorgen dich mit viel Magnesium.

Zink ist in Vollkorngetreiden, Hülsenfrüchten, Kürbiskernen und Nüssen reichlich zu finden.

> Rezepttipp: Die Black-Bean-Pattys auf S. 148, Soba-Nudelsalat auf S. 150, die Süßkartoffel-Linsen-Schiffchen auf S. 146 und Miso-Suppe auf S. 158 sind Top-Zinklieferanten.

Jod kann über Seefisch und Meeresfrüchte sowie über Meeresalgen gut zugeführt werden. Viele Algenarten können jedoch Jod anreichern, sodass beim Verzehr ein bedenkliches Überangebot an Jod im Körper entsteht, das zu Störungen der Schilddrüsenfunktion führen kann. Speziell Nori- und Wakame-Algen sind jedoch bei maßvollem Verzehr (etwa 3 Blätter oder 7,5 Gramm) unbedenklich.

> Rezepttipp: In der Miso-Suppe auf S. 158 sind Algen enthalten, die deine Jodaufnahme unterstützen können.

Selen ist in pflanzlichen Lebensmitteln rar, wenn sie auf europäischen Böden gewachsen sind. Denn der Gehalt an Selen (und Jod) in Lebensmitteln ist vom Boden abhängig, und Deutschland ist in dieser Hinsicht ein Mangelgebiet. Daher werden von der Deutschen Gesellschaft für Ernährung Fleisch, Eier und Fisch als Selenquelle empfohlen. Einige Pflanzen können Selen jedoch stark anreichern, dazu gehört v. a. der Paranussbaum. Aber auch Kohl- und Zwiebelgemüse, Pilze, Spargel und Linsen können einen hohen Selengehalt haben, v. a. wenn sie aus den USA stammen.

> Rezepttipp: Reich an Selen sind die Dattel-Nuss-Bällchen auf S. 160.

Nahrung für den Darm

Auch wenn die schnelle Lösung in Form einer Pille oft einfacher scheint – der beste und nachhaltigste Weg, unsere Darm-WG zu pflegen, führt über die Nahrung. Zudem kann keine Pille das Gefühl einer sättigenden und befriedigenden Mahlzeit ersetzen, die unsere Geschmacksknospen beglückt. Damit du eine für dich gesunde Ernährung entwickeln und v. a. die große Vielfalt der Bakterien im Darm kultivieren kannst, wollen wir uns anschauen, welche Lebensmittel dafür besonders geeignet sind.

PROBIOTISCHE LEBENSMITTEL

Lebensmittel, in denen sich lebende Mikroben finden, werden als probiotische Lebensmittel bezeichnet (pro bios = für das Leben). Laut Definition der Weltgesundheitsorganisation (WHO) sind Probiotika „lebende Mikroorganismen, die dem Menschen einen gesundheitlichen Vorteil bringen, wenn sie in ausreichender Menge aufgenommen werden". Das können Bakterienstämme wie Laktobazillen und Bifidobakterien sein, aber auch Hefekulturen (z. B. Saccharomyces boulardii). Probiotische Mikroorganismen können in Lebensmitteln, aber auch in Nahrungsergänzungs- oder Arzneimitteln enthalten sein. In herkömmlichem Joghurt findet man zwar auch eine bedeutende Anzahl an förderlichen Keimen, aber der Gehalt sinkt während der Lagerung. Die Erhitzung von Sauerkraut nach der milchsauren Gärung führt ebenfalls dazu, dass die enthaltenen wertvollen Bakterien abgetötet werden. Und auch die Reise bis in den Darm ist beschwerlich: Damit die Bakterien lebend in den Darm gelangen, müssen sie besonders widerstandsfähig gegenüber Magen- und Gallensäuren sein – nur wenige Spezies wie Lactobacillus, Helicobacter und Candida überleben die Säure.

Forschungserkenntnissen zufolge siedeln sich die über Probiotika zugeführten Mikroorganismen zudem nicht langfristig im Darm an. Wissenschaftler haben festgestellt, dass nach spätestens drei Wochen keine der neuen Spezies aus einem Probiotikum mehr im Darm nachweisbar ist.[41] Um die positiven Effekte beizubehalten, bedarf es deshalb der kontinuierlichen Einnahme. Und es kommt stark auf unsere bereits existierende Darmflora an, ob die Bakterien des Probiotikums Fuß fassen können.[42] Bei Ergänzungspräparaten sollte sichergestellt sein, dass die Kapseln, in denen sie dargereicht werden, magensaftresistent sind.

Pflanzliche Lieferanten

Auch pflanzliche Lebensmittel können uns eine Vielzahl an guten Bakterien liefern. Außen sitzende Bakterien gehen beim Waschen der Lebensmittel zwar meist verloren, aber es befinden sich auch im Inneren der Pflanzen Mikroben. Von ihnen kann unser Mikrobiom bei einer schonenden, hitzearmen Zubereitungsmethode profitieren.[43] Die Behandlung mit Pflanzenschutzmitteln, mikrobenarme Böden sowie starke Hitze können die Mikrobenanzahl jedoch verringern.

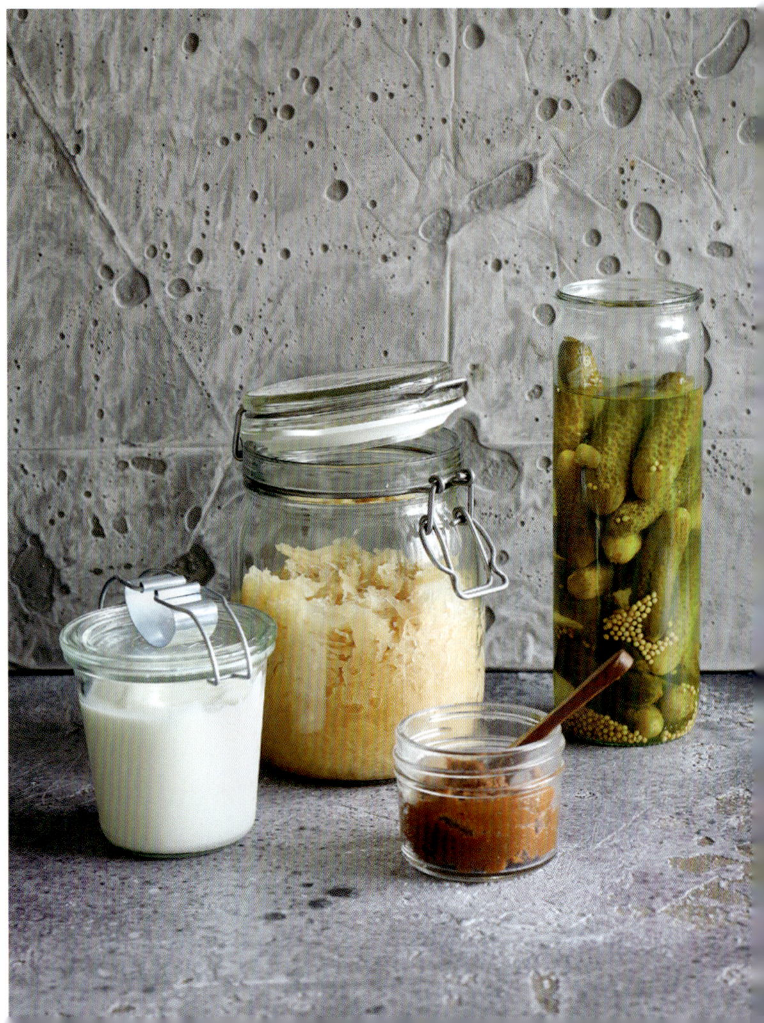

Fermentation – gesunde Haltbarmachung

Fermentierte Lebensmittel sind in vielen Kulturen Bestandteil der traditionellen Ernährung. In Japan stehen Miso, Sojasauce, Natto, Kimchi und Tempeh regelmäßig auf dem Speiseplan. Die Deutschen sind bekannt für Sauerkraut und Sauermilch, im mediterranen Raum finden sich eingelegte Oliven, Kefir, Ayran sowie Kumys – und was wäre Indien ohne Lassi? Auch die Bohnen bzw. Blätter für die allseits beliebten Getränke Kaffee, Kakao und schwarzer Tee werden vor der Verarbeitung fermentiert, und letztlich hat es auch das fermentierte Trendteegetränk Kombucha in viele Teile der Welt geschafft. Fermentieren war ursprünglich v. a. eine Form der Haltbarmachung, dient aber auch dazu, bestimmte Nährstoffe verfügbar zu machen, die wir ansonsten nicht aufnehmen könnten. So setzen z. B. bei der Fermentation von Kohl bakterielle Enzyme Vitamin K und C sowie B-Vitamine frei, die uns damit zur Verfügung stehen.

Leider sind aus unserer heutigen Ernährung aus Angst vor pathogenen Mikroorganismen auch viele positive Mikroorganismen verschwunden. Kühlschränke und Dosenkonservierung haben die Fermentation verdrängt und damit auch unsere kleinen Darmfreunde. Dabei kann das Essen von fermentierten Lebensmitteln sogar Angstzustände vermindern. Die in Joghurt, Sauerkraut und Kefir enthaltenen Bifidobakterien (B. longum und B. infantis) und der Lactobazillus rhamnosus vermehren die Menge an verfügbarem Tryptophan, dem Vorläufer des Glückshormons Serotonin, und können so unsere Stimmung beeinflussen.[44]

FERMENTIERTE MILCHPRODUKTE

Bei der Fermentation von Milchprodukten mit Bifido- und Lactospezies wird die in der Milch enthaltene Lactose in Milchsäure umgewandelt, daher sind diese Produkte für Menschen mit Lactoseintoleranz häufig verträglicher. Interessanterweise scheint sich die für Milch vermutete negative Wirkung in Bezug auf das kardiovaskuläre Risikoprofil komplett umzudrehen, wenn sie fermentiert, also zu Joghurt, Kefir, Käse und Co. verarbeitet wird.[45]

Mit Blick auf den Gehalt an positiven Darmmikroben dürfen diese Milchprodukte im Anschluss allerdings nicht noch einmal pasteurisiert werden, da dies die Mikroben abtöten würde. Auch Joghurt mit erniedrigtem Fettgehalt ist als Probiotikum weniger wirksam als die fettreichen Varianten, da durch die Reduktion von Fett der Milchzucker konzentriert wird und die Lactobazillen proportional abnehmen.[46]

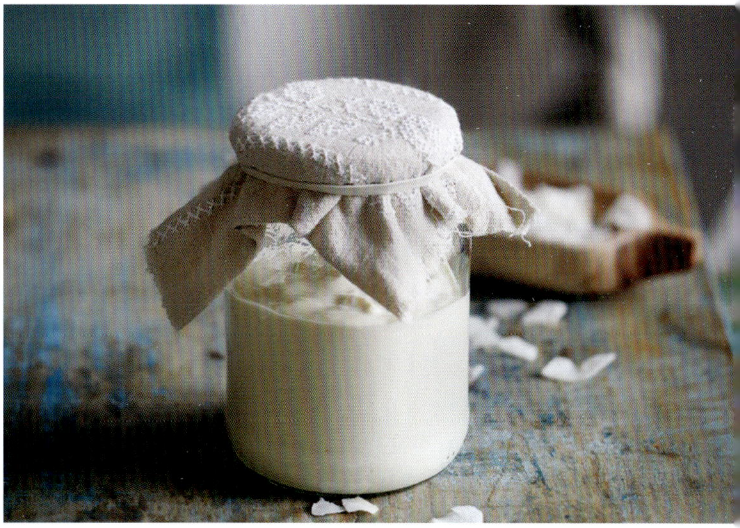

Hier ist Vorsicht geboten

Zurückhaltend sollten Menschen mit Immunschwäche, chronisch entzündlichen Darmerkrankungen wie Morbus Crohn und Colitis Ulcerosa sowie dem Reizdarmsyndrom beim Verzehr von fermentierten Lebensmitteln sein. Bei ihnen zeigen Probiotika gegensätzliche Effekte und sollten in keinem Fall ohne ärztliche Rücksprache ausprobiert werden.

Teil des Gesamtpakets

Wir können unser Mikrobiom sicher nicht durch einen Löffel Joghurt, ein Glas Kombucha oder ein Probiotikum in Tablettenform komplett umkultivieren. Selbst wenn die darin enthaltenen Bakterienkulturen die Säure-Wäsche im Magen überstehen, kommt es darauf an, wie freundlich sie das aktuelle Milieu im Darm aufnimmt und ob sie überhaupt dazu gedacht sind, länger zu bleiben. Genau wie bei jedem Lebensmittel müssen wir bedenken, dass es auf das Individuum ankommt. Denn auch bei der Wirkung probiotischer Lebensmittel gibt es individuelle Unterschiede. Zudem entfaltet jedes Lebensmittel seine Wirkung nicht alleine, sondern im Kontext einer ausgewogenen Ernährung. Es kommt darauf an, wie die Lebensmittel zubereitet werden, womit sie kombiniert werden und wie sie in unser Leben integriert werden.

PREBIOTISCHE LEBENSMITTEL

Prebiotika sind unverdauliche Nahrungsbestandteile, die das Wachstum und die Aktivität von förderlichen Bakterienarten im Dickdarm stimulieren. Unverdauliche Nahrungsbestandteile? Das haben wir doch schon mal gehört. Richtig, die Rede ist hier v. a. von Ballaststoffen. Das Tolle ist, dass Ballaststoffe im Gegensatz zu Probiotika die lange Reise durch den Verdauungstrakt leichter überstehen und unbeschadet bei den Bakterien im Dickdarm ankommen. Insbesondere die Oligosaccharide sind interessant für unsere Darmbakterien. Sie bestehen aus mehreren Einfachzuckern, im Fall der Fructo-Oligosaccharide (FOS) sind es Ketten aus Fructose, im Fall der Galacto-Oligosaccharide (GOS) aus Galactose. Und hier wird es spannend: Die FOS und GOS haben in Studien mit Mäusen und neuerdings auch mit Menschen gezeigt, dass sie genau wie bestimmte Probiotika dazu beitragen können, Stress und Angst zu vermindern und die kognitiven Fähigkeiten zu verbessern.[47]

Genutzt werden von den Bakterien nur lösliche Ballaststoffe wie GOS, FOS, Pektine und Inulin, die v. a. in Obst und Gemüse enthalten sind. Lebensmittel, die besonders reich an dem Fructo-Oligosaccarid Inulin sind, sind Schwarzwurzeln, Pastinaken, Topinambur, Artischocken, Chicorée, Spargel, Linsen, Bohnen, Rüben, Fenchel, Brokkoli, Lauch, Zwiebeln, Knoblauch und Bananen. Auch resistente Stärke, die beim Abkühlen von stärkereichen Lebensmitteln wie Kartoffeln, Nudeln und Reis entsteht, zählt zu den Ballaststoffen, die gut von unseren Darmmikroben verwendet werden können. Unlösliche Ballaststoffe, die sich vermehrt in Hülsenfrüchten und Vollkorngetreide befinden und zu einer besseren Darmentleerung beitragen, spielen hier weniger eine Rolle.

Besonders unsere Bifidobakterien lassen sich durch eine Ernährung, die reich an löslichen Ballaststoffen ist, kultivieren. Da Bifidobakterien zu den Psychobiotika gehören, verbessert sich mit wachsender Anzahl auch die Stimmung, und sie produzieren das für die Darm- und Gehirngesundheit wichtige Butyrat. Wer einmal selbst das Experiment wagt, wird feststellen, dass er mit der Zeit ein regelrechtes Craving nach Ballaststoffen entwickelt.

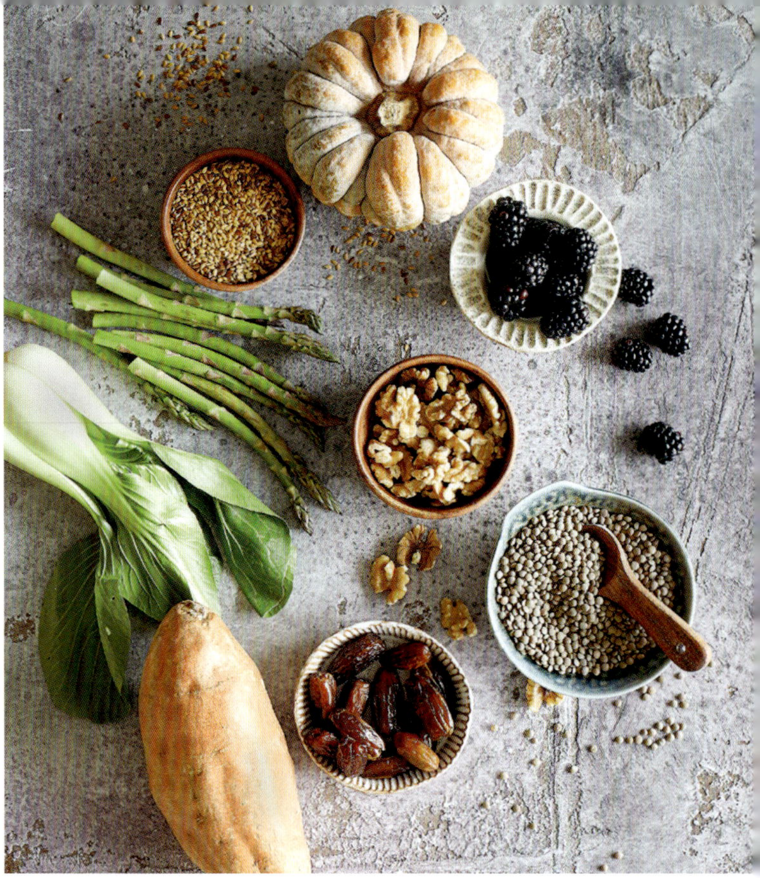

30 plus – Das Mikrobiom schätzt Abwechslung

Vielfalt in der Ernährung ist wichtig und bedeutet auch mehr Vielfalt im Mikrobiom. Eine einseitige Ernährung kann sich jedoch schnell einschleichen, auch wenn wir auf unsere täglichen Portionen Obst und Gemüse achten. Häufig greifen wir nämlich immer nur auf dieselben Sorten zurück. Ergebnisse der weltweit größten Mikrobiom-Studie zeigen, dass Menschen, die mehr als 30 verschiedene pflanzliche Lebensmittel pro Woche essen, eine optimale Zusammensetzung des Mikrobioms aufweisen.[48] Zusätzlich ist allerdings zu bedenken, dass Faserstoffe Blähungen verstärken können. Es gibt hier also wie bei allem auch ein Zuviel-des-Guten, und wenn du bisher eher wenig Ballaststoffe aufgenommen hast, solltest du behutsam anfangen und die Menge langsam steigern.

Im Rezeptteil habe ich dir einige besonders ballaststoffreiche Rezepte zusammengestellt, mit denen du in einer einzelnen Mahlzeit schon über 30 Prozent der empfohlenen Tagesmenge aufnimmst. Dazu gehören das Kraft-Porridge (S. 140), das Gado Gado (S. 142), das Schwarze-Linsen-Dal (S. 144), die Süßkartoffel-Linsen-Schiffchen (S. 146), die Black-Bean-Pattys (S. 148), der Soba-Nudelsalat (S. 150), die Erbsensuppe (S. 152), das Mungdosa (S. 154), das Möhren-Halva (S. 166), der Mungolinsen-Hummus (S. 176) und die Miso-Suppe (S. 158).

DER WG-KÜHLSCHRANK – NÄHRSTOFFE FÜR ALLE

Ballaststoffe sind also Futter für unsere nützlichen Mitbewohner-Bakterien. Aber auch die anderen Inhaltsstoffe unserer Nahrung wie Fette, Proteine, Vitamine, Mineralstoffe und sekundäre Pflanzenstoffe beeinflussen unser Mikrobiom:

> Bei einer **fett- und eiweißreichen Ernährung,** die gleichzeitig ballaststoffarm ist, vermehren sich Fäulnis-Bakterien im Darm.

> Eine **Ernährung, die extrem proteinreich ist,** führt durch die entsprechenden Darmbakterien zu potenziell toxischen Stoffwechselprodukten. Besonders zu viel Fleisch zeigt eine negative Wirkung auf das Darmepithel.[49]

> Eine **fettreiche Ernährung mit wenig Kohlenhydraten** vermindert die Bifidobakterien und damit reduziert sich auch die Butyrat-Konzentration. Aber auch hier gilt: Fett ist nicht gleich Fett. Eine Ernährung mit vielen Omega-3-Fettsäuren wirkt sich positiv auf den Darm aus.

> Ein Mangel an Omega-3-Fettsäuren kann zu einer Fehlbesiedelung im Dünndarm führen, während eine **Ernährung, die reich an Omega-3 ist,** Entzündungen hemmt und zu einer verbesserten Diversität der Darmflora beiträgt. Omega-3-Fettsäuren können sogar die negativen Folgen eines in frühen Lebensphasen gestressten Darms, die mit Angst und Depression in Verbindung stehen, wieder rückgängig machen.[50]

Hülsenfrüchte

Hülsenfrüchte wie Bohnen und Linsen sind gute Nahrungsmittel, um die Darmgesundheit zu fördern. Wenn du das Gefühl hast, keine Bohnen verdauen zu können, kann es sein, dass du dein Mikrobiom erst daran gewöhnen musst. Statt Bohnen vollständig zu vermeiden, kannst du sie zunächst in kleinen Mengen, aber regelmäßig in deine Ernährung aufnehmen und die Menge eventuell langsam steigern.

Wertvolle Polyphenole

Eine Ernährung, die reich an pflanzlichen Lebensmitteln ist, versorgt uns auch mit vielen Polyphenolen, die gesundheitsfördernde Wirkungen haben. Die sekundären Pflanzenstoffe, die als Farb- und Geschmacksstoffe in Beeren, Wein, Kakao, Tee, Gewürzen, Hülsenfrüchten, Obst und Gemüse vorkommen, wirken sich auf die Bakterienzusammensetzung im Darm positiv aus und erhöhen die Menge an Bifido- und Lactospezies. Die Einnahme von in Beeren und Currypulver enthaltenen Polyphenolen zeigte in Studien sogar positive Auswirkungen auf Depressionen und führte zu einer Steigerung der kognitiven Funktion.[51]

5 Tipps für ein mikrobenfreundliches Mahl

1. Iss eine **ballaststoffreiche Kost** mit komplexen Kohlenhydraten.
2. Iss so selten wie möglich **Zucker, raffinierte Kohlenhydrate, Alkohol** und **rotes Fleisch.**
3. Erhöhe den Anteil von **Linsen und Bohnen** in deiner Ernährung. Sie sollten mindestens 4-mal pro Woche auf deinen Teller kommen.
4. Versuche 3–5-mal pro Woche etwas **Fermentiertes** zu essen.
5. Iss **regelmäßig** – auch unsere Bakterien haben einen Biorhythmus.[52]

Dich um dein *Wohlbefinden* zu kümmern, bedeutet auch, deinen *Darm* zu nähren.

Ein neuer Umgang mit Ernährung

Dank der Ernährungswissenschaft habe ich die Wichtigkeit von Nährstoffen erkannt und gesehen, in welch phänomenaler Weise wir mit unserem Essen verbunden sind. Wir stehen mit unseren Lebensmitteln in einer intimen Beziehung, die die meisten von uns jedoch vernachlässigen. Wir erwarten wie in einer dysfunktionalen Partnerschaft, dass Essen unsere Emotionen heilen soll, dass es uns glücklich machen soll, uns den Körper geben soll, den wir uns wünschen, oder dass es einfach „funktionieren" soll, ohne dass wir Zeit investieren müssen.

Ich habe das Gefühl, dass wir nicht nur uns selbst, unseren Körper und unser äußeres Erscheinungsbild, sondern auch Nahrungsmittel objektivieren. Wir wollen sie rein rational nach Inhaltsstoffen bewerten, ohne sie in Bezug zu uns selbst zu setzen. Wir überwachen unsere Ernährung mit einem inneren Kritiker, was zu einem erhöhten Gefühl von Scham, Angst und Abscheu gegenüber dem eigenen Selbst führt und das Bewusstsein für innere Körperzustände verringert. So kann unser Essverhalten nur dysfunktional sein.

> Ein neuer Umgang mit Ernährung bedeutet immer auch einen neuen Umgang mit dir selbst.

Letztlich liegt es aber an uns, ob wir flexibel oder starr in Schwarz-Weiß-Mustern denken. Wenn wir in Mustern verharren, können wir jeden Ernährungshinweis in eine strenge Diät umwandeln. Wir können gar nicht anders, denn uns fehlt der Maßstab des Spürens. Ich esse manchmal auch weiter, obwohl ich schon voll bin. Und ab und zu esse ich zwischendrin auch ein Stück Schokolade, obwohl es nicht sein müsste. Davon fällt das Kind aber nicht in den Brunnen.

Sobald du deine Beziehung zu Lebensmitteln wirklich geheilt hast, kannst du dich von einem Standpunkt der Self-Care aus nähern, nicht der Selbstkontrolle. Ein neuer Umgang mit Ernährung bedeutet immer auch einen neuen Umgang mit dir selbst.

Es geht also um eine achtsame Form des Essens, die weitaus nachhaltiger ist, als Kalorien zu zählen.[53] Makro- und Mikronährstoffe ausgewogen in die tägliche Ernährung zu integrieren, ist aber trotzdem ein wichtiges Fundament. Es gibt deinem Körper die Basis. Und neben den Nährstoffen dürfen wir auch die Pflege unserer Darmbakterien nicht vergessen. Das Phänomen, das wir umgangssprachlich als „brain fog" (Gehirnnebel) kennen – sprich Konzentrationsstörungen, Schlappheit und Stimmungsschwankungen –, lässt sich oft durch die Pflege des Mikrobioms in Verbindung mit einer guten Nährstoffversorgung, ausreichender Flüssigkeitsaufnahme, Bewegung und Stressabbau vermindern. Und das schafft die Klarheit, die wir für eine intuitivere Ernährung benötigen.

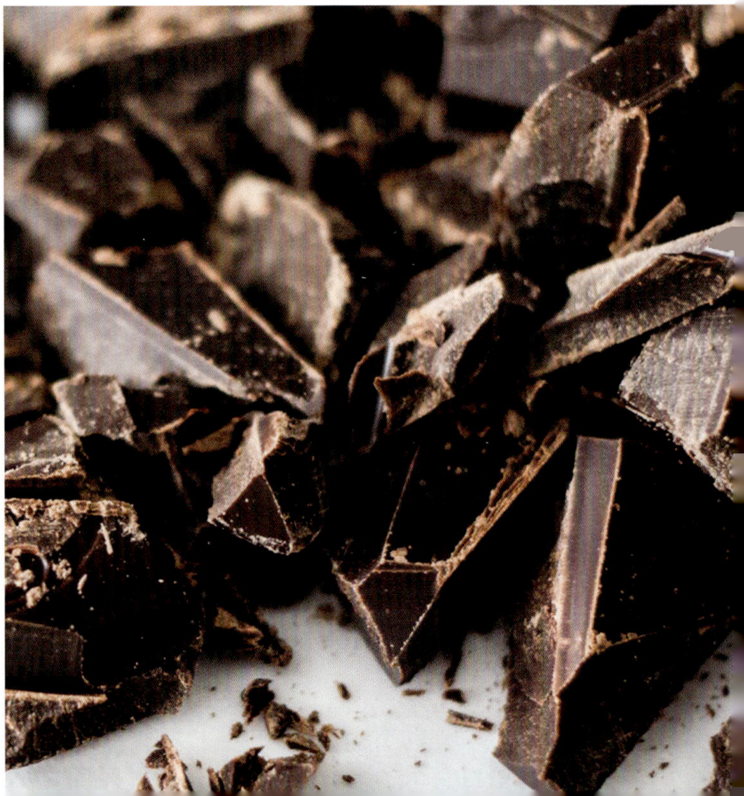

MEDITERRANE KOST UND OKINAWA-ERNÄHRUNG

Über Tausende von Jahren haben sich in jeder Kultur bestimmte Ernährungsweisen entwickelt. Wenn wir uns die Ernährungsformen der sogenannten „Blue Zones“ anschauen, also der Gebiete, wo die Menschen am ältesten werden, dann sehen wir, dass der Proteingehalt ähnlich ist (etwa 10–15 Prozent Proteine aus vorwiegend pflanzlichen Quellen) und zudem entweder eine Betonung auf komplexen Kohlenhydraten oder auf einfachen und mehrfach ungesättigten Fettsäuren liegt.

So sind für die japanische Okinawa-Ernährung fermentierte Lebensmittel wie Sojasauce, Miso, Natto, viel Gemüse sowie der regelmäßige Verzehr von Algen und ab und zu von Fisch typisch. Die Italiener und Griechen hingegen setzen auf einen Mix aus komplexen Kohlenhydraten und Fett in Form von Olivenöl und fermentierten Milchprodukten wie Joghurt und Käse. Proteine machen insgesamt 13 Prozent ihrer täglichen Energiezufuhr aus, wobei ein Schwerpunkt auf Hülsenfrüchten, Nüssen und den bereits erwähnten Milchprodukten liegt. Den Genusswert liefert zudem das tägliche Gläschen Wein. Diese Ernährungsform wird als „mediterrane“ Kost bezeichnet und gilt neben der Okinawa-Ernährung als eine der gesündesten.[54]

Könnte man diese Ernährungsformen nun als intuitiv beschreiben? Wenn wir intuitive Ernährung als das bezeichnen, was für unsere körperlichen Bedürfnisse und Gesundheit langfristig förderlich ist, dann lautet die Antwort ja. Ob mehr Kohlenhydrate oder mehr Fett – der Schlüssel liegt in einer ausgewogenen Vielfalt bei gleichzeitiger Einfachheit der Ernährung und Wertschätzung für lokale Lebensmittel.

> *Einfachheit, Vielfalt* und *Wertschätzung* sind der Schlüssel zu einer gesunden Verbindung zu Ernährung.

DIE ILLUSION DER WUNDERDIÄT

Mit jedem neu propagierten Lebensmittel von Stevia bis Kokosöl erwarten wir DIE Lösung für unser Essverhalten und unsere Gesundheit. Viele von uns streben bewusst oder unbewusst nach einem perfekten Essverhalten. So funktioniert es aber nicht: Es gibt nicht die perfekte Ernährung oder das perfekte Superfood. Genauso wie Gefühle nicht gut oder schlecht sind, sind es auch Lebensmittel nicht. Sie haben lediglich verschiedene Inhaltsstoffe, die unser Körper braucht. Auch ein Stück Bitterschokolade oder eine Tasse Kaffee kann uns wertvolle Pflanzenstoffe liefern und v. a. den Genussfaktor steigern.

Wenn wir uns die Darm-Hirn-Achse (siehe S. 39) vor Augen halten, dann wird schnell klar, dass wir unser Essverhalten nicht einfach vom Hirn an den Darm diktieren können. Natürlich arbeiten beide Organe zusammen, aber ich hoffe, du verstehst, dass es meist nicht mit dem Aufstellen eines Ernährungsplans getan ist. Wenn du bisher davon ausgegangen bist, dass dein Wille einfach nicht stark genug ist, wenn es darum geht, bestimmten Cravings zu widerstehen, dann sollte dir nun klar werden, dass das nicht allein an deiner Willensstärke liegt. Sind das gute oder schlechte Nachrichten? Es hört sich erstmal beängstigend an, keinen uneingeschränkt freien Willen zu haben. Die gute Nachricht ist aber: Dein Mikrobiom kann dein größter Verbündeter sein und ist extrem anpassungsfähig. Es reagiert sensibel und schnell auf Außenreize wie Ernährung und sogar deinen Lifestyle. Ernährung ist eines der kraftvollsten Medikamente, das uns die Natur geschenkt hat – nicht DAS eine Superfood, DIE eine Pflanze oder DER eine Nährstoff, sondern unsere Ernährung als Gesamtes.

Fazit: Es geht bei unserer Ernährung nicht um noch mehr Willenskraft und genauso wenig darum, alles zu essen, wonach uns gerade ist. Es geht vielmehr darum, uns aktiv um unsere geistige und körperliche Gesundheit zu kümmern. Wir sollten daher weniger darauf schauen, wie wir „ungesunde“ Lebensmittel aus unserer Ernährung verbannen, sondern wie wir uns darauf fokussieren können, unsere Ernährung abwechslungsreich zu gestalten. So wird sich unser Hunger- und Sättigungsgefühl verändern, unser Geschmack sich erweitern und unsere Beziehung zum Essen lebendiger werden. Welche Verteilung für dich stimmig ist, das kann dir nur dein Körper sagen, wenn du lernst auf ihn zu hören. Wie du Unterstützung dabei bekommst? Lass uns dafür im nächsten Kapitel einen Blick in eines der ältesten Medizinsysteme und Ernährungswerke werfen: Ayurveda.

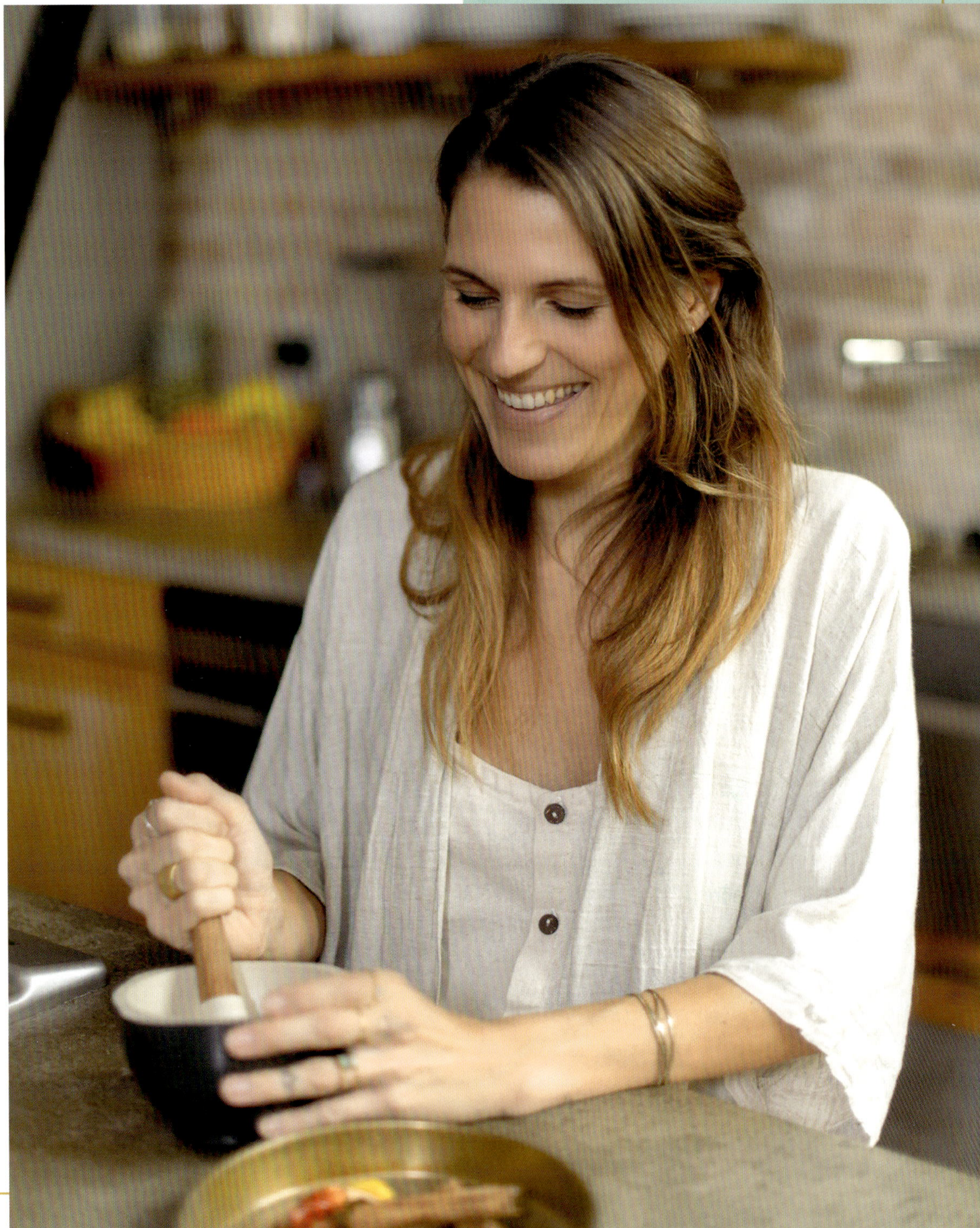

Welche Rolle spielt Ayurveda bei der intuitiven Ernährung?

Ayurveda und intutives Essen

Als ich begann, mich mit Ayurveda zu beschäftigen, war mir schnell klar, dass dies das fehlende Puzzlestück zu meinem ernährungswissenschaftlichen und -medizinischen Wissen war. So sehr ich die wissenschaftliche Forschung liebte, fehlte mir doch häufig der Schritt vom Erkenntnisgewinn zur Anwendung. Ayurveda hat mir geholfen, darauf zu vertrauen, dass es einen Lebensstil und eine Ernährung gibt, die individuell für mich richtig sind und mir zu einer optimalen Gesundheit verhelfen. Wie das aussehen kann, möchte ich dir anhand der Dosha-Typen erklären: Die Doshas Vata, Pitta und Kapha stehen im Ayurveda für Energien, die alle biologischen und physiologischen Funktionen des Körpers, Geistes und Bewusstseins steuern. Sie sind bei jedem Menschen unterschiedlich stark ausgeprägt, wodurch sich eine individuelle Konstitution ergibt. An diese Konstitution werden Ernährung und Lebensstil angepasst. Es geht dabei nicht um Dogmen, sondern darum, sich selbst besser verstehen zu lernen und dem Körper wieder zu vertrauen. Daher kann Ayurveda ein Weg sein, zurück zur eigenen Intuition zu finden.

Wissenschaft des Lebens

Ayurveda hilft uns, auf der körperlichen und geistigen Ebene herauszufinden, was uns ausmacht und wie wir unsere Gesundheit erhalten können. So trägt es entscheidend zum Erhalt unserer Ressourcen und zu unserer persönlichen Balance und Stärke bei.

Unser Körper ist immer bestrebt, in Balance zu sein – dafür bedarf es einer feinen Abstimmung zwischen dem, was im Außen passiert, und unseren inneren Zuständen. In der heutigen Welt sind die Einflüsse von außen nicht nur die natürlichen Zyklen der Natur, es strömen auch unzählige weitere Eindrücke auf uns ein, die es zu verarbeiten gilt. Vieles trägt dazu bei, unsere Energie und unsere Sinne ständig nach außen zu ziehen. Dadurch fällt es uns immer schwerer, bei uns selbst zu bleiben. Das führt wiederum dazu, dass wir nach Bestätigung und nach Antworten im Außen suchen. Für mich sind Ayurveda und Yoga eine Reise zurück zu mir selbst. Und wir alle wollen wissen, wer wir sind und was uns ausmacht und vielleicht auch was unser individuelles Lebensziel ist.

Was ist Ayurveda?

Ayurveda ist ein Medizinsystem, das seine Ursprünge in Indien hat. Es bedeutet so viel wie „die Wissenschaft des Lebens", abgeleitet aus den Sanskritbegriffen „Ayus" = „Leben" und „Veda" = „Wissen". Die Heilkunst wird in Indien seit über 5000 Jahren angewandt. Neben der westlichen Medizin hat das Studium der Ayurvedamedizin dort bis heute einen festen Platz im Lehrplan der Universitäten. Die traditionelle Heilkunst verbindet medizinisches Wissen, Psychologie und Spiritualität. Spiritualität ist hier aber nicht mit Esoterik zu verwechseln. Vielmehr bedeutet Spiritualität, sich der Wahrheit zu öffnen und alle Aspekte des Lebens wahrzunehmen. Basierend auf dieser Philosophie nimmt die Ayurvedamedizin den Menschen in Verbindung zur Natur wahr und stellt das Individuum in seinem Lebenskontext in den Mittelpunkt, um gesundheitliche Fragen ganzheitlich zu betrachten.

ERHALT DER NATÜRLICHEN GESUNDHEIT

Ayurvedische Medizin eignet sich nicht nur, um nach einer Erkrankung wieder gesund zu werden. Ayurveda ist auch eine Lebenswissenschaft, die beschreibt, wie jeder so leben kann, dass seine natürliche Gesundheit erhalten bleibt. Wer individuelle ayurvedische Lebensprinzipien berücksichtigt, kann Krankheiten effektiv vorbeugen. Eine große Rolle spielt dabei die Ernährung. Gesund leben und gesunde Ernährung ist im Ayurveda etwas für jeden Menschen Individuelles und lässt sich – anders als in der westlichen Medizin – nicht normieren. Der Fokus liegt somit nicht nur auf der Krankheit eines Menschen, sondern auf dem ganzen Individuum in seiner ganzen Einzigartigkeit. Jeder Mensch wird gemäß seiner Konstitution individuell betrachtet und behandelt.

Ayurvedische Elemente in das tägliche Leben zu integrieren, bedeutet also für jeden etwas anderes. Der kleinste gemeinsame Nenner dabei ist herauszufinden, was gut tut. Hektisches Leben und hohe Anforderungen im Alltag lassen uns oft vergessen, was das eigentlich ist. Ayurveda hilft uns, uns wieder mit uns selbst zu verbinden, auf Körper und Seele zu hören und zu spüren, was wirklich gesund für uns ist.

> *Gesund leben* und *gesunde Ernährung* ist im Ayurveda etwas *Individuelles* und lässt sich nicht normieren.

Die Doshas

Um zu verstehen, was Ayurveda ist, hilft es, sich mit dem Körperverständnis der indischen Heilkunst zu beschäftigen: Demnach ist der Körper ein Mikrokosmos des Makrokosmos. Alle Dinge im Kosmos sind zusammengesetzte Formen aus den fünf Elementen Äther, Luft, Feuer, Wasser und Erde – wie im Außen, so im Innen. Aus den fünf Elementen entstehen im Körper die drei Bioenergien, die Doshas Vata, Pitta und Kapha. Sie steuern alle biologischen und physiologischen Funktionen.

Jeder Mensch vereint alle drei Doshas, jedoch ist ihre jeweilige Ausprägung individuell. Wichtig ist zu verstehen, dass immer alle Doshas im Körper wirken, ansonsten könnten wichtige Funktionen nicht mehr ausgeübt werden. Diese Grundkonstitution bezeichnet deine Genetik und wird im Ayurveda „Prakruti" genannt. Wenn du dich im Gleichgewicht mit deiner Konstitution befindest, bleibst du gesund.

Die eigene Konstitution zu kennen und im Einklang mit ihr zu leben, hält die Doshas im Gleichgewicht und hilft dir, körperlich, seelisch und geistig im Einklang mit deinen Bedürfnissen zu leben. Das bietet dir die Chance, dich selbst besser zu verstehen und v. a. herauszufinden, was dir wirklich guttut. Lebst du im Widerspruch zu deiner Konstitution und ihren Bedürfnissen, kommst du mental und körperlich aus dem Gleichgewicht. Das kann dazu führen, dass du dich nicht mehr in der eigenen Mitte befindest und auf lange Sicht krank wirst. Wenn du aber diese Dynamiken reflektierst, kannst du in Kombination mit einer individuellen Ayurveda-Ernährung, speziellen Anwendungen und Heilpflanzen aber wieder zur Balance finden.

Was die Doshas beeinflusst

Die Doshas bilden zusammen ein äußerst dynamisches Prinzip und dürfen keineswegs als starres System angesehen werden. Sie reagieren auf externe und interne Stimuli mit großer Anpassungsfähigkeit. Veränderungen im Gleichgewicht der Doshas werden von Lebensstil, Lebensmitteln und Gewohnheiten bestimmt, aber auch externe Einflüsse wie Lichtverhältnisse, Temperaturen und Jahreszeiten beeinflussen deine Energien. In der medizinischen Forschung kennen wir dies als Prinzip der „Epigenetik".

DOSHAS & FÜNF ELEMENTE

Die Doshas enthalten immer alle fünf Elemente, jedoch in unterschiedlichen Anteilen. Sie stehen zunächst einmal für physiologische und anatomische Prinzipien im Körper. Dosha bedeutet übersetzt aber auch „Verderber", das heißt: Wenn die Prinzipien aus dem Gleichgewicht geraten, wird unsere Gesundheit gestört.

Vata – das Prinzip der Bewegung

Hauptelemente: Raum und Luft

Das Prinzip von Vata, Bewegung, drückt sich in der **Bewegung im Körper** aus: Transport von Nährstoffen, Austausch von Elektrolyten in und aus den Zellen, die Ausscheidung und bei Frauen die Menstruation. Auf mentaler Ebene ist Vata unsere **Kreativität und Flexibilität.**

Pitta – das Prinzip von Umwandlung

Hauptelemente: Feuer und Wasser

Das Prinzip von Pitta spiegelt sich in deinem **Stoffwechsel und deinem Hormonsystem** wider. Das betrifft die Umwandlung von Nährstoffen und anderen Stoffen, daher wird unsere Verdauung stark durch das Pitta-Dosha beeinflusst. Auf mentaler Ebene ist Pitta unsere **Schaffenskraft und Intelligenz.**

Kapha – das Prinzip von Stabilität & Struktur

Hauptelemente: Erde und Wasser

Das Kapha-Dosha steht für Stabilität, Struktur und Feuchtigkeit, was sich im Körper in unserem **Bindegewebe und unseren Zellflüssigkeiten** ausdrückt. Kapha erhält auch die Funktion unserer Gelenke und des Immunsystems. Auf mentaler Ebene steht Kapha für **Mitgefühl und Zufriedenheit.**

Ayurveda-Konstitutionstypen

Unsere Ayurveda-Konstitution bzw. „Prakruti" ist definiert durch die Zusammensetzung der drei Doshas. Diese variiert von Mensch zu Mensch. Es werden sieben Typen unterschieden: drei Mono-Konstitutionstypen und vier Mischtypen. Das Vorherrschen von einem oder zwei Doshas beschreibt lediglich, dass manche Eigenschaften dominanter sind als andere. Auch bei Mono-Konstitutionstypen ist es wichtig zu verstehen, dass immer alle Doshas im Körper wirken. Mittlerweile wurden sogar umfassende Studien veröffentlicht, welche die Existenz der Dosha-Typen auf genetischer Ebene mit modernen Analysetechniken nachgewiesen haben.[55]

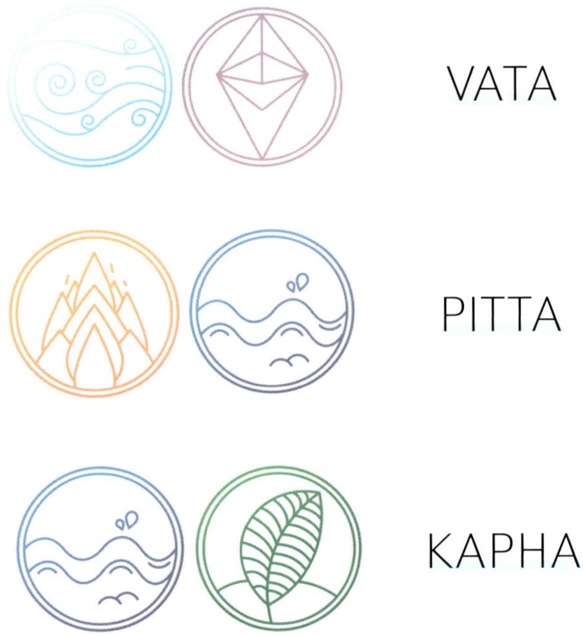

DIE TYPEN IM ÜBERBLICK

Der Vata-Typ

Vata steht für alles, was mit **Bewegung im Organismus** zu tun hat. Auch Prana wird von Vata reguliert. Vata-Qualitäten sind Freude und Kreativität, auch die Sprache ist eine Funktion von Vata.

> **Körperliche Merkmale:** Der Vata-Typ hat einen leichten, feingliedrigen und flexiblen Körperbau. Er friert leicht, neigt zu trockener Haut und hat einen wechselhaften Appetit. Daher leidet er auch oft unter Verdauungsproblemen wie Verstopfung oder einer schlechten Aufnahme der Nährstoffe über die Darmwand (Malabsorption). Häufig geht ein schwächeres Immunsystem mit einer Vata-Konstitution einher. Im Sommer ist der Vata-Typ in seinem Element: Er wird schnell braun und liebt Sonne und Hitze.

> **Persönlichkeitsmerkmale:** Der Vata-Typ ist kreativ, fantasievoll und für Neues zu begeistern, aber oft auch sprunghaft und unzuverlässig. Er handelt rasch, ohne nachzudenken. Er reist gerne, und da er sich schnell langweilt, liebt er Veränderung und sitzt nicht gerne untätig herum. Aus dem Gleichgewicht geraten, neigt er zu Sorgen und Angst. Auch Gefühle der Leere und Einsamkeit treten häufig auf. Es fällt ihm schwer, Gedanken zur Ruhe kommen zu lassen. Er hat einen sehr leichten Schlaf, leidet häufig unter Schlafstörungen und fühlt sich oft morgens nicht ausgeruht. Schlafwandeln, im Schlaf reden und Zähneknirschen sind typisch.

Vata-Merkmale – ein Überblick

- Trockenheit der Haut, der Haare und des Darms
- leichter Körperbau und Schlaf
- kalte Hände und Füße
- raue Haut, Haare und Nägel
- knackende Gelenke
- sehr empfindsam, Neigung zu Angstgefühlen, leichtes Zittern
- schnelles Gehen, Reden, Bewegen
- hellsichtig, klarer Verstand, aber manchmal mit dem „Kopf in den Wolken", vergisst schnell

Der Pitta-Typ

Das Pitta-Dosha ist geprägt von den Elementen Feuer und Wasser, wobei die Qualitäten des Feuers vorherrschen. Pitta reguliert v. a. **Stoffwechsel, Körpertemperatur und Hormonhaushalt.**

Körperliche Merkmale: Der Pitta-Typ hat einen mittleren Körperbau mit stabilem Gewicht. Da das Pitta-Dosha das Feuerprinzip im Körper vertritt, schwitzt dieser Typ leicht, und es ist ihm eher zu warm als zu kalt, daher bevorzugt er eine kühle Umgebung. Augen und Haut des Pitta-Typs sind lichtempfindlich und neigen zu Rötungen. Häufig hat der Pitta-Mensch viele Muttermale. Da Pitta auch für das Verdauungsfeuer und Stoffwechsel verantwortlich ist, hat er meist großen Durst, starken Appetit und lässt ungern Mahlzeiten aus.

Persönlichkeitsmerkmale: Pitta steht auch für analytisches Denken und einen scharfen Verstand. Dieser Typ kann sich gut konzentrieren und lernen, ist zielstrebig, sehr diszipliniert und gut in Führungspositionen. Auf der anderen Seite neigt er aber dazu, sich schnell aufzuregen oder perfektionistisch und überkritisch zu sein. Sein hitziger Kopf kann früh ergrauen, und es kommt zu Haarausfall. Sein Schlaf ist leicht, aber gut, und er träumt oft sehr intensiv und lebhaft.

Pitta-Merkmale – ein Überblick

- starkes Verdauungsfeuer (siehe S. 89), starker Appetit
- hohe Körpertemperatur, hitzeempfindlich
- durchdringender Blick, scharfer Verstand, markante Gesichtszüge
- leichte bis mittlere Statur
- verträgt kein helles Licht
- neigt zu Durchfall und Ausschlag
- schwitzt schnell und hat viel Durst
- ölige Haut und Haare
- zielstrebig und strukturiert

Der Kapha-Typ

Das Kapha-Dosha vereint die Elemente Wasser und Erde. Typische Kapha-Qualitäten sind: schwer, weich, langsam, dicht und kalt. Kapha reguliert die **Festigkeit der Körperstrukturen und die Körperflüssigkeiten.**

Körperliche Merkmale: Das Kapha-Dosha drückt sich in einer blassen Hautfarbe aus. Der Kapha-Typ besitzt zudem eine starke und große Statur sowie große Augen mit dichten Wimpern, schöne Zähne, geschmeidige Haut und dichtes Haar. Der Kapha-Mensch hat einen regelmäßigen Appetit und isst gerne, v. a. Süßes. Es fällt ihm jedoch auch nicht schwer, Mahlzeiten ausfallen zu lassen. Er nimmt aufgrund seines langsamen Stoffwechsels leicht zu und neigt, wenn er aus der Balance gerät, zu Übergewicht. Außerdem kommt es häufig zu Wasseransammlungen im Körper. Dank der starken Konstitution erfreut der Kapha-Typ sich aber guter Gesundheit und Langlebigkeit.

Persönlichkeitsmerkmale: Der Kapha-Typ hat ein sehr gutes Langzeitgedächtnis und ein ruhiges, liebevolles, mitfühlendes und stabiles Wesen. Gerät Kapha aus dem Gleichgewicht, können jedoch auch Gier, Anhaftung (nicht loslassen können) und Trägheit auftreten. Der Kapha-Mensch träumt von der Natur sowie ruhigen oder romantischen Dingen. Er hat einen festen Schlaf und schläft gerne lange und viel.

Kapha-Merkmale – ein Überblick

- geerdet, große Knochen und Muskeln
- neigt zu Gewichtszunahme
- langsam im Gehen, Sprechen und in der Gestik
- langsame Verdauung und langsamer Stoffwechsel
- kalte, klamme oder glatte, weiche Haut
- dicke Haare, kräftige Nägel
- neigt zu häufigen Erkältungen und Verschleimung der Atemwege
- strahlt Weichheit und Freundlichkeit aus
- fürsorglich, geduldig, liebevoll und mitfühlend, sanftes Gemüt
- liebt ruhige Aktivitäten

Der Pitta-Vata-Typ

Vata gepaart mit Pitta, Luft mit Feuer, ergibt ein Feuerwerk der Aktivität. Der Pitta-Vata-Typ ist sensibel, intelligent und vereint die Kreativität von Vata mit dem Umsetzungsvermögen von Pitta. Er liebt die Wärme, meidet jedoch große Hitze. Dank des Pitta-Anteils hat er einen guten Appetit und isst gerne große Mengen, kann diese aber aufgrund des Vata-Anteils nur schlecht verdauen. Der Pitta-Vata-Typ braucht v. a. Erdung und Stabilität. Unter Stress kann sich Angst mit Wut abwechseln. Eine innere Zerrissenheit entsteht häufig durch das Bedürfnis von Pitta, eine Führungsrolle einzunehmen, und die Selbstzweifel und Ängste von Vata, nicht geeignet dafür zu sein.

Der Pitta-Kapha-Typ

Die Pitta-Kapha-Konstitution ist ausgeglichener als die beiden anderen dualen Konstitutionen. Diese Kombination der Doshas vereint die Stabilität und Ruhe von Kapha mit der Aktivität und Effektivität von Pitta. Der Pitta-Kapha-Typ ist meist sehr erfolgreich, sozial, engagiert und liebevoll. Der aktive Stoffwechsel und das hitzige Temperament von Pitta werden durch den schweren Körperbau und das ruhige Gemüt von Kapha ausgeglichen. Der Pitta-Kapha-Mensch erfreut sich guter Gesundheit. Die einzige Schattenseite ist die in beiden Doshas vorhandene ölige und flüssige Komponente. Diese macht sich zum einen körperlich bemerkbar (z. B. in Form von öliger Haut), zum anderen sorgt sie dafür, dass jegliche (konstruktive) Kritik und auch gutgemeinte Ratschläge an der selbstsicheren Art des Pitta-Kapha-Typen abprallen.

Der Vata-Kapha-Typ

Vata und Kapha vereinen sehr gegensätzliche Eigenschaften. Gemeinsam ist ihnen jedoch die kalte Qualität. Daher braucht der Vata-Kapha-Typ viel Wärme, sowohl auf körperlicher als auch auf emotionaler Ebene. Fehlende Wärme manifestiert sich häufig in Verdauungsbeschwerden wie Verstopfung sowie Erkältungen. Der Vata-Kapha-Mensch ist liebevoll und setzt sich mit ganzem Herzen für Dinge ein. Er arbeitet gern in pflegenden und heilenden Berufen, wobei er sich leicht übernimmt. Seine Statur ist meistens groß, mit einem mittleren Körperbau. Das zurückgezogene, emotional tiefgründige Kapha versteckt sich häufig hinter dem aktiven und gesprächigen Vata.

Der Tridosha-Typ

Den Tridosha-Typ, also einen Menschen, der alle drei Doshas in einer (fast) gleich starken Ausprägung vereint, gibt es nur sehr selten. Er ist mit einer sehr hohen Widerstandskraft und guten Gesundheit sowie einem natürlichen inneren Gleichgewicht ausgestattet. Er hat einen mittleren, wohlproportionierten Körperbau und ist grundsätzlich wenig empfindlich gegenüber Wetter- und Klimaeinflüssen. Meist zeichnen ihn eine lebensfrohe und vitale Ausstrahlung und mentale Stabilität aus. Er ist flexibel, unkompliziert und umgänglich – innere und äußere Konflikte treten selten auf.

Welcher Typ bin ich?

Die Monotypen Vata, Pitta und Kapha erkennen sich in den Beschreibungen meist leicht wieder. Da Doshas bei den Mischtypen in der Kombination aber sehr verschieden ausgeprägt sein können, ist es oft schwer, sich selbst zu identifizieren. Einen Konstitutionstest kannst du auf meiner Webseite unter **daniaschumann.com** machen. Für eine genaue Analyse solltest du jedoch einen Experten hinzuziehen.

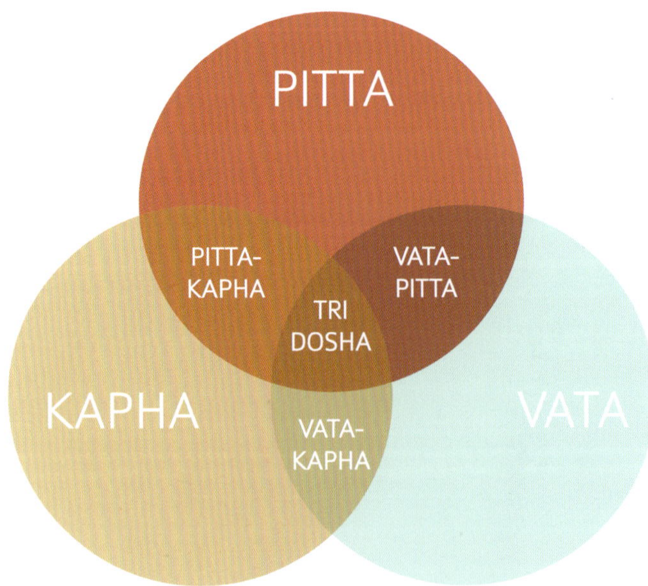

WAS SAGT DIR DEIN KONSTITUTIONSTYP?

Dein Konstitutionstyp verrät dir, welche Dinge bei dir schneller aus dem Gleichgewicht geraten und was du tun kannst, um dich rundum wohl in deiner Haut zu fühlen. So kannst du deine Ernährung, deinen Tagesablauf, die Schlafgewohnheiten und sogar die Bewegung und im Yoga die Asana und Meditation individuell anpassen. Deinen Ayurveda-Konstitutionstypen zu kennen, ist die Voraussetzung, um dein individuelles Gleichgewicht herzustellen oder aufrechterhalten zu können.

Ein Beispiel: Als Pitta-Typ hast du vielleicht eine Vorliebe für scharfes Essen und findest es lecker. Nun ist es aber so, dass die Schärfe dein ohnehin starkes Pitta-Dosha noch verstärkt. Triffst du mehrere Pitta verstärkende Entscheidungen, wird diese Energie schnell deutlich dominanter. Dieses Ungleichgewicht kann zu verschiedenen gesundheitlichen Problemen führen, die sich mit den für deinen Ayurveda-Konstitutionstyp passenden Lebensmitteln und Gewohnheiten einfach vermeiden ließen.

Die Einteilung in die Konstitutionen ist zwar zur Vereinfachung gedacht, jedoch nicht simpel. Kein Mensch gleicht dem anderen, selbst wenn sie die gleiche Ayurveda-Konstitution haben.

Die ursprüngliche Konstitution kann durch Lebensstil, falsche Ernährung und Krankheit überdeckt werden. Obwohl die Grundkonstitution genetisch festgelegt ist und sich nicht ändert, geraten die Doshas dann aus dem Gleichgewicht. Diese Veränderung der Doshas im Körper nennt sich „Vikruti“ und bezeichnet ein Ungleichgewicht, das nicht mehr mit der natürlichen Konstitution harmoniert. Wollen wir wieder Balance herstellen, ist es wichtig, „Vikruti“ zu behandeln. Dazu müssen „Pakruti“, unsere darunterliegende Konstitution sowie die Einflüsse von außen in der Behandlung berücksichtigt werden. Nur so kann eine Therapie mit möglichst wenigen Nebenwirkungen erfolgen.

> Ohne den Glauben an unsere *Einzigartigkeit* fehlt uns der Schlüssel zur Tür unseres *Selbstbewusstseins*.
>
> Ernst Ferstl

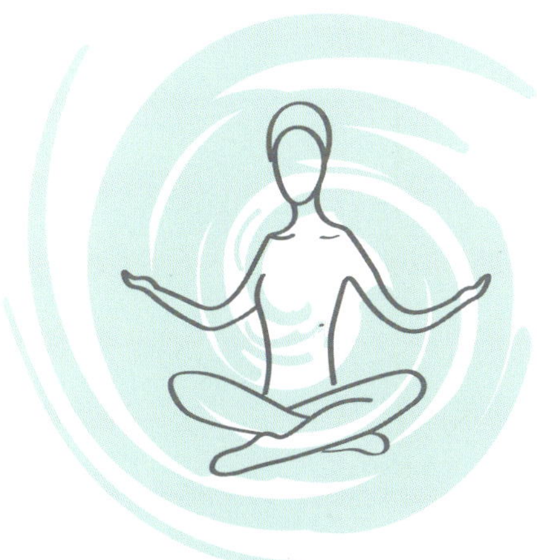

VATA

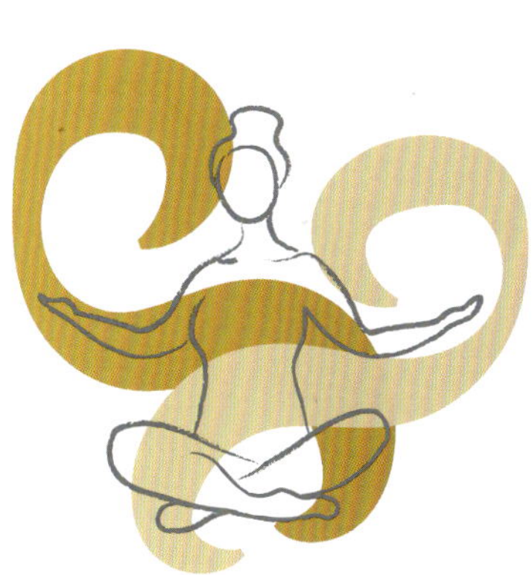

KAPHA

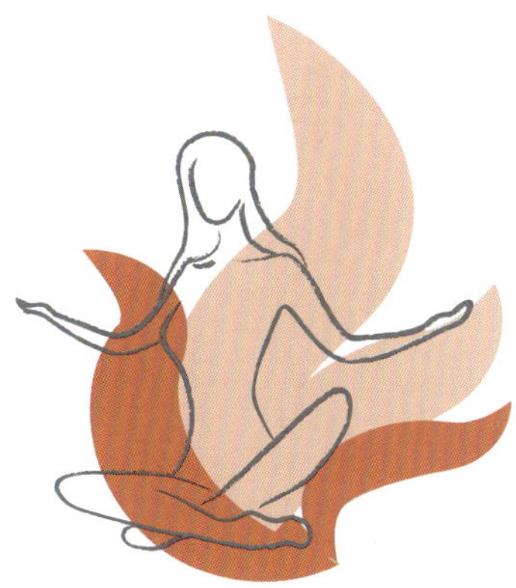

PITTA

Intuitive Ayurveda-Ernährung

Ob deine Ernährung zu dir passt, ist entscheidend dafür, wie du dich fühlst. Ayurveda bietet ganz gezielte Ernährungsratschläge, die auf dich und deinen Körper abgestimmt sind. Diese Empfehlungen sind aber immer nur Richtlinien, denn auch zwei Menschen, bei denen z. B. das Vata-Dosha vorherrscht, können immer noch sehr verschieden sein.

Die Medizin weiß mittlerweile, dass Medikamente je nach unserem genetischen Profil unterschiedlich verstoffwechselt werden. Und genauso ist es auch mit Lebensmitteln. Viele Verdauungsprobleme und Stoffwechselstörungen entstehen durch eine Ernährung, die nicht auf deinen Körper und deine individuelle Konstitution abgestimmt ist. Eine zentrale Rolle spielt dabei die Verdaulichkeit der einzelnen Lebensmittel. Welche Lebensmittel du wie gut verdaust, hängt unter anderem von deiner individuellen Ayurveda-Konstitution ab.

Erinnerst du dich an meine Erfahrung mit dem „one-apple-a-day", der sich täglich mit Murren durch meinen Verdauungstrakt quälte (siehe S. 62)? Auch wenn ich intuitiv gespürt habe, dass der rohe Apfel mir nicht guttat, hat mein Kopf meinem Bauch nicht vertraut. Durch den ayurvedischen Rat für Vata-Typen, den Apfel mit etwas Zimt zu dünsten, wurde er auf einmal bekömmlich für mich. Ich habe durch das Ausprobieren von verschiedenen Ayurveda-Empfehlungen immer mehr ein Gespür dafür bekommen, was mir guttut. Dadurch habe ich auch gemerkt, dass ich meinem Körper und meiner Intuition vertrauen kann und Ayurveda mir darüber hinaus mit verschiedenen Lösungsansätzen zur Seite steht. Klug an deinen Alltag angepasst, ist integrative Ayurveda-Ernährung ein Schlüssel zu mehr Wohlbefinden und einer intuitiven Beziehung zum Essen.

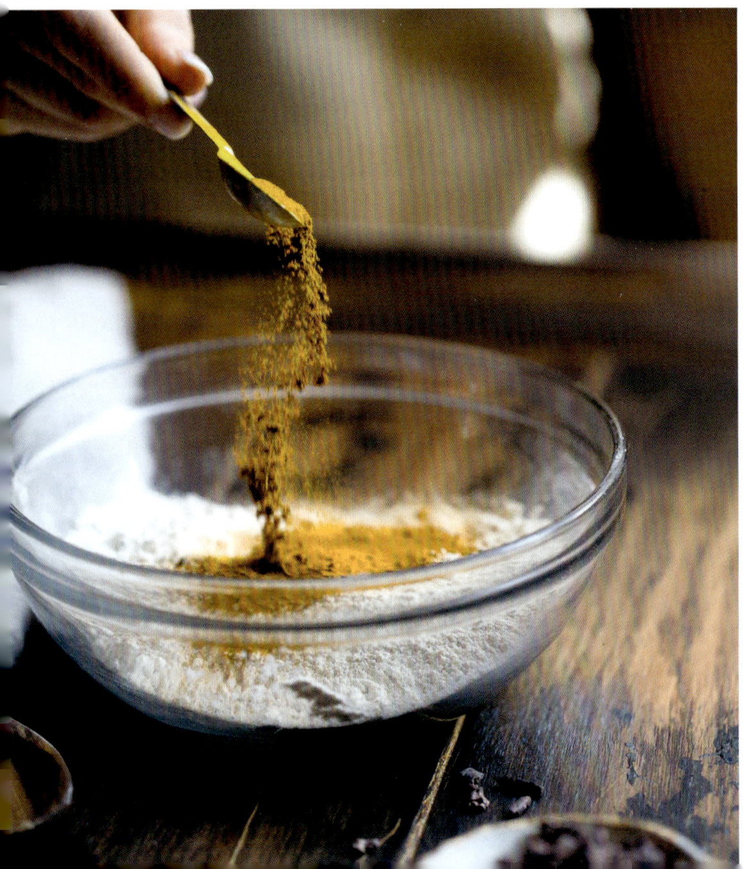

Integrative Ayurveda-Ernährung

Obwohl ich mich nach und nach immer mehr auf meine Intuition verlassen habe, ist mein ernährungswissenschaftliches Wissen nicht weniger wichtig für mich geworden: Ratio und Intuition sind dabei die zwei Seiten der Medaille. Mein Ernährungsmodell bezeichne ich daher als integrative Ayurveda-Ernährung. Sie kombiniert modernes ernährungswissenschaftliches Wissen über die Auswirkungen der Lebensmittel auf deine Gesundheit mit der traditionellen indischen Heilkunst und lehrt dich, deiner eigenen Intuition zu vertrauen.

ISS, WAS DICH INS GLEICHGEWICHT BRINGT

Lebensmittel bestehen nicht nur aus Mikro- und Makronährstoffen. Laut Ayurveda hat jedes Lebensmittel eine einzigartige Kombination aus Eigenschaften und Funktionen. Es reicht also nicht aus, nur auf die Nährstoffprofile zu achten. Vielmehr benötigt jeder von uns eine individuell angepasste Auswahl an Lebensmitteln und Ernährungsgewohnheiten.

In der ayurvedischen Ernährungslehre bilden die fünf Elemente auch die Grundlage für die Bewertung von Nahrungsmitteln hinsichtlich ihrer Wirkung auf unseren Körper und unser Befinden. Die fünf Elemente der Nahrung lassen sich auch in Verbindung zu den Chakren (siehe S. 48) setzen: Das Erdelement ist verbunden mit dem „Mooladhara"-Chakra, Wasser mit „Swadhisthana", Feuer mit „Manipura", Luft gehört zu „Anahat" und Äther zu „Vishuddhi". Somit können wir über die Nahrungsmittel auch die Chakren mit ihren entsprechenden Themen ansprechen.

DU BIST, WAS DU VERDAUST

Im Ayurveda heißt es nicht nur „du bist, was du isst", sondern v. a. „du bist, was du verdaust". Wir können die nährstoffreichste Nahrung essen, wenn wir sie nicht aufnehmen können, hilft uns das reichlich wenig. Ich habe selbst diese Erfahrung gemacht und sehe es auch bei vielen meiner Klientinnen. Die Ernährung scheint auf den ersten Blick gesund und ausgewogen zu sein, aber trotzdem treten regelmäßig Völlegefühle, Blähungen oder andere Verdauungsbeschwerden und in einigen Fällen auch Mangelzustände auf. Das liegt daran, dass die Verdauung nicht gut funktioniert.

DAS VERDAUUNGSFEUER

Im Ayurveda gibt es das Prinzip des Verdauungsfeuers im Körper, genannt „Agni". Das ist das Feuerelement, das alle Umwandlungen im Körper steuert und sich in Körpertemperatur, Verdauungsenzymen und allen metabolischen Vorgängen manifestiert. „Agni" sorgt dafür, dass wir unsere Nahrung verdauen können, es sorgt für die Reifung der Körpergewebe, und es verdaut auch alle Eindrücke, Gedanken und Emotionen. Es ist die Hauptquelle des Lebens, denn nur wenn es gut brennt, können wir ein gesundes Leben führen. Daher ist „Agni" der zentrale Punkt der ayurvedischen Medizin, die davon ausgeht, dass jede Krankheit ihre Ursache in einer Störung von „Agni" hat.

Agni – ein Überblick

- ist eine biologische Energie, die den Stoffwechsel regiert
- kann mit Verdauungsenzymen und Verstoffwechselung unserer Nahrung gleichgesetzt werden
- übernimmt über das Darmmikrobiom wichtige Funktionen für unser Immunsystem und die Gesundheit
- ist verantwortlich für Körpertemperatur und Sehstärke
- ist zuständig für die Verarbeitung („Verdauung") von Informationen und Emotionen

Klingt das irgendwie bekannt? Könnte es nach all dem, was wir über unser Mikrobiom und den Stoffwechsel bereits gehört haben, sein, dass Agni nur ein anderer Begriff für das Zusammenwirken von Mikrobiom, Stoffwechsel und Gehirnfunktion ist?

Viele verschiedene Enzyme und Stoffwechselprozesse sind an unserer Verdauung beteiligt, und Ayurveda verwendet den Begriff „Agni", um dies zu beschreiben. Ohne dieses könnten wir weder Nahrung noch Sinneserfahrungen verarbeiten. Schauen wir uns ayurvedische Texte an, dann sehen wir, dass vor über 5000 Jahren bereits mentale Störungen über den Darm behandelt wurden. Interessanterweise gibt es auch in unserem Sprachgebrauch eine Verknüpfung von Nahrung oder Emotionen mit dem Element Feuer: Wir sagen, dass wir Kalorien „verbrennen", vor Wut „kochen" oder dass wir ein schockierendes Ereignis erst einmal „verdauen" müssen.

Geschmackssache

Essen soll nicht nur gesund sein, sondern auch schmecken, denn nur dann macht es auch zufrieden. Der Geschmack beeinflusst deine Doshas, und Cravings nach bestimmten Geschmacksrichtungen können dir viel über den aktuellen Zustand dieser sagen. In der ayurvedischen Ernährung gilt als Voraussetzung für eine richtige Sättigung, dass jede Mahlzeit alle Geschmacksrichtungen enthält. Ansonsten sind Heißhungerattacken und latente Unzufriedenheit die Folge, und Cravings entstehen.
In unserer westlichen Welt kannte man lange Zeit nur fünf Geschmacksrichtungen: süß, sauer, salzig, bitter und umami (herzhaft). Mittlerweile wird auch fettig als ein Geschmack diskutiert (oleogustas). Die sechs traditionellen Geschmacksrichtungen („Rasa") im Ayurveda sind:

- süß („Madhura")
- sauer („Amla")
- salzig („Lavana")
- scharf („Katu")
- bitter („Tikta")
- herb/zusammenziehend („Kashaya")

Um ihre Relevanz zu verstehen, lohnt sich ein Blick auf die Funktionsweise des Geschmacksinns: Die Geschmacksknospen nehmen zunächst die einzelnen Geschmacksrichtungen auf der Zunge wahr, dann senden sie dem Gehirn ein entsprechendes Signal. Nachdem das Gehirn verarbeitet hat, welches Lebensmittel mit welchen Eigenschaften zu erwarten ist, bereitet es unsere Verdauung darauf vor.[56]

VIPAKA – GESCHMACK NACH DER VERDAUUNG

Genau wegen dieser Verbindung von Geschmack, Gehirn und Verdauung sollten wir uns für unser Essen Zeit nehmen. Neben dem Geschmack, den du beim Essen aktiv schmeckst, kennt die ayurvedische Ernährung auch den Geschmack nach der Verdauung („Vipaka"). „Vipaka" bestimmt mit darüber, wie sich ein Lebensmittel auf die Balance deiner Doshas auswirkt. Anders als die Geschmacksrichtungen, die Zunge und Gehirn erfassen, kennt „Vipaka" nur süß, sauer und scharf.

Die Wahrnehmung dieser drei Geschmacksrichtungen findet auf der subtilen Körperebene statt und beschreibt den Einfluss, den das bereits verdaute Lebensmittel auf dein Gewebe hat. Dabei kann sich „Vipaka"durchaus vom Zungengeschmack unterscheiden. So hat Zimt einen scharf-herben Geschmack auf der Zunge, der „Vipaka" ist aber süß. Deswegen solltest du auch immer nachspüren, welche Wirkung ein Lebensmittel nach der Verdauung auf dich hat.

WIRKUNG DER GESCHMACKSRICHTUNGEN

Die Ayurveda-Ernährung ordnet die Geschmacksrichtungen und ihre Eigenschaften den fünf Elementen Raum, Luft, Feuer, Wasser und Erde zu. Je nachdem, welche Eigenschaften ein Lebensmittel vereint, hat es eine verstärkende oder besänftigende Wirkung auf die Doshas:

Der **süße Geschmack** betont die Elemente Erde und Wasser und ist besänftigend, kühlend und erdend. Er ist in kohlenhydratreichen Lebensmitteln wie Brot, Teigwaren, Reis, Früchten und Süßungsmitteln enthalten.
Tipp: Wähle Kohlenhydratquellen, die viele Ballaststoffe enthalten, dadurch steigt der Blutzucker weniger an.

Der **saure Geschmack** enthält vermehrt die Elemente Erde und Feuer und wirkt erhitzend und verdauungsfördernd. Insbesondere Zitrusfrüchte, Beeren, Essig, Tomaten und fermentierte Lebensmittel beinhalten den sauren Geschmack.
Tipp: Warmes Wasser, mit Zitronensaft am Morgen getrunken, fördert den Stoffwechsel.

Der **salzige Geschmack** wird von den Elementen Wasser und Feuer dominiert und wirkt ebenfalls erhitzend und verdauungsfördernd. Salz spielt eine wichtige Rolle in unserem Elektrolytgleichgewicht. Salzige Lebensmittel sind Algen, Meeresfrüchte und Seefische.
Tipp: Im Ayurveda wird Steinsalz empfohlen, da es eine mildere Wirkung auf die Doshas hat und neben Natriumchlorid weitere Mineralien enthält.

Der **scharfe Geschmack** enthält besonders viel Feuer und Luft. Lebensmittel, die reich an bestimmten sekundären Pflanzenstoffen sind, haben eine scharfe Wirkung. Dazu gehören Rettich, Senf, Knoblauch, Chili, Ingwer, Zwiebeln und Pfeffer. Sie heizen der Verdauung ein und wirken schleimlösend und antibakteriell.
Tipp: Meide den scharfen Geschmack bei Sodbrennen, Durchfall, Hitzewallungen, Schlaflosigkeit sowie bei Erschöpfung oder hitzigen Emotionen.

Der **bittere Geschmack** enthält besonders viel von den Elementen Luft und Raum und hat dadurch eine leichte, kühle und trockene Wirkung. Bitterstoffe regen die Verdauung sowie Leber und Galle an und sind z. B. in Lebensmitteln wie Chicorée, Radicchio, Kurkuma, Löwenzahn, Kaffee, Tee und dunkler Schokolade enthalten.
Tipp: Bitterstoffe eignen sich, um Schweregefühle nach dem Essen zu mindern und die Fettverbrennung anzuregen.

Der **herbe Geschmack** besteht aus Luft und Erde mit kühlen und trockenen Eigenschaften. Hast du schon mal in eine unreife Banane gebissen? Dann kennst du die zusammenziehende Wirkung, die durch bestimmte sekundäre Pflanzenstoffe hervorgerufen wird. Diese haben einen antioxidativen Effekt und setzen sich u. a. gegen schädliche Viren, Bakterien und Pilze zur Wehr. Beispiele sind Kichererbsen, grüne Bohnen, Linsen, Granatäpfel und viele Gewürze.
Tipp: Da der herbe Geschmack sehr trocknend wirkt, kannst du diese Lebensmittel mit etwas Fett kombinieren.

Gut zu wissen

Geruchssinn und Geschmackssinn sind eng miteinander verbunden – ist der Geruchssinn beeinträchtigt, fehlt es uns an Geschmack und damit am Genuss. Wenn du Schwierigkeiten hast, dein Essen gut zu schmecken, empfehle ich dir, deine Zunge jeden Morgen mit einem Zungenschaber zu säubern. Eine regelmäßige Nasenspülung, am besten morgens auf nüchternen Magen, hilft ebenfalls. Du kannst sie einfach mit einem Nasenspülkännchen und warmem Salzwasser durchführen.

GESCHMACK UND DOSHA

Jeder Geschmack hat eine wichtige Funktion und sollte in deine Ernährung integriert werden. Die ideale Gewichtung der Geschmacksrichtungen ist aber unterschiedlich. Falls deine Doshas gut ausbalanciert sind, kannst du deinem Appetit vertrauen.

Leider funktioniert das auch anders herum: Sind deine Energien unausgeglichen, ist die Wahrscheinlichkeit hoch, dass du genau zu den Lebensmitteln greifst, die das bereits dominierende Dosha noch verstärken. Heißhunger auf Fast Food, Frittiertes oder Süßes sind die Folge. Welcher Geschmack vermehrt zu dir passt, hängt also immer auch vom Gleichgewicht deiner Doshas ab.

Dennoch lassen sich folgende Grundempfehlungen geben:

- Vata: süß, sauer und salzig
- Pitta: süß, bitter, zusammenziehend
- Kapha: scharf, bitter, zusammenziehend

Geschmack und Wirkung

Wenn du verstehen möchtest, wie eine Mahlzeit auf dich wirkt, analysiere ihre Geschmacksrichtungen:

1. Welcher Geschmack ist vorherrschend?
2. Welche Eigenschaften hat der vorherrschende Geschmack?
3. Sind alle Geschmacksrichtungen vertreten? Falls nein, welche fehlt? Kannst du sie ergänzen?
4. Passt diese Geschmackskonstellation zu deinem Konstitutionstyp?

Die Wahl des richtigen *Geschmacks* ist ein entscheidender Schritt auf deinem Weg zu mehr *Wohlbefinden* und intuitivem Essen.

Regeln ayurvedischer Ernährung

Regeln? Du fragst dich jetzt sicher, was das mit Intuition zu tun hat? Angst vor Regeln ist wohl die häufigste Reaktion, wenn es um die Ayurveda-Ernährung geht. Auf den ersten Blick mag Ayurveda tatsächlich wie ein Regelsystem aussehen. Die Intention dahinter ist aber eine ganz andere: Ayurveda soll dir einen Rahmen geben und dich für deine Erfahrungen und deine individuelle Wahrheit sensibilisieren. Es ist kein rigides Regelsystem. Meist ist es unser Geist, der daraus ein solches Konstrukt macht. Bei genauem Hinsehen bestätigt uns Ayurveda nur unsere eigene Intuition und hilft uns, dahin zurückzufinden.

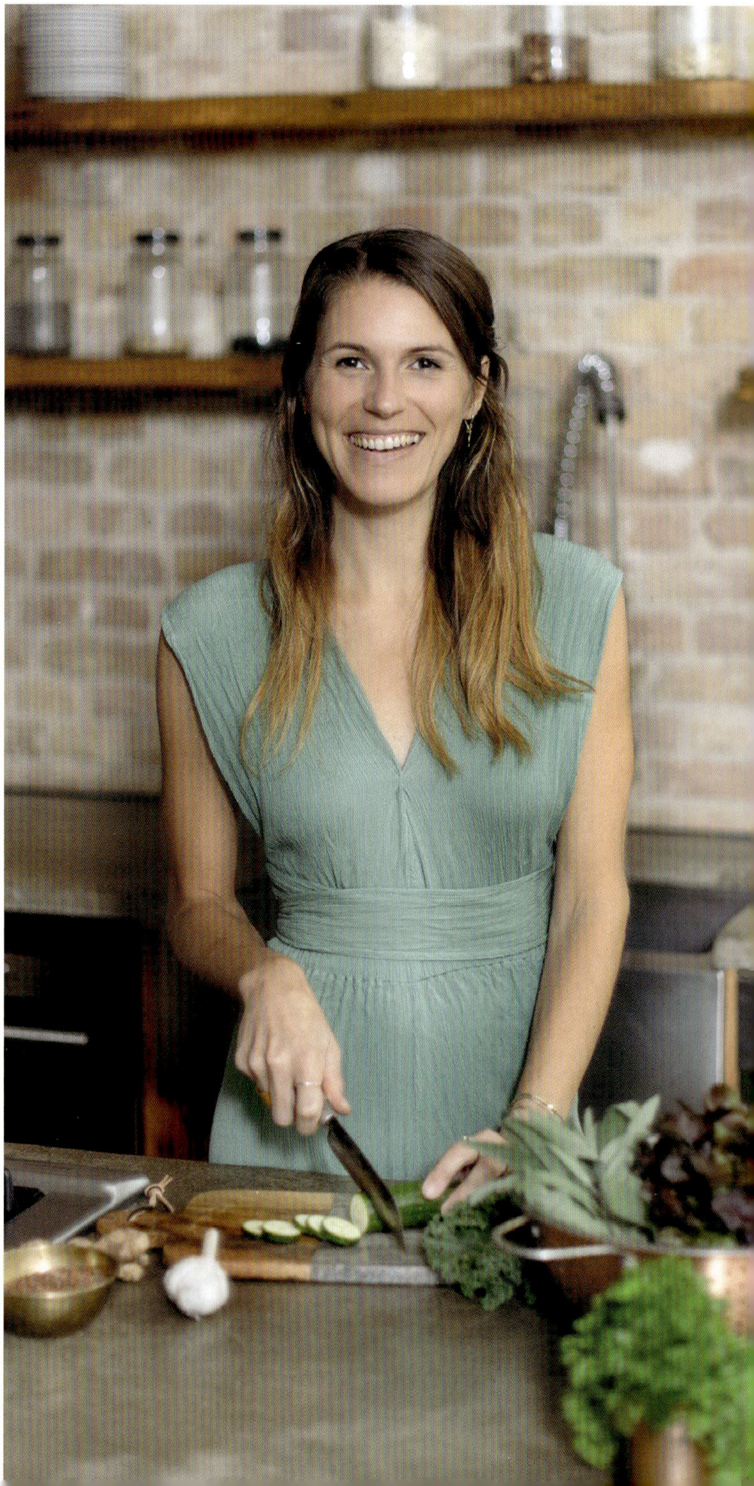

Gerne vergessen wir, dass wir bereits einer viel größeren Zahl von Regeln folgen, als die Ayurveda-Ernährung uns vorschlägt. Diese Regeln sind bereits so kultiviert und zur Gewohnheit geworden, dass wir uns ihrer nicht mehr bewusst sind. Wer sagt z. B., dass Müsli oder Brötchen zum Frühstück normal sind? Wärst du in Asien aufgewachsen, wäre es für dich Alltag, Suppe oder Reis zum Frühstück zu essen. Wir hinterfragen unsere automatisierten Gewohnheiten jedoch selten. Dabei sind diese das Hindernis auf dem Weg zu intuitivem Essen.

10 TIPPS FÜR DEINEN ALLTAG

Wissenschaft und Verhaltensforschung zeigen immer deutlicher: Je mehr Strukturen wir in bestimmte Bereiche bringen, ohne Dogmen zu erliegen, desto mehr Freiheit gewinnen wir. Denn ständig Entscheidungen zu treffen, kostet uns viel Energie. Mit den folgenden einfachen Tipps schaffst du den perfekten Einstieg in deine Ayurveda-Ernährung. Versuche, sie Schritt für Schritt in deinen Alltag zu integrieren.

Und wenn dir etwas einmal nicht gelingt: Verurteile dich nicht! Eine Ernährungsumstellung ist ein Prozess, in dem du neu lernst, dich mit dir und deinen Bedürfnissen zu verbinden. Gib dir die Zeit, die du brauchst, und iss auch ab und zu einfach mal, worauf du Lust hast. Nimm die folgenden zehn Ratschläge als eine Guideline. Probiere dich nach und nach aus und schau, ob du einen Unterschied feststellst.

1. ISS REGELMÄSSIG UND ACHTE AUF DEINEN HUNGER

Routine ist der Schlüssel für eine gute Verdauung. Häufiges Snacken jedoch bringt sie und deinen Insulinspiegel durcheinander. Iss deshalb regelmäßig und höre auf, wenn du satt, aber noch nicht voll bist. Du kannst eine Mahlzeit bewusst auslassen, wenn du unter Appetitlosigkeit und Völlegefühl leidest. Wenn du hingegen wirklich Hunger hast, gönn dir eine Zwischenmahlzeit.

2. TRINKE ZU DEN MAHLZEITEN NICHTS ODER NUR WENIG

Große Mengen Flüssigkeit während der Mahlzeiten verdünnen deine Verdauungssäfte. Die Nahrung kann dann nicht mehr richtig aufgespalten werden. Das ist wie Wasser aufs Feuer gießen, bevor du grillen möchtest. Am besten du trinkst eine halbe Stunde vor und nach dem Essen nichts. Wenn du während des Essens doch etwas zu trinken brauchst, dann trink kleine Schlucke warmes Wasser, aber nicht mehr als ein kleines Glas davon.

3. ACHTE AUF DIE RICHTIGE TRINKTEMPERATUR

Trinke Wasser und Tee warm oder mit Raumtemperatur. Eiskalte Getränke verlangsamen nicht nur deine Verdauung, sondern können auch zu Gewichtszunahme und Magenproblemen führen.

4. ISS DICH SATT, ABER ÜBERTREIBE ES NICHT.

Fühlst du dich nach einer Mahlzeit müde, war die Menge zu groß oder das Essen zu schwer. Du hast dein Verdauungsfeuer mit „zu viel Holz" erstickt. Als Faustregel gilt: den Magen zu einem Drittel leer lassen. Mit zu wenig Essen ist allerdings auch nichts gewonnen: Ein zufriedenes Sättigungsgefühl ist wichtig für Körper und Geist. Höre deswegen genau hin. Du wirst schnell lernen, wie viel Essen du brauchst.

5. NIMM DIR ZEIT ZUM VERDAUEN

Unser Körper braucht etwa 4–5 Stunden Zeit, um eine Mahlzeit vollständig zu verdauen. Gib ihm diese Zeit, um Blähungen, Völlegefühl und Verdauungsbeschwerden zu vermeiden.

6. VERMEIDE ES, RESTE ZU ESSEN

Versuche, aufgewärmte Speisen möglichst zu meiden. Essen, das länger herumsteht, verliert Nährstoffe und enthält keine Lebenskraft (Prana) mehr. Daher kann es sein, dass Reste-Essen dich müde und träge macht. Ausnahme: Getreide wie Reis, Pasta und Co. sowie Kartoffeln der vorherigen Mahlzeit oder vom Vortag sind okay. Sie enthalten sogar mehr Ballaststoffe in Form von resistenter Stärke, nachdem sie abgekühlt sind.

7. ISS MIT LIEBE UND RUHE

Nimm dir Zeit zum Essen. Sieh, rieche, fühle und schmecke, was du isst. Genieße dein Essen mit allen Sinnen. Das Nervensystem deines Darms speichert 95 Prozent des körpereigenen Glückshormons Serotonin. Deine Einstellung zum Essen und während des Essens beeinflusst deine Verdauung massiv. Wenn du langsam isst, kannst du zudem dein Sättigungsgefühl besser wahrnehmen. Die Verdauungsenzyme, die ausgeschüttet werden, wenn das Essen im Magen-Darm-Trakt ankommt, signalisieren dem Gehirn Sättigungssignale. Diese Signale kommen jedoch erst nach etwa 20 Minuten an.[57]

8. KOMBINIERE LEBENSMITTEL SMART

Bei der Kombination von Lebensmitteln muss die Chemie stimmen. Milchprodukte und Früchte vertragen sich z. B. überhaupt nicht, während die Kombination von Reis und Linsen super ist, weil sie die Wertigkeit des Proteins steigert.

9. TRENNE TIERISCHES UND PFLANZLICHES PROTEIN

Hülsenfrüchte, Bohnen und Co. passen nicht zu Eiern, Milchprodukten oder Fleisch. Die Kombination aus tierischem und pflanzlichem Eiweiß ist Schwerstarbeit für deine Verdauung, die du ihr besser ersparen solltest. Übrigens: Für Eier in Kombination mit Fleisch oder Käse gilt das Gleiche. Auch Milch trinkst du am besten separat. Sie verträgt sich nur mit Datteln oder Reis.

10. MACHE OBST ZU EINER EIGENSTÄNDIGEN MAHLZEIT

Früchte sind sehr leicht verdaulich und passieren – separat gegessen – den Magen sehr schnell. Kombinierst du jedoch Früchte mit anderen Lebensmitteln, verbleiben sie länger im Magen und verursachen Blähungen. Eine Ausnahme bilden hier gekochte oder gedünstete Früchte.

Ernährung ist Typsache

Auch die Typenlehre ist kein dogmatisches Konstrukt und wird bei uns in der westlichen Welt häufig überbewertet. In Indien wird der Grundkonstitution weniger Gewicht beigemessen, denn jemand, der im Gleichgewicht ist, muss sich nicht detailgenau an Lebensmitteltabellen halten. Diese können dir aber helfen, wenn du nicht weißt, wo du anfangen sollst. Am wichtigsten sind jedoch deine Intuition und deine Verdauung. Daher gilt: „Agni" kommt vor der Konstitution. Wichtiger als die typgerechte Ernährung sind die zehn Regeln der Ayurveda-Ernährung (siehe S. 93) und die Mahlzeitenkombinationen. Sie sind die Grundlage, bevor es ans Individualisieren geht.

Sicherlich hast du schon einmal die Ernährungspyramide oder den Ernährungskreis der Deutschen Gesellschaft für Ernährung gesehen. Bestimmte Lebensmittelgruppen wie Getreide und Gemüse sollten bevorzugt verzehrt werden, andere wie Öle, Fleisch und Süßigkeiten weniger häufig. Ziel ist das Erreichen der empfohlenen Energie- und Nährstoffzufuhr. Dabei werden jedoch keine Lebensmittelkombinationen berücksichtigt, und es gibt auch keine individuellen Empfehlungen. Bei der Verteilung der Makronährstoffe wird empfohlen, 55 Prozent der täglichen Gesamtkalorienmenge aus Kohlenhydraten, 15 Prozent aus Eiweiß und maximal 30 Prozent aus Fett zu beziehen. Das ist ein guter Ausgangspunkt. Wenn wir uns die Dosha-Typen im Ayurveda anschauen, dann können wir das in unserer Ernährung aber noch etwas individueller anpassen.

FETT

Vata-Typen brauchen wegen ihrer Trockenheit etwas mehr Fett in der Ernährung als die anderen Typen. Eine fetthaltige Ernährung ist nur schlecht, wenn gesättigte Fette den Hauptteil daran ausmachen, keine Ballaststoffe vorkommen und gleichzeitig viel Zucker verzehrt wird.[58] Kapha- und Pitta-Typen sollten mit Fetten eher sparsam umgehen, denn beide Typen vereinen die öligen Eigenschaften ohnehin in ihrem Körper. Pitta-Typen reagieren schnell mit Entzündungsreaktionen, v. a. bei Aufnahme der Arachidonsäure. Kapha-Typen neigen schneller als die anderen beiden Typen dazu, Fett einzulagern.

> Die *Aufgabe* wechselt nicht nur von Mensch zu Mensch – abhängig von der *Einzigartigkeit* einer jeden Person, sondern auch von Stunde zu Stunde, gemäß der *Einzigartigkeit* und *Einmaligkeit* einer jeden Situation.
>
> Viktor Frankl

KOHLENHYDRATE

Vata-Typen brauchen als Basis ihrer Ernährung Kohlenhydrate und Wurzelgemüse zur Erdung und Stabilisierung des Blutzuckers. Vata benötigt die Süße für die Energie, die das sensible Nervensystem fordert. Allerdings sollte auf langkettige Kohlenhydrate, z. B. in Form von Datteln oder Vollkornkeksen ohne raffinierten Zucker, geachtet werden. Zum maßvollen Süßen eignen sich Kokosblütenzucker, Rohrohrzucker oder Sharkara, der ayurvedische Zucker aus sonnengetrocknetem Zuckerrohr.

Pitta-Typen brauchen als Basis ihrer Ernährung komplexe Kohlenhydrate und einen hohen Anteil an Ballaststoffen, um ihre starke Verdauung und den Hunger zu besänftigen. Sie benötigen durchaus auch Süßes, da sie gern sportlich aktiv sind oder viel mit dem Verstand arbeiten. Auch sie sollten aber auf nachhaltige Kohlenhydrate achten, z. B. in Form von getrockneten Feigen oder veganem Kuchen aus Süßkartoffeln oder Vollkorn.

Für Kapha-Typen ist es weniger empfehlenswert, viele Kohlenhydrate zu essen, da sie eher zu einem langsamen Stoffwechsel neigen und schneller mit erhöhtem Blutzucker reagieren. Optimal sind hingegen scharfe und trockene Lebensmittel. Als Snacks eignen sich Popcorn, Maiswaffeln oder Kürbiskerne mit Gewürzen. Statt stärkehaltigem Gemüse sollten Kapha-Typen eher versuchen, bittere und scharfe Gemüse wie Blumenkohl, Brokkoli und andere Kohlsorten sowie Rettich, Chicorée und Sellerie in ihre Ernährung zu integrieren. Honig ist trotz seiner Süße besonders gut für Kapha-Typen, die ansonsten eher auf Süßungsmittel verzichten sollten.

PROTEIN

Für die zierlichen Vata-Typen mit eher schwach ausgeprägten Muskeln ist Protein besonders wichtig. Vata-Typen vertragen allerdings nicht alle Hülsenfrüchte und sollten daher vermehrt Mungolinsen, Quinoa, Amarant, Tofu oder Nüsse als Proteinquelle bevorzugen. Auch Fisch, Eier, Fleisch und Milch sind für Vata ab und zu eine Option. Pitta-Typen sollten v. a. auf pflanzliche Proteine aus Hülsenfrüchten oder Quinoa setzen, da sie anfälliger für die entzündungsfördernden Stoffe aus Fleisch und Eiern sind als andere Typen. Kapha-Typen sollten v. a. pflanzlichen Proteinen aus Hülsenfrüchten, Sonnenblumen- und Kürbiskernen sowie Chia den Vorzug geben, da tierische Proteine für ihren Körper zu schwer und zu reichhaltig sind.

Lust auf Süßes?

Als Vata-Pitta-Typ mag ich Süßes, was früher dazu geführt hat, dass ich Schokolade tafelweise gegessen habe. Heute achte ich darauf, dass ich meinen Süßhunger beachte, aber die Süße aus natürlichen Quellen beziehe, die auch Ballaststoffe liefern und zu einem Sättigungsgefühl führen. Auch eine gute Bitterschokolade, mit hohem Kakaoanteil und mit Rohrohrzucker oder Kokosblütenzucker gesüßt, kann diese Lust stillen, und der leicht bittere Geschmack sorgt dafür, dass mir ein paar Stücke genügen. Meine Lieblingsrezepte für nachhaltige Süßigkeiten sind die Schoko-Cookies auf S. 160 und die Kichererbsen-Blondies von S. 164.

Honig – nicht erhitzen

Honig sollte niemals hoch erhitzt werden (über 40 °C), denn aus ernährungswissenschaftlicher Perspektive verliert er dadurch seine wertvollen Inhaltsstoffe, aus ayurvedischer Sicht wird er sogar toxisch. Diese extreme Aussage lässt sich jedoch auch medizinisch erklären: Wenn aus dem Honig nur die Zucker Fructose und Glucose übrigbleiben, ist es denkbar, dass er ähnliche Wirkungen wie Fructose-Glucose-Sirup hat und langfristig Stoffwechselerkrankungen begünstigen kann.

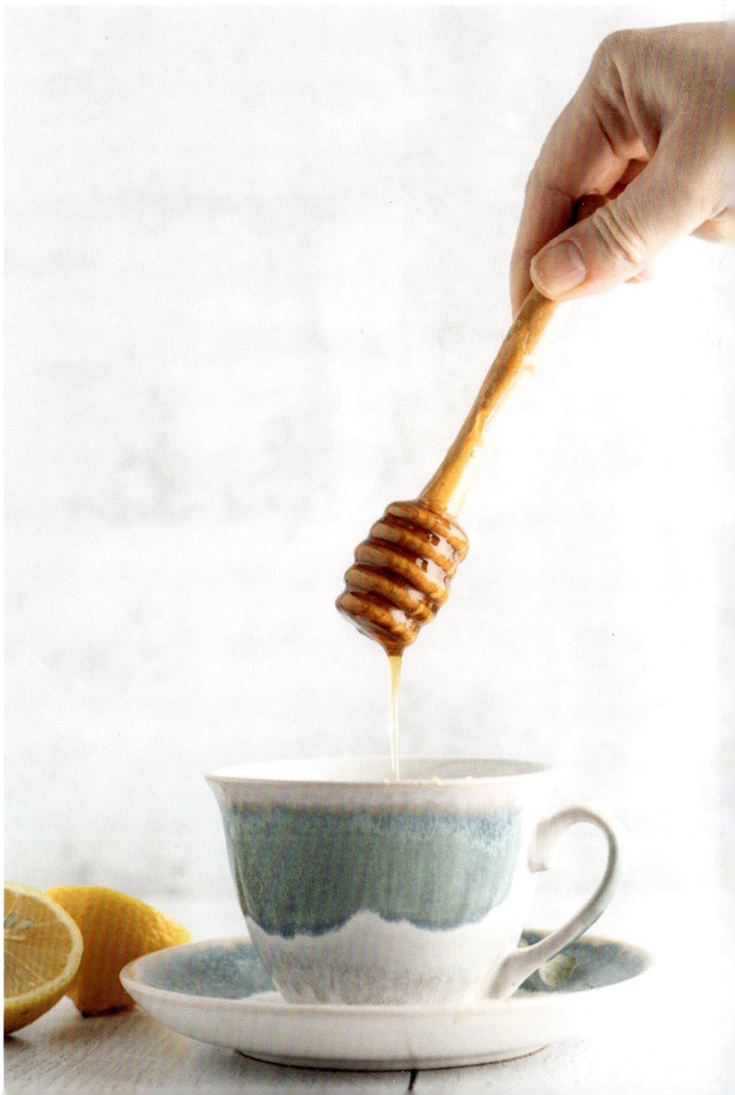

WASSER

Vata-Typen neigen schnell zu Austrocknung und müssen daher viel trinken, v. a. warme Getränke. Pitta-Typen schwitzen oft viel oder verspüren vermehrt Wärme im Körper und müssen daher ebenfalls viel trinken. Die Getränke sollten Raumtemperatur haben und nicht gekühlt sein. Kapha-Typen haben meist mehr Wasser im Körper als andere Typen und neigen schneller zu Wassereinlagerungen. Ihre Getränke sollten, wenn möglich, immer warm sein, um den Stoffwechsel zu unterstützen.

ERNÄHRUNG FÜR DEN VATA-TYP

Der Vata-Typ hat einen schlanken Körperbau, ein sensibles Nervensystem und friert schnell. Eine hülsenfrucht- oder rohkostreiche Ernährung führt bei ihm oft zu Blähungen, trockener Haut und Gewichtsverlust. Die Elemente Feuer, Erde und Wasser sind weniger stark vertreten. Da diese Elemente besonders in süßen, sauren und salzigen Lebensmitteln vorkommen, gleichen diese den Vata-Typ gut aus. Ideal für Vata-Menschen sind u. a. süße Trauben, Mangos, Bananen, Ananas, Zitrusfrüchte, Avocados, Zucchini, Kürbisse, Süßkartoffeln, Reis und Algen.

Vata-Typen neigen außerdem zu Trockenheit im Körper, sollten daher viel trinken und auf ausreichend hochwertige Fette in der Nahrung achten. Pflanzenöle wie Sesam- und Olivenöl, Leinöl sowie Avocados, Nüsse, Chia-Samen und Sesamsaat sind ideal. Für mehr Wärme im Körper sorgen v. a. warme Speisen sowie wärmende Gewürze wie frischer Ingwer, schwarzer Pfeffer, Zimt, Kardamom und Muskat, wohingegen Kreuzkümmel und Asafoetida (siehe S. 135) sich besonders gut eignen, um die Vata-typischen Blähungen zu mindern.

VATA
LEBENSMITTELPYRAMIDE

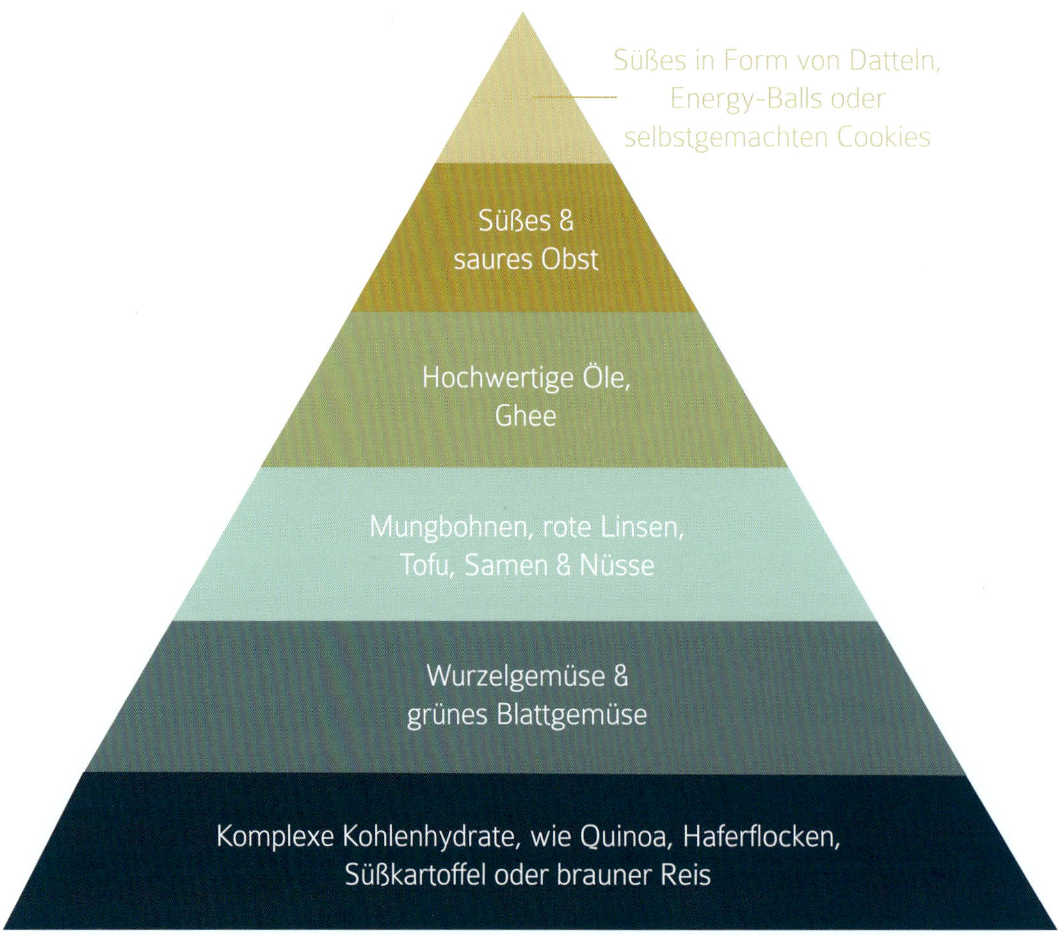

ERNÄHRUNG FÜR DEN PITTA-TYP

Der Pitta-Typ verfügt über eine starke Verdauung und verträgt selbst schwere Nahrungsmittel und Rohkost gut. Fleisch, zu viele saure Speisen (z. B. eingelegtes Gemüse, fermentierte Nahrungsmittel, Zitrusfrüchte außer Limetten) sowie scharfe oder gebratene Nahrung führen bei ihm jedoch schnell zu Sodbrennen, Hautproblemen und Entzündungen. Das kommt daher, dass das Feuerelement sehr präsent ist, und die kühlenden Eigenschaften von Erde, Luft und Äther weniger stark vertreten sind.

Geschmacklich gesehen wirken bittere, süße und adstringierende Lebensmittel ausgleichend. Dazu gehören Bohnen, Kichererbsen, grünes Blattgemüse, Salate, verschiedene Kohlsorten, Mangos, süße Trauben, Granatäpfel und Äpfel. Einen besonders beruhigenden und kühlenden Effekt auf das hitzige Pitta haben frischer Koriander, Avocados, Gurken und Kokosnüsse.

PITTA
LEBENSMITTELPYRAMIDE

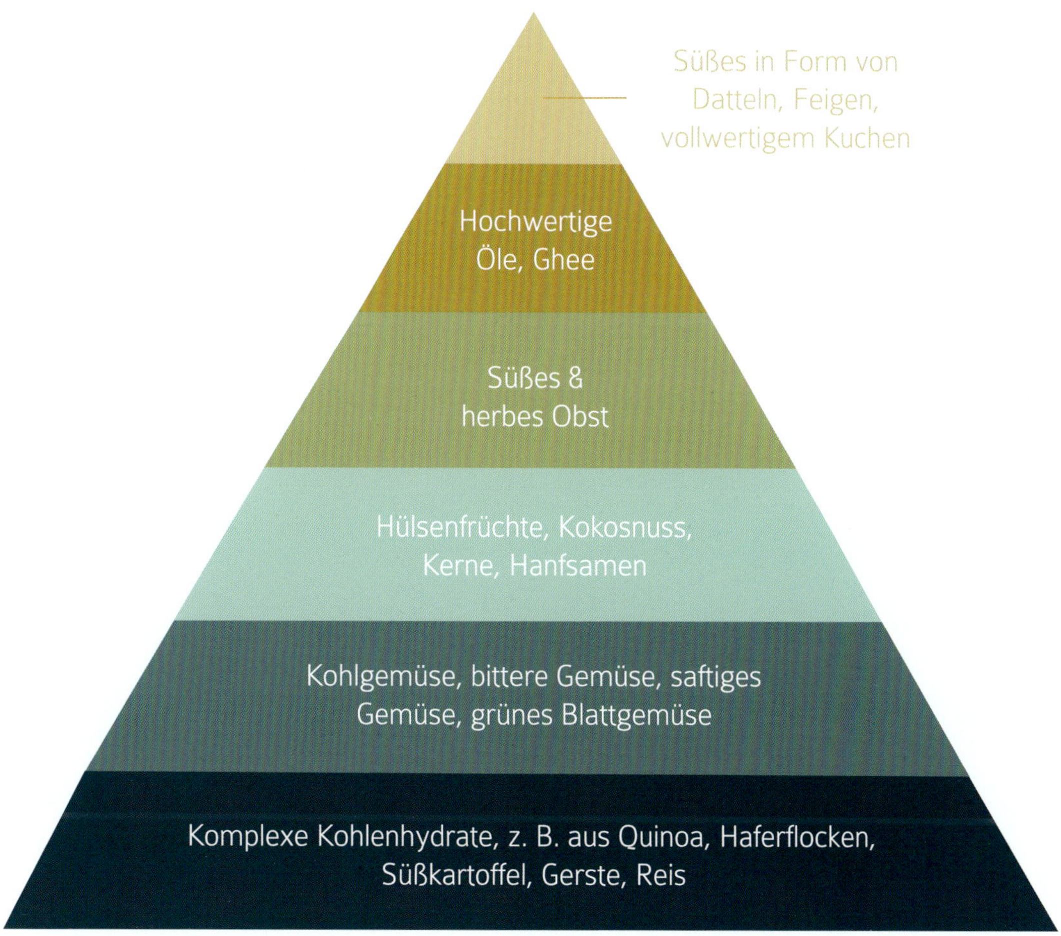

ERNÄHRUNG FÜR DEN KAPHA-TYP

Der Kapha-Typ hat einen stabilen Körperbau und einen langsamen Stoffwechsel. Er ist ein Genießer und mag ausgedehnte, reichhaltige Mahlzeiten. Kapha-Menschen neigen jedoch leicht zu Schwere und Müdigkeit. Sie haben weniger Feuer, Luft und Äther, und es mangelt ihnen damit an transformierender Leichtigkeit. Oft sind sie geplagt von Allergien im Frühjahr und Erkältungen im Winter mit erhöhter Schleimbildung. Milchprodukte verstärken diese Schleimbildung, und tierische Eiweiße sind für den Kapha-Stoffwechsel oft zu schwer.

Eine pflanzenbasierte Ernährung ist eine sehr gute Möglichkeit, den Körper im Gleichgewicht zu halten und Antriebskraft zu gewinnen. Geschmacklich gesehen sind der adstringierende, bittere und scharfe Geschmack günstig. Passende Lebensmittel sind Granatäpfel, Birnen, Rettiche, Sellerie, Auberginen, verschiedene Kohlarten und besonders Hülsenfrüchte wie Erbsen oder Bohnen. Diese sorgen für mehr Leichtigkeit im Körper und liefern wichtige Nähr- und Pflanzenstoffe. Unterstützend wirken scharfe Gewürze wie Pfeffer, Senfsamen, Cayenne, Zimt und Ingwer. Diese regen den trägen Stoffwechsel bei Kapha an.

KAPHA
LEBENSMITTELPYRAMIDE

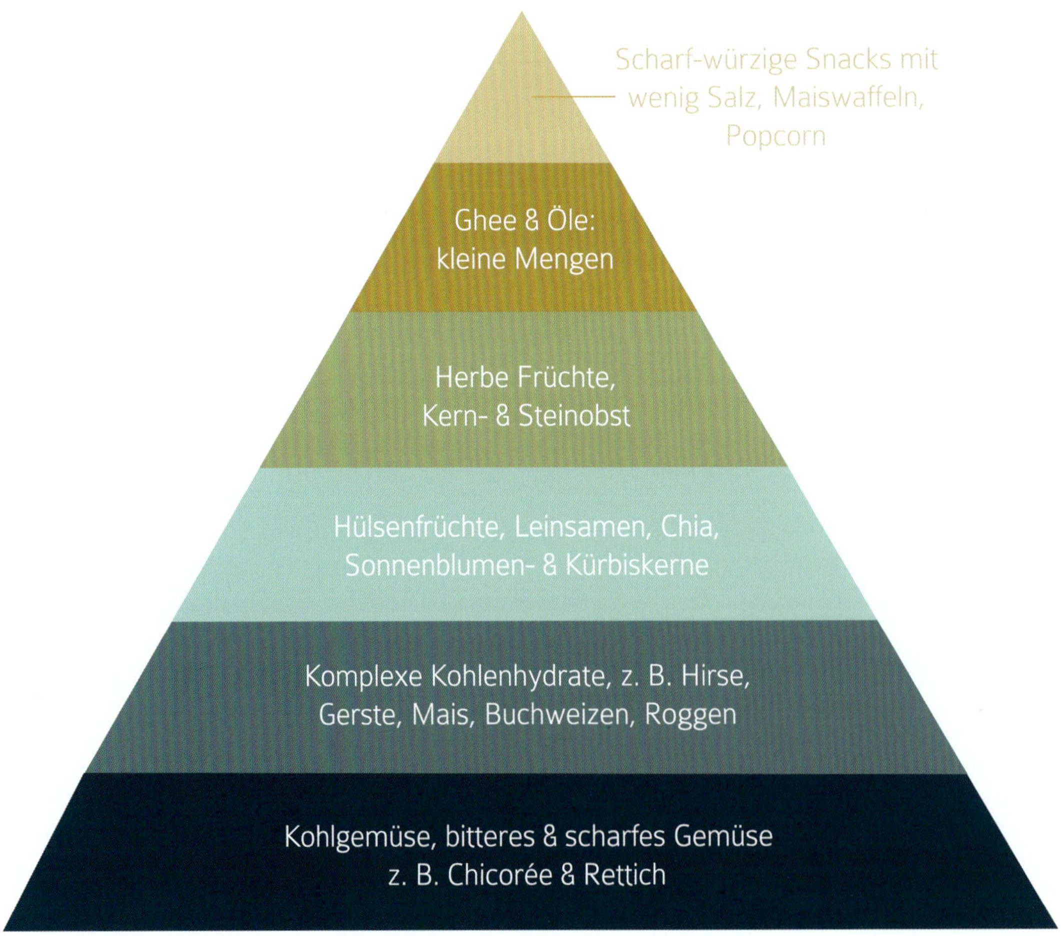

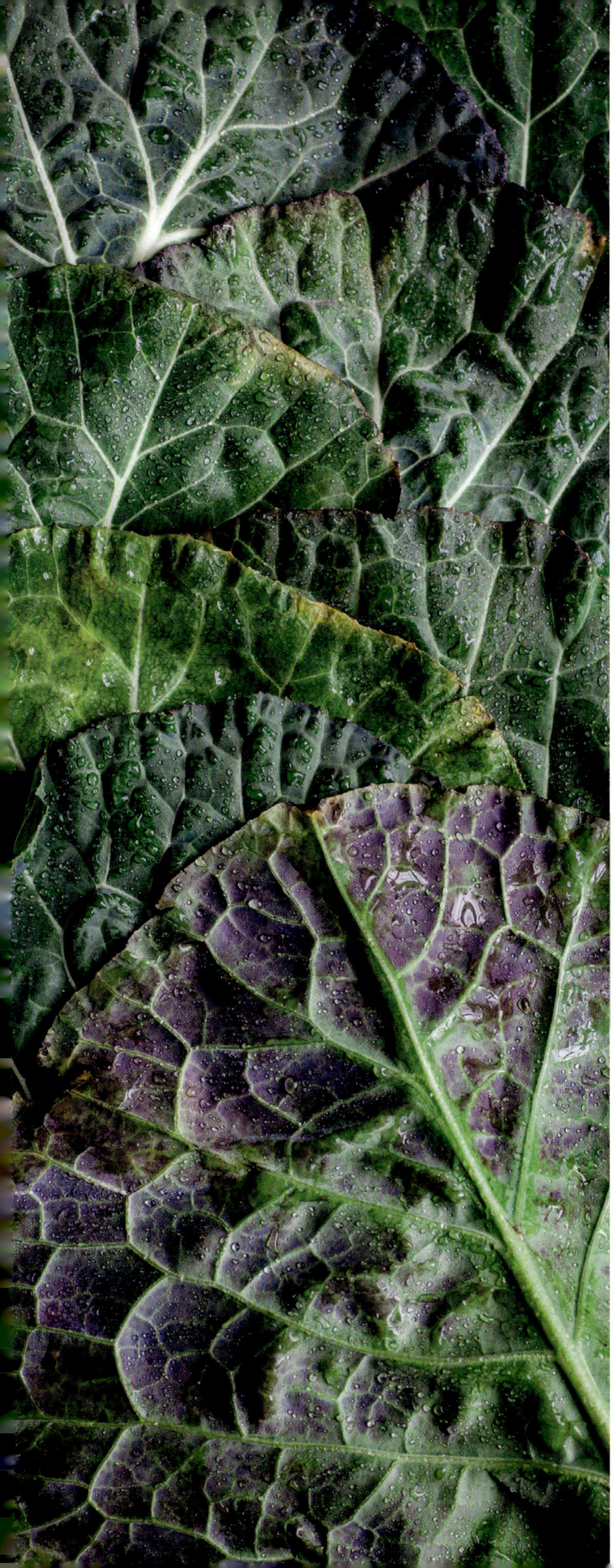

AYURVEDA-ERNÄHRUNG FÜR MISCHTYPEN

Bei den dualen Mischtypen gilt als Grundregel immer: Das etwas stärker ausgeprägte Dosha hat einen gewissen Vorrang. Außerdem sollte das in der jeweiligen Jahreszeit vorherrschende Dosha besänftigt werden. Bei den Ernährungsempfehlungen für Mischtypen können wir uns am besten an den fünf Elementen orientieren. Um Balance zu schaffen, wird das Element vermehrt integriert, das in der Kombination der beiden Doshas fehlt beziehungsweise das reduziert, das durch beide betont wird.

Ernährung für Pitta-Vata

Ein Pitta-Vata-Typ hat v. a. viel Luft, Äther, Feuer und etwas Wasser. Luft mit Feuer kombiniert ergibt noch mehr Überaktivität. Flexibilität und Ideenreichtum von Vata paaren sich mit dem zielstrebigen Umsetzungsvermögen von Pitta. Dieser Typ hat jedoch weniger vom Element Erde. Als Ausgleich braucht er also das erdende Element, das bedeutet Lebensmittel, in denen dieses vermehrt vertreten ist. Die Verdauung ist stärker als bei reinen Vata-Typen, aber dennoch empfindlich. Süß ist der ideale Geschmack, und die Nahrung sollte beruhigend und erdend sein, dennoch gut gewürzt, aber nicht zu scharf.

Ernährung für Pitta-Kapha

Pitta-Kapha-Typen vereinen die Elemente Wasser, Feuer und Erde. Sie enthalten weniger Luft und Äther. Die Stabilität und Ausdauer von Kapha trifft hier auf die Energie von Pitta, was sich in einer regelmäßigen Verdauung bemerkbar macht. Am besten eignen sich der bittere und herbe Geschmack, z. B. von Kohlgemüse sowie ein gewisser Rohkostanteil in der Ernährung. Sehr salzige und ölige Speisen sollten gemieden werden.

Ernährung für Vata-Kapha

Das Paar der Gegensätze: Die einzige Gemeinsamkeit ist die kalte Eigenschaft der beiden Doshas. Vata-Kapha-Typen mangelt es am Element Feuer, deshalb brauchen sie dringend wärmende Nahrung. Die Geschmacksrichtungen sauer, salzig und scharf tun ihnen gut sowie viel Gemüse und anregende Gewürze. Zu schwere und ölige Nahrung sollte vermieden werden.

Tridosha-Ernährung (Vata-Pitta-Kapha)

Der Tridosha-Typ profitiert von der Ausgeglichenheit der drei Doshas. Alle Geschmacksrichtungen und Lebensmittel können in Maßen gegessen werden, wichtig ist aber, dass die Ernährung abwechslungsreich und im Biorhythmus ist. Das gilt auch für andere Typen, deren natürliche Konstitution im Gleichgewicht ist.

Doshas, Geist & Gefühle

Der Geist, wie wir ihn bereits aus der yogischen Perspektive besprochen haben, wird von den Doshas beeinflusst. Im Ayurveda entspringt der Geist dem Herzen, und alle drei Doshas sind ein Teil des Herzens. Das bedeutet, dass auch unser mentaler und emotionaler Zustand von den Doshas beeinflusst wird. Jedes Gefühl und jeder Gedanke, den wir haben, hat Einfluss auf unsere Doshas und damit auf unsere Gesundheit und unser Wohlbefinden. Die Doshas lassen sich auch bestimmten geistigen Eigenschaften zuordnen.

VATA – ANGST UND FREUDE

Vata steuert die Bewegung des Geistes, der Gedanken und Gefühle. Es fördert Begeisterung, Inspiration und mentale Anpassungsfähigkeit. Da Vata den Körper als Ganzes führt, hat das Gleichgewicht von Vata erhebliche Auswirkungen auf unsere Gesundheit insgesamt. Wenn Vata gestört ist, fühlen wir uns möglicherweise unruhig, ängstlich, ungeerdet und leer, unorganisiert oder überfordert. Angst und Unsicherheit, Schlaflosigkeit (Aufwachen zwischen 2.00 und 6.00 Uhr morgens), Albträume und körperliche neurologische Probleme wie Herzklopfen, Zittern, Parkinson, Epilepsie und Demenz können die Folge sein. Eine langfristige Störung von Prana und Vata kann zu Erschöpfung, chronischer Angst, Panikattacken und Depressionen führen, die schwankend und dennoch intensiv sein können.

Die vorherrschenden Gefühle des Vata-Typs sind Angst und Freude. Die Kraft der Angst ist Kreativität und Schöpfung, der Schatten die Lähmung, was sich bei Vata auch in körperlicher Steifheit ausdrücken kann. Die Kraft der Freude ist die Anziehung, die Leichtigkeit und die Lebensfreude, der Schatten die Illusion und die Flucht in Fantasiewelten.

PITTA – WUT UND SCHAM

Pitta steuert biochemische Substanzen in unserem Körper, das heißt, Neurotransmitter wie Dopamin und Serotonin, und ist für den Blutfluss durch das Herz und die damit verbundenen Gefühle verantwortlich. Es ist das Pitta, das unsere Erfahrungen verdaut, metabolisiert, analysiert und unsere emotionale Reaktion darauf bestimmt. Im Gleichgewicht fördert Pitta das Selbstvertrauen, gesunde Wünsche, Motivation, Leidenschaft und das Gefühl der Erfüllung. Wenn es aus dem Gleichgewicht gerät, kann es negative Emotionen hervorrufen, einschließlich übermäßiger Selbstkritik, geringem Selbstwertgefühl, Eifersucht und Stimmungsschwankungen. Wir regen uns schneller auf, werden aggressiv, ehrgeizig oder neigen zu einer scharfen Zunge.

Pitta-Typen vergleichen sich häufig und befürchten ein Versagen. Sie neigen dazu, ihre Gefühle zu unterdrücken, bis sie explodieren – innerlich oder äußerlich. Sie können unter Kopfschmerzen, Brennen in Kopf und Augen, Herzklopfen und Schlaflosigkeit (wach liegen zwischen 22.00 und 2.00 Uhr morgens) leiden. Aus dem Gleichgewicht geraten, fühlen sie sich schnell angegriffen und leiden unter Versagensängsten, was zu Depressionen führen kann. Bleiben diese Emotionen lange bestehen, kann es zu selbstzerstörerischem Verhalten wie Drogen- und Alkoholmissbrauch sowie Essstörungen kommen.

Die vorherrschenden Gefühle des Pitta-Typs sind Wut und Scham. Die Kraft der Wut ist Handlungsfähigkeit und Klarheit, der Schatten ist Zerstörung. Die Kraft der Scham ist Demut und Selbstreflexion, der Schatten die Selbstzerfleischung.

> Jedes *Gefühl* und jeder *Gedanke*, den wir haben, hat Einfluss auf unsere Doshas und damit auf unsere *Gesundheit* und unser *Wohlbefinden*.

KAPHA – TRAUER

Kapha ist das Dosha, das unsere Nerven nährt und die Speicherung von sensorischen Eindrücken, also unser Gedächtnis, fördert. Auf anatomischer Ebene sind das die Umhüllungen der Nervenfasern (Myelinscheide), die Hirnhäute und die zerebrospinale Flüssigkeit, die um das Gehirn zirkuliert und das Rückenmark schützt. Kapha fördert unsere Zufriedenheit, es verlangsamt die neuronale Aktivität und bewirkt Entspannung und emotionale Stabilität. Seine innere Bewegung hilft uns, innere Freude zu erleben, wir selbst zu sein. Im Tiefschlaf oder in der Meditation wird Kapha aktiv. Es schützt den Geist vor übermäßiger Hitze (Pitta), die durch kritisches Denken und erhitzte Emotionen erzeugt wird, und vor zu viel geistiger Aktivität (Vata).

Kapha-Typen sind meist ruhig und belastbar und reagieren emotional langsam. Überschüssiges Kapha kann dazu führen, dass sie lethargisch und unmotiviert werden und an Menschen oder Dingen übermäßig anhaften. Das kann ebenfalls den Nährboden für anhaltende Depressionen schaffen. Ein Mangel an Kapha kann Nervosität und Schlaflosigkeit sowie Symptome von übermäßigem Vata auslösen, einschließlich Gedächtnisverlust, mangelnder Zufriedenheit und Krankheiten wie Multipler Sklerose und Demenz.

Das vorherrschende Gefühl des Kapha-Typs ist die Trauer. Die Kraft der Trauer ist die Annahme, Hingabe, Liebe – genau die Stärken des Kapha-Typs. Der Schatten ist die Passivität, die Schwachstelle von Kapha.

Emotionen, Gefühle & Körpergewicht

Betrachten wir die emotionalen Eigenschaften der Doshas, dann weist auch unser Körpergewicht einen Zusammenhang zu emotionalen Zuständen auf. Zum einen wird unsere Darmflora durch gewisse Emotionen beeinflusst, was die Verwertung von Kalorien aus der Nahrung beeinflusst, und zum anderen können wir in einem Zustand von Anhaftung (Kapha) kein Gewicht loslassen beziehungsweise in einem Zustand der Flucht (Vata) kein Gewicht zunehmen. Bei Pitta können die Emotionen entweder zu einem verstärkten oder zu einem verminderten Stoffwechsel führen – Gewichtszu- und -abnahme ist nicht nur ein Kapha- oder Vata-Thema. Unser Körper, der Stoffwechsel und die emotionalen Zustände sind zu individuell, um hier Verallgemeinerungen treffen zu können.

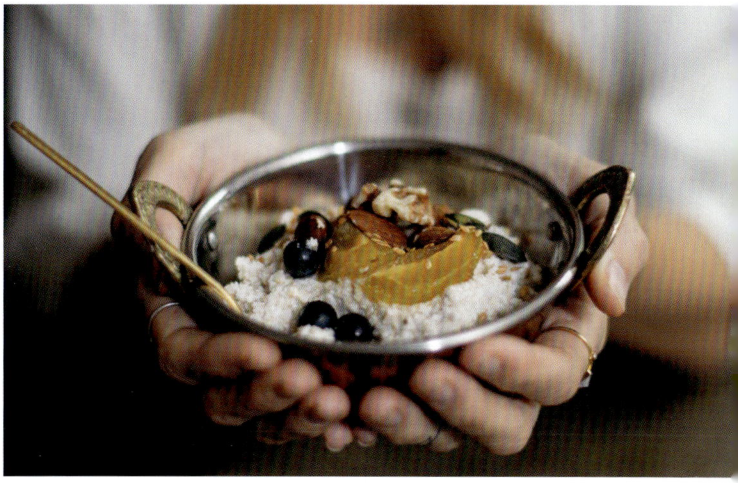

Emotionen, Gefühle & Geschmack

Unser emotionaler Zustand beeinflusst auch unseren Geschmack.[59] Wenn uns die Süße im Leben fehlt, werden Süßigkeiten eine größere Anziehung auf uns haben, aber weniger intensiv schmecken. Wenn unsere Lebenswahrnehmung ist, dass die Würze fehlt, dann wird auch unser Essen fad schmecken. Wenn wir Sicherheit suchen (z. B. in Beziehungen, Wurzelchakra), dann können wir dazu neigen, Erdung und Sicherheit über das Essen kompensieren zu wollen. Wenn du dich regelmäßig überisst, steht vielleicht die Frage dahinter, ob du das Gefühl hast, nicht genug zu bekommen im Leben. Jeder Geschmack hat eine Wirkung. Der ayurvedischen Lehre zufolge kann z. B. scharfes Essen Aggressionen und Wut fördern, da es Pitta aus dem Gleichgewicht bringt. Das können wir uns andersherum aber auch zunutze machen und durch kühlende, milde und süße Eigenschaften der Nahrung das Pitta-Dosha besänftigen.

Emotionen, Gefühle & Agni

Das Verdauungsfeuer Agni haben wir schon in Bezug auf unseren Körperstoffwechsel kennengelernt, aber es hat noch eine weitere wichtige Funktion: die Verarbeitung von Emotionen. Auch Emotionen und jede Art von Eindrücken müssen verdaut werden. So ist es nicht verwunderlich, dass sich eine emotionale Belastung, die wir nicht verdauen konnten, auch auf unsere physische Verdauung auswirkt. Ein Phänomen, welches wir bereits auf wissenschaftlicher Ebene anhand der Darm-Hirn-Achse (siehe S. 39) beleuchtet haben. Sorgen wir uns nicht um eine gute Verdauung auf geistiger Ebene, entsteht mentales Ama, das den Geist und unsere Intuition sowie Urteilsfähigkeit vernebelt.

GEISTIGE DOSHA-BALANCE

Die Doshas auf körperlicher Ebene in Balance zu bringen, hat Auswirkungen auf der geistigen Ebene, und andersherum wirkt sich die geistige Ebene auf die körperliche Balance aus. Daher sollten wir uns aus beiden Perspektiven um unser Gleichgewicht kümmern.

Hier einige Tipps, mit denen du zu einer besseren Balance findest:

Vata-Typ:

Plane **Spaziergänge** am Morgen und nach dem Essen ein, atme dabei bewusst tief ein und aus – das klärt den Geist und stimuliert die Verdauung.

Unterdrücke niemals **körperliche oder emotionale Bedürfnisse** wie Hunger, Toilettengänge oder das Bedürfnis nach Ruhe. Das führt zu emotionaler Dysbalance und Nervosität.

Integriere **Ganzkörpermassagen** mit warmem Sesamöl und einem anschließenden warmen Bad oder einer warmen Dusche so häufig wie möglich in deine Woche. Das Öl beruhigt Vata und zieht Ama aus dem Gewebe, daher solltest du es anschließend mit einer milden Naturseife abwaschen.

Am besten verarbeitest du Emotionen und Gefühle über den Körper. **Yoga und Tai Chi** sind ein guter Weg dafür. Auch Somatic Experiencing, ein körperorientierter Ansatz zur Behandlung von Traumata, und die Grinberg-Methode zur Veränderung von Verhaltensmustern durch gezielte Körperarbeit können helfen. Atemübungen wie die Wechselatmung oder die yogische Atmung sind ideal, um deinen Geist zu beruhigen.

Gerüche, die deinen Geist besänftigen, kommen von Rosen, Jasmin, Vetiver (asiatisches Süßgras), Lavendel, Zitrusfrüchten, Vanille oder Pachouli.

Schlafe, wenn möglich, täglich **acht Stunden.**

Pitta-Typ:

Vermeide es, dich **mental und physisch** komplett auszupowern und ständig über deine Grenzen zu pushen.

Verbringe **Zeit am Wasser oder in der Natur,** vermeide im Sommer die heiße Mittagssonne.

Massiere dich täglich mit **Kokosöl** und verwende **Düfte** wie Rose, Sandelholz oder Zitronengras.

Nähre den Geist mit **beruhigender Musik, Meditation oder Literatur.**

Betreibe täglich **emotionale Hygiene**, indem du deine Emotionen und Gefühle konstruktiv verarbeitest. Suche dir eventuell Unterstützung durch ein Coaching oder therapeutische Sitzungen.

Trinke regelmäßig **Rosen- oder Kamillentee,** sie haben einen beruhigenden und kühlenden Effekt auf den Geist.

Schlafe mindesten sieben, am besten **acht Stunden.**

Kapha-Typ:

Steh früh auf, das erfrischt deinen Geist – idealerweise vor 6.00 Uhr.

Vermeide es, tagsüber zu schlafen, da das den Geist bei einem hohen Kapha-Anteil träge macht.

Bewege dich intensiv – schwitzen ist erlaubt! Je mehr Abwechslung desto besser.

Gerüche, die deinen Geist stimulieren, kommen von Eukalyptus, Kampfer, Nelke und Salbei.

Tees aus Tulsi (indisches Basilikum), Ingwer oder Salbei sind gut, um deinen Geist zu erfrischen.

Begib dich aus deiner **Komfortzone** heraus und probiere Neues aus.

Ayurveda & zirkadianer Rhythmus

Für mich liegt eine der Ursachen dafür, dass wir Schwierigkeiten haben, uns intuitiv zu ernähren, darin, dass wir uns immer weiter von unserem biologischen Rhythmus entfernen. Verschiedene Einflussfaktoren wie künstliches Licht und die ständige Verfügbarkeit von Nahrung bewirken, dass unser Biorhythmus und damit auch wir selbst aus dem Gleichgewicht kommen. Bevor wir intuitiv handeln können, müssen wir wieder verstehen und spüren, nach welchen Regeln der Körper funktioniert und mit unserer inneren Uhr in Einklang kommen. Aus Erfahrung kann ich dir sagen, dass das viele Dinge im Leben leichter macht.

Zirkadianer Rhythmus

„Zirkadianer Rhythmus" ist die Bezeichnung für die im Körper genetisch festgelegten, inneren Rhythmen, die eine Periodenlänge von ungefähr 24 (20–28) Stunden aufweisen, und einen Einfluss auf die Funktionen des Organismus haben. Diese Rhythmik ist weitgehend unabhängig von externen Faktoren. Der wichtigste „zirkadiane Rhythmus" ist der Schlaf-Wach-Rhythmus, wobei das Dunkel-Hormon Melatonin einen entscheidenden Einfluss auf diese Rhythmik hat. In unseren Breitengraden muss sich die innere Uhr durch die jahreszeitlich bedingten Wechsel der Tageslänge ständig neu synchronisieren. Auch durch einen örtlichen Wechsel in eine andere Zeitzone muss die Uhr resynchronisiert werden. Da dies meist nicht so schnell funktioniert, kommt es dann zum bekannten „Jetlag".

REGELMÄSSIGES ESSEN

Auch unsere Ernährung, und v. a. wie wir Nahrung verwerten, wird durch den „zirkadianen Rhythmus" (siehe Kasten) bestimmt. In fast jeder Körperzelle sind molekulare Uhren vorhanden, um täglich wiederkehrende Ereignisse wie z. B. die regelmäßige Verfügbarkeit von Nährstoffen vorherzusehen und die Zellfunktionen entsprechend anzupassen. Gleichzeitig können Nährstoffsensoren auf ein akutes Nährstoffungleichgewicht reagieren und den Stoffwechsel so ausrichten, dass sich die Zellen optimal an eine abnehmende oder zunehmende Verfügbarkeit von Nährstoffen anpassen. Diese zirkadianen Rhythmen werden auch durch unser Verhalten, etwa durch Aktivitäts- und Ruhephasen sowie Essen-Fasten-Zyklen, beeinflusst.

Diese „zirkadiane" Uhr hat folgende Hauptfunktionen:

1. Wenn wir zu einem **erwarteten Zeitpunkt** etwas essen, freut sich der Körper: Er hat schon auf die Nahrung gewartet und bereitet seine Verdauungsenzyme vor.

2. Wenn wir zu einem **ungewöhnlichen Zeitpunkt** etwas essen, dann wundert sich der Körper. Da er aber Regeln liebt, merkt er sich die neue Zeit und stellt die Uhren um. Am nächsten Tag wartet er also auf Nahrung zur neuen Zeit. Du kannst dir vielleicht vorstellen, welche Verwirrung entsteht, wenn du jeden Tag zu einer anderen Zeit isst.

Diese zirkadiane Regulierung stellt also sicher, dass ankommende Nährstoffe gut verstoffwechselt werden können. Der Körper hält die Bereitschaft dazu aber nur über einen begrenzten Zeitraum aufrecht. Essen wir zu einem viel späteren Zeitpunkt, beeinträchtigt das die Verstoffwechselung des Lebensmittels. Dein Darm wird dich zwar nicht im Stich lassen und die Nahrung trotzdem bearbeiten, ist aber eben schlecht vorbereitet, da die aus dem Darm ankommenden Nährstoffe, die in der Leber verstoffwechselt werden, nicht richtig verarbeitet werden.

DAS WANN IST WICHTIGER ALS DAS WAS

Eine Kalorie ist nicht gleich eine Kalorie – zumindest wenn wir ihre Wirkung auf unseren Körper zu unterschiedlichen Zeiten betrachten. Auch das hat etwas mit unserem „zirkadianen Rhythmus" zu tun, denn Nahrung verstoffwechseln wir morgens und mittags am besten. Und das entspricht auch den ayurvedischen Prinzipien, die Hauptmahlzeit zur Pitta-Zeit zwischen 10.00 und 14.00 Uhr einzunehmen und ein leichtes, frühes Abendessen folgen zu lassen.

Nach diesem Rhythmus zu leben, kann dir also auch dabei helfen, Gewicht zu verlieren. Denn es scheint weniger wichtig zu sein, was du isst, als wann du es isst. In einer Studie wurden zwei Ernährungsszenarien getestet: Normalgewichtige Probanden konsumierten zuerst ein kalorienarmes Frühstück (11 Prozent des täglichen Kalorienbedarfs) und ein kalorienreiches Abendessen (69 Prozent des täglichen Kalorienbedarfs). Danach nahmen die gleichen Probanden genau umgekehrt ein kalorienreiches Frühstück und ein kalorienarmes Abendessen zu sich. Die Ergebnisse waren verblüffend: Der identische Kalorienverbrauch führte morgens nach kalorienreichen und kalorienarmen Mahlzeiten zu einem 2,5-fach höheren Anstieg der nahrungsinduzierten Thermogenese – also der Energie, die für die Verdauung verbraucht wird – als abends. Der lebensmittelbedingte Anstieg der Blutzucker- und Insulinkonzentrationen war nach dem Frühstück im Vergleich zum Abendessen verringert.[60] Die Schlussfolgerung: Unser Energieverbrauch ist morgens unabhängig von der verbrauchten Kalorienmenge deutlich höher als abends. Ein ausgiebiges Frühstück oder Mittagessen sollte daher großen Abendessen vorgezogen werden, um Fettleibigkeit und hohe Blutzuckerspitzen zu vermeiden, die unter diesen Umständen auch bei einer geringen Kalorienaufnahme auftreten. Wenn du ein paar Kilos weniger auf der Waage sehen möchtest, ist Kalorienzählen also gar nicht notwendig – vielmehr lohnt es sich, deinen Biorhythmus zu beachten und die Lebensmittel intuitiv auszuwählen.

Wir sollten der Frage „Wann?" genauso viel Aufmerksamkeit schenken, wie der Frage „Was?".

Alles hat seine Zeit

Einen klar definierten Rhythmus zu haben, wirkt sich auch auf deine Hormonproduktion aus und bringt sie wieder in Übereinstimmung mit ihrer natürlichen Synchronizität. Stresshormone werden z. B. nicht nur bei Stress gebildet, sie folgen auch in einer stressfreien Umgebung zirkadianen Rhythmen. Wenn du morgens aufstehst, dann sorgt der von Natur aus ansteigende Cortisolspiegel dafür, dass du wach wirst. Koffein hemmt diesen Effekt, daher solltest du mit der ersten Tasse Kaffee mindestens 60 Minuten warten.

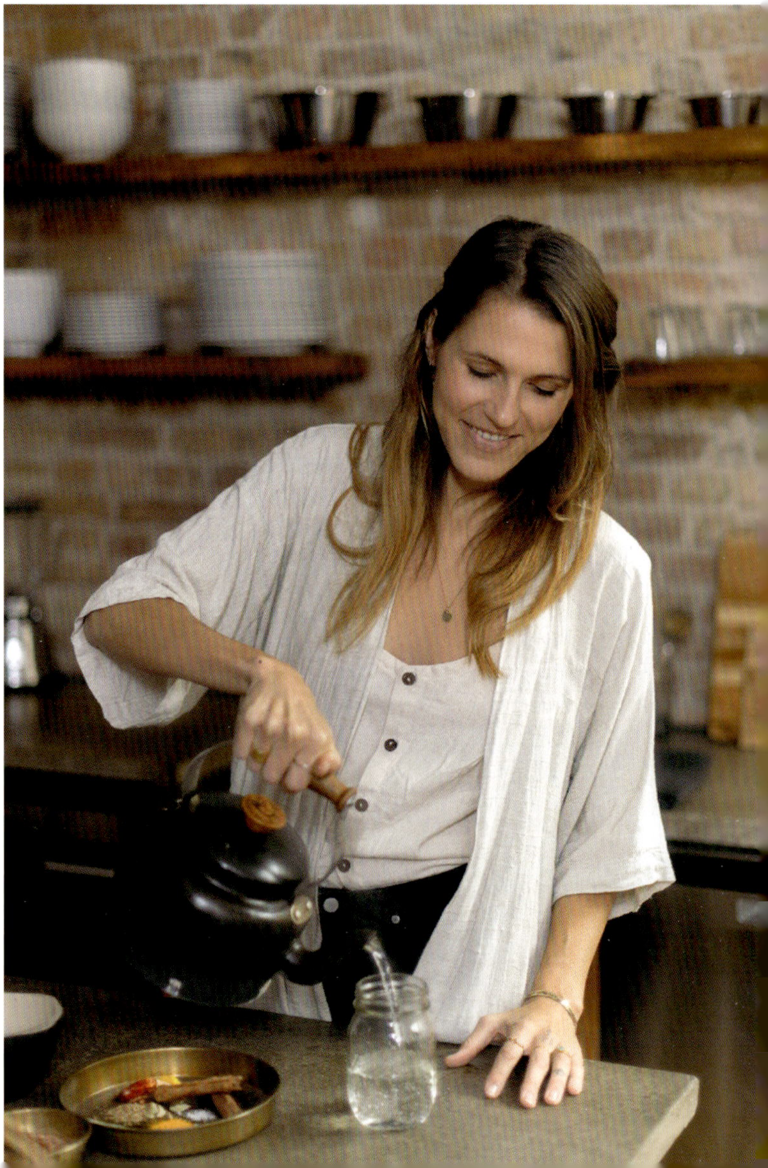

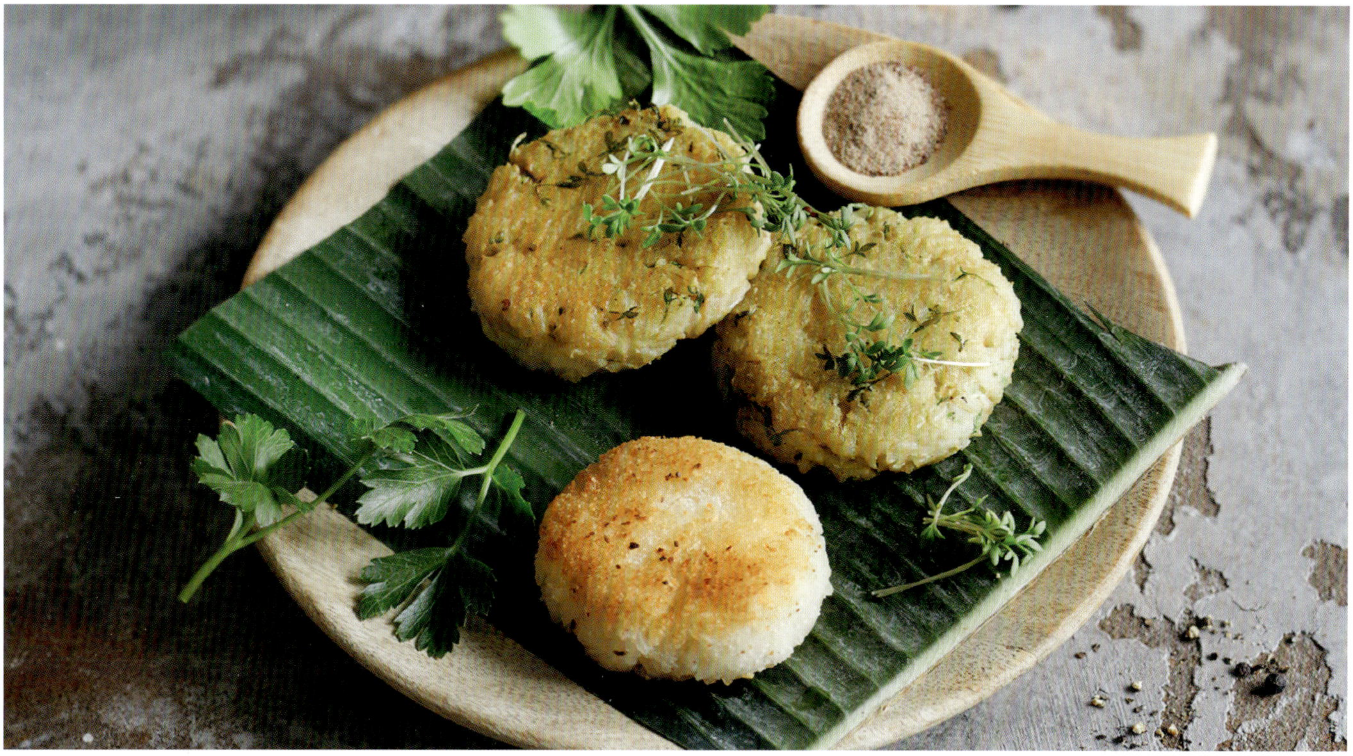

PAUSE FÜR DEN DARM

Wenn wir von Rhythmik sprechen, dann ist klar, dass sich verschiedene Phasen abwechseln. Unsere Verdauung braucht ebenso Ruhe nach einem Essen wie unsere Muskeln nach einem intensiven Workout. Wenn wir dem Darm zwischen den Mahlzeiten keine Pause lassen – und viel wichtiger – v. a. über die Nacht nicht ausreichend Zeit geben, dann kann er nicht regenerieren. Schlaf ist nicht nur der wichtigste Regenerationsmechanismus für unser Gehirn, sondern auch für unsere Darmzellen, die sich ständig erneuern.

Wenn du spät abends isst, zu einer Zeit, zu der der Darm ohnehin nicht gut Nahrung verstoffwechseln kann, und am nächsten Morgen früh wieder etwas isst, dann hat der Darm keine ausreichende Pause. Nehmen wir an, du isst um 20.00 Uhr deine letzte Mahlzeit, dann sind deine Verdauungsorgane danach noch bis zu 6 Stunden mit dieser Nahrung beschäftigt. Schlafenszeit für den Darm wäre dann um 2.00 Uhr nachts. Stehst du um 6.00 Uhr wieder auf und trinkst einen Kaffee mit Milch oder frühstückst etwas, hatte der Darm gerade einmal vier Stunden Zeit für seine wichtigste biologische Regenerationsphase. Können wir ihm da noch übel nehmen, wenn er irgendwann streikt?

Dementsprechend fördert das zeitlich begrenzte Essen – auch als intermittierendes Fasten bekannt, bei dem die Nahrung innerhalb eines konstanten Intervalls von acht bis zwölf Stunden verzehrt wird – eine optimale Nährstoffverwertung.[61]

Da Darm und Gehirn so eng zusammenarbeiten, ist es auch kein Wunder, dass viele Menschen nicht ausgeruht aufwachen und tagsüber über Müdigkeit und Konzentrationsstörungen klagen. Wenn du aber über Nacht eine Essenspause von 12–16 Stunden einhältst, wirst du feststellen, dass dir gesundes und nahrhaftes Essen anschließend besser schmeckt als kalorienreiches, salz- oder zuckerreiches Fast Food. Unsere Geschmacksrezeptoren und der Geruchssinn scheinen durch diese Pause sensitiver zu werden.

> Leistungsstarke *Menschen* haben eine wichtige Sache gemeinsam: Sie sind sehr gut darin, *Pausen* zu machen.
>
> Daniel Pink

CHRONOTYPEN & TAGESABLAUF

Im Ayurveda werden auch die Tages- und Jahreszeiten mit den Doshas in Verbindung gebracht. Der Sommer mit seiner Hitze ist dem Pitta-Dosha zugeordnet, der windige Herbst Vata, der Winter wird von den beiden kalten Doshas Vata und Kapha geprägt und der feuchte, fröhliche Frühling von Kapha.

Bei den Tages- und Nachtzeiten wird der Morgen von 6.00–10.00 Uhr dem Kapha-Dosha zugeteilt, der Mittag wird von 10.00–14.00 Uhr von Pitta beherrscht und der Nachmittag von Vata. Das Ganze wiederholt sich am Abend und in der Nacht: Die erste Phase von 18.00–22.00 Uhr bestimmt das Kapha-Dosha, die zweite Nachtphase von 22.00–2.00 Uhr wird durch Pitta geprägt und die dritte Phase von 2.00–6.00 Uhr von Vata. Wir haben bereits gesehen, warum wir unsere Mahlzeiten an diesen Rhythmus anpassen sollten: Der späte Morgen und Mittag wird von Pitta beherrscht und bietet die besten Stoffwechselkapazitäten. Je weiter es in den Abend geht, desto schwächer wird die Verdauung.

Aber Achtung: Auch hier dürfen wir nicht alle Menschen über einen Kamm scheren. In der Chronobiologie werden verschiedene Chronotypen unterschieden. Die sogenannten Eulen bleiben gern lange auf und schlafen länger, die „Lärchen" gehen lieber früh ins Bett und stehen früh auf. Viele von uns liegen genau zwischen diesen beiden Extremen. Da sich der Tagesrhythmus bei diesen Typen unterschiedlich verschiebt, fällt Lärchen die Konzentration am Nachmittag schwerer, wohingegen Eulen ihre produktive Phase eher zu dieser Zeit haben. Wenn diese Chronotypen dazu gezwungen sind, zu ihrer unproduktiven Zeit zu arbeiten, führt dies dazu, dass Eulen vormittags schnell zu Kaffee oder ungesunden Snacks greifen, während die Lärchen von diesen Cravings eher nachmittags überfallen werden.

Du kannst im Internet (z. B. unter https://www.cet-surveys.com/index.php) einen Test machen und deinen Chronotypen herausfinden. Passe deinen Schlafrhythmus und Tagesablauf danach an und schaue, welche Unterschiede du feststellen kannst.

Träumt der Darm etwa mit?

Diese Frage warf der Neurowissenschaftler Emeran Mayer auf. Hast du schon mal beobachtet, dass du nach einem schweren Essen schlecht geschlafen hast oder schlechte Träume hattest? Das liegt daran, dass das Darmhirn während der Tiefschlafphasen eher sanfte rhythmische Wellenbewegungen erzeugt, während der Darm in den traumreichen REM-Phasen des Schlafes aufgeregt zu zucken beginnt. Die intensive Stimulierung des Darms und seiner Serotoninzellen erfolgt parallel zu den nächtlichen Traumbildern. Damit zeigt sich, wie stark Nahrung unsere Gedanken und Stimmung, nicht nur im Wachzustand, beeinflussen kann.

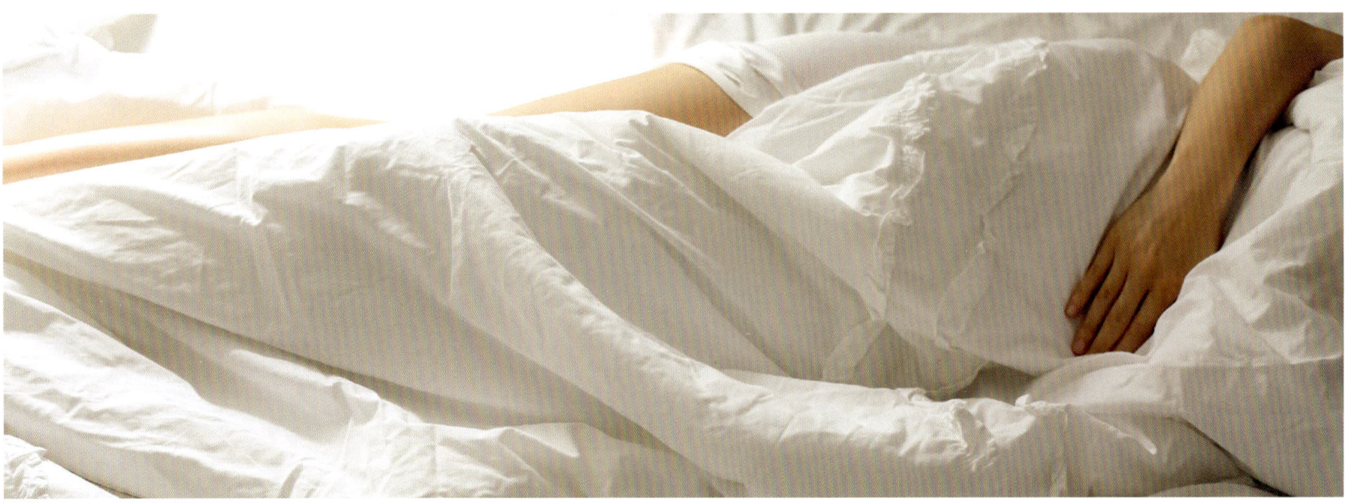

Ein neuer Umgang mit dir selbst

Durch Ayurveda habe ich gelernt, anders mit mir umzugehen. Ich habe mich als Individuum zu schätzen gelernt und erfahren, wie ich meine Ernährung entsprechend anpassen kann. Anstatt mit dem zu hadern, was uns gegeben wurde, können wir uns um das Individuum kümmern, das wir sind. Und statt zu versuchen, uns an unsere Ernährung anzupassen, können wir die Ernährung an uns anpassen.

Häufig beobachte ich, dass die Typen im Ayurveda stigmatisiert werden. Viele Menschen wollen kein Pitta-Typ sein, weil sie denken, dieser sei aggressiv. Oder sie wollen kein Kapha-Typ sein, weil sie denken, er sei faul. Die meisten von uns wollen kreativ und flexibel sein – und natürlich schlank. Das entspricht dem Schönheitsideal. Es ist jedoch weit von dem entfernt, was die ayurvedische Typenlehre uns zeigen will: sich selbst besser zu verstehen und die eigenen Stärken zu nutzen.

Mein Weg zu intuitivem Essen

Für mich war Ayurveda der Weg zu intuitivem Essen, da ich mir selbst und meinen Körpersignalen wieder vertraut habe. Und ich wusste dank des Ayurveda nicht nur, wie ich sie zu deuten hatte, sondern habe konkrete Empfehlungen an die Hand bekommen, wie ich meine Ernährung besser an mich selbst anpassen kann. Es war, als ob Ayurveda mich darauf aufmerksam gemacht hat, wo bestimmte Zusammenhänge bestehen, die ich vorher nicht einordnen konnte. Ich habe mich durch Ayurveda auf eine Reise eingelassen, bei der ich viel ausprobiert habe. Ich habe das beibehalten, was sich für mich stimmig anfühlt, und das verworfen, was nicht gepasst hat. Denn letztlich ist es die Erfahrung, die uns sagt, was für uns passt – keine Regel und keine andere Meinung.

> Ayurveda bedeutet, in *Beziehung* zu treten – zu dir *selbst*, zu deinem *Körper*, deinem *Mikrobiom*, deiner *Umwelt* und zu den *Menschen* um dich herum.

KOCHEN UND ESSEN AUS LIEBE ZU DIR SELBST

Mein idealer Tag findet im Einklang mit meinen biologischen Rhythmen statt. Ich habe eine Tagesroutine, die ich aber immer wieder leicht anpasse, und z. B. die Jahreszeiten, das Wetter und mein Befinden berücksichtige. Aufgaben, für die ich viel Konzentration benötige, versuche ich, in meine persönlichen Fokuszeiten zu legen.

Etwas, wofür ich in meinem Tag immer Zeit einplane, ist das Kochen. Ich nutze es bewusst als eine Form von Self-Care und übe mich in der Wertschätzung meines Essens. Ich versuche, eine große Vielfalt an verschiedenen pflanzlichen Lebensmitteln zu integrieren, und lasse mich von saisonalen Lebensmitteln inspirieren. Dabei achte ich darauf, was mir schmeckt und was mir gut bekommt. Es geht mir nie darum, perfekt zu sein. Wenn ich merke, dass ich einmal länger schlafen sollte, dann erlaube ich mir das. Wenn ich Lust auf etwas Süßes habe, dann esse ich es mit Genuss. Wenn es einmal schnell gehen muss, dann koche ich etwas ganz Einfaches. Ich genieße es, auch mal essen zu gehen, und es kann auch mal eine Woche geben, in der ich nicht so viel Vielfalt im Speiseplan umsetze. Und das muss in Ordnung sein können, denn Ernährung sollte nicht in Dogmen und Stress ausarten.

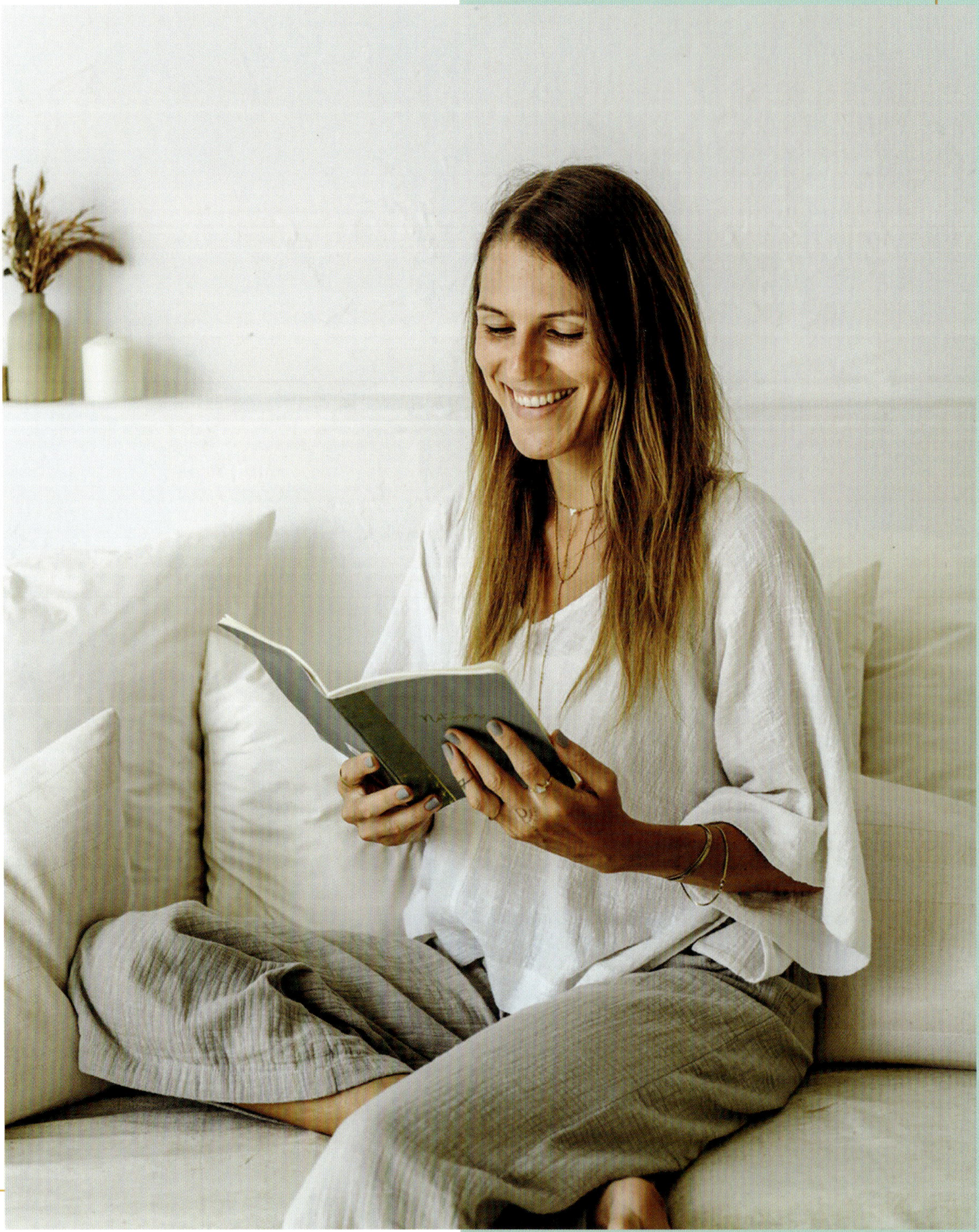

Wie kannst du jetzt mit der intuitiven Ernährung starten?

Intuitives essen – das Programm

Diese Frage stellst du dir jetzt vielleicht. Die Antwort heißt Ausprobieren, denn Intuition basiert, wie wir gesehen haben, auch auf Erfahrung. Es ist so wie mit dem Autofahren – wir müssen es erst bewusst lernen, bevor wir es intuitiv können.

Zu einer intuitiven Ernährung zu finden, ist nichts, was man mal eben von einer To-do-Liste abhakt und auch kein schnell umsetzbarer Neujahrsvorsatz. Intuitive Ernährung ist nichts, was uns einfach so zufliegt, v. a. dann nicht, wenn der Körper bereits in einem Ungleichgewicht ist, unsere Lebensweise sehr stressig ist und alte Traumata und Gefühle noch unbearbeitet sind. Intuitive Ernährung ist ein Weg und keine Diät. Aber genau wie beim Autofahren geht es immer leichter und wird irgendwann mühelos, wenn du die ersten unsicheren Versuche hinter dir hast und etwas Übung bekommst.

Dein Weg zu dir selbst & zu intuitivem Essen

Am Anfang wird sich dein intuitives Essen erst einmal gar nicht einfach anfühlen, sondern dir vieles bewusst machen, was vorher ganz unbewusst abgelaufen ist. Eine Vielzahl von Signalen und Informationen wird da sein, von denen du zunächst nicht weißt, was sie bedeuten. Mit der Zeit wirst du jedoch lernen zu verstehen, wie dein Körper mit dir spricht und was er wirklich braucht. Das beinhaltet auch den Mut, dich Emotionen zu stellen, die du bisher durch Essen einfach unterdrückt hast.

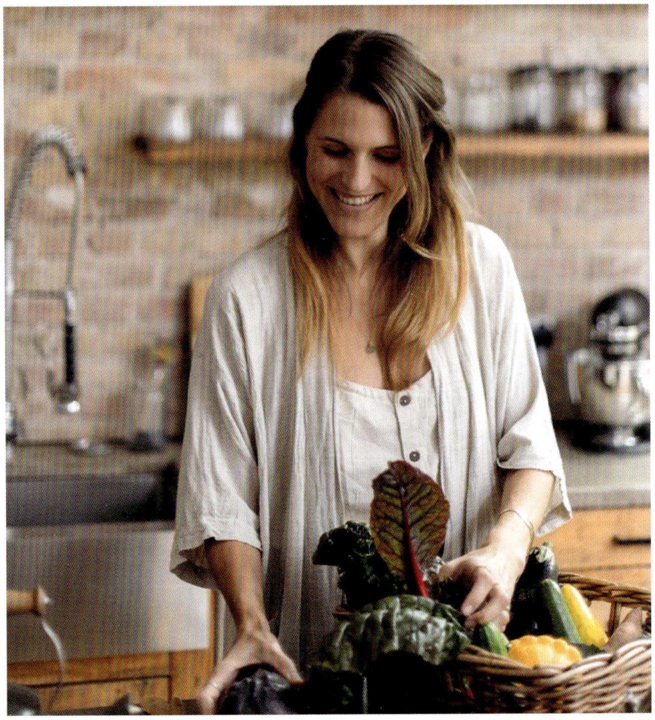

Zu Beginn deiner Reise zum intuitiven Essen darfst du ruhig auch mal stolpern, die falsche Abzweigung nehmen oder in eine Sackgasse geraten – das ist alles Teil des Weges. Ich sage auch ganz bewusst Weg, weil es dabei kein konkretes Ziel gibt, an dem wir ankommen und fertig sind. Wir verändern uns ständig, und so muss sich auch unsere Ernährung immer anpassen. Was jetzt funktioniert, passt zu einem späteren Zeitpunkt vielleicht nicht mehr. Was auf diesem Weg aber einfacher wird, ist das bewusste Mit-sich-in-Verbindung-Sein, die Fähigkeit, Körper und Geist zuzuhören, deine Emotionen und Bedürfnisse zu beachten und das Leben als einen „zyklischen Fluss" zu erfahren.

Unsere Ernährung ist eine der persönlichsten und intimsten Beziehungen, die wir führen. Immer wieder stelle ich fest, dass Menschen schnell abwehrend oder rechtfertigend reagieren, wenn es um ihre Ernährungsgewohnheiten geht. Veränderungen in der Ernährung sind nicht nur aus emotionalen Gründen schwer, sondern auch aufgrund von Überzeugungen, unserer persönlichen Beziehung zum Essen und weil wir uns oft sehr stark mit unserer Ernährung identifizieren – wir denken, sie sagt etwas über unsere Person aus.

Dass wir uns häufig so fühlen, als wären wir gescheitert, liegt meiner Meinung nach auch daran, dass wir das Leben und unsere Natur nicht mehr als zyklisch wahrnehmen. Dabei ist alles zyklisch: Tag und Nacht, die Mondphasen, die Jahreszeiten, die Bewegung der Planeten etc. Als Menschen sind wir Teil der Natur, und unser Körper ist in vielen Bereichen, wie unserem Schlafrhythmus, der weiblichen Menstruation, der Funktion unsere Organe usw., daran geknüpft. Wenn du diesen Zyklusgedanken auf deine Entwicklung überträgst, dann wirst du bei bestimmten Themen vielleicht das Gefühl haben, dich im Kreis zu drehen. Aber das ist kein Scheitern, denn mit jedem Zyklus bist du einen Schritt weitergekommen, mit jedem Mal fühlt es sich etwas anders und vielleicht auch leichter an.

Wir erwarten häufig, dass das Leben linear verlaufen soll. Tut es das nicht, haben wir das Gefühl gescheitert zu sein. Stelle es dir so vor: Wenn du ein Buch über einen Zeitraum von mehreren Jahren mehrmals liest, wirst du häufig feststellen, dass in dem Buch zwar das Gleiche steht, vieles aber auf einmal einen ganz anderen Sinn ergibt.

Ein weiterer Grund für das Gefühl des Scheiterns ist, dass wir, wenn es um das Etablieren neuer Gewohnheiten geht, häufig zu viel wollen und uns „den Teller zu voll" machen. Nachhaltiger und erfolgversprechender sind kleine Schritte, die uns Freude machen. Der Grund, warum wir uns häufig zu viel zumuten, ist folgender: Wir denken, dass wir unsere alten Gewohnheiten einfach hinter uns lassen können, wenn sich unser Verstand dazu entscheidet und wir motiviert sind. Wir ändern unser Essverhalten aber nicht, indem wir es uns einfach vornehmen. Wie wir bereits gesehen haben, können wir Gewohnheiten nicht allein mit einem Top-down-Ansatz ändern, sondern brauchen einen Bottom-up-Ansatz, mit kleinen Schritten.

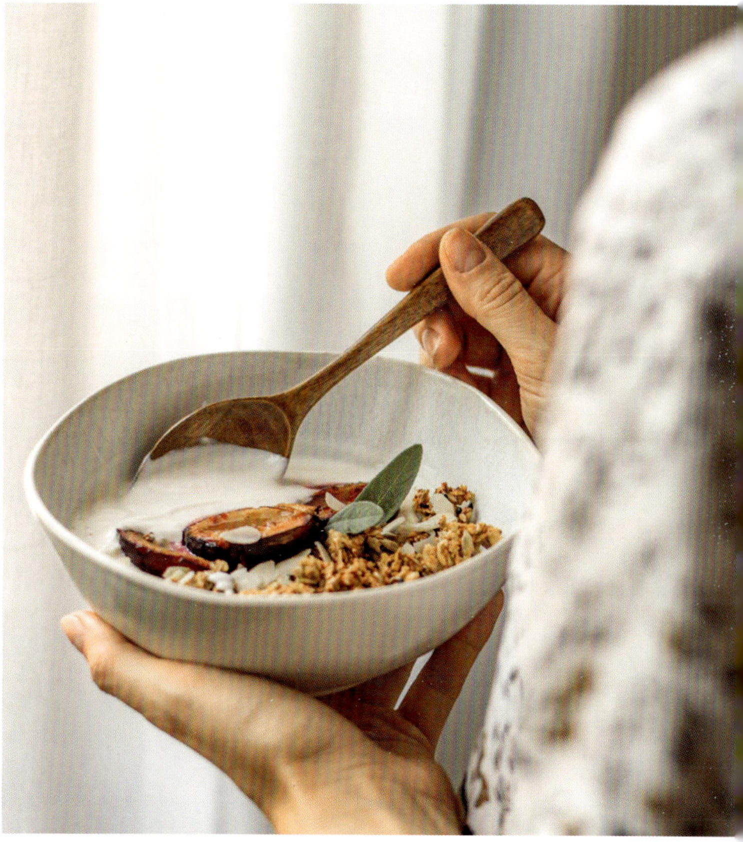

BALANCE ZWISCHEN KOPF UND BAUCH

Wie können wir nun im Einklang mit unserer Intuition diesen Bottom-up-Ansatz entwickeln und unser Ernährungsverhalten ändern? Die Antwort ist: Wir ändern es, indem wir zunächst die anderen Ebenen unseres Lebens „nähren" und beginnen, auf unseren Körper zu hören sowie eine gute Kommunikation zwischen Kopf und Bauch zu etablieren.

Intuition, wie wir sie in diesem Buch beschrieben haben, ist, wenn Information und Erfahrung, Ratio und Bauchgefühl sowie die Herzensweisheit sich auf eine Handlung einigen. Das hört sich im ersten Moment mit Blick auf deine tägliche Mahlzeitengestaltung vielleicht etwas komplex an, aber es ist wichtig, dass Essen mit allen Sinnen und im Bewusstsein stattfindet, auf der rationalen und emotionalen Ebene sowie in Antwort auf das körperliche Bedürfnis von Hunger.

> *Ernährung* sollte alle *Sinne* ansprechen. Durch die bewusste Sinneswahrnehmung können wir zu mehr *Genuss* und *Zufriedenheit* beim Essen finden.

Wenn im Darm etwas aus der Balance kommt, dann kannst du davon ausgehen, dass dieser definitiv Kontakt mit deinem Gehirn aufnehmen wird. Das Problem ist, dass diese Botschaft schwer zu entschlüsseln ist. Das ist vielleicht das ungute Bauchgefühl, eine gewissen Unruhe oder das Gefühl von Angst oder Niedergeschlagenheit, das du manchmal spürst.

Hinzu kommt, dass wir uns in einer schnelllebigen Welt mit ganz viel Hintergrundlärm oft auch nicht die Zeit zum Zuhören nehmen. Intuition kann dich wachrütteln, dich aus deinem Gewohnten ausbrechen lassen und dich dazu auffordern, etwas zu verändern. Wenn du nicht mit dir verbunden bist, dann wirst du einfach die „Snooze"-Taste drücken. Daher ist der erste Schritt, die Verbindung zu dir selbst zu stärken. Du brauchst nicht das perfekte Essverhalten und die aufgeräumte innere Gefühlswelt, du brauchst die Verbindung zu dir selbst und das Gefühl, in dir sicher zu sein. Dann lässt sich jeder Sturm überstehen.

Ein guter Start

Verinnerliche die folgenden drei Grundlagen, bevor du mit diesem Programm startest:

INVESTIERE IN DICH SELBST

Manchen Menschen fällt es leicht, sich gut um sich selbst zu kümmern, vielen von uns fällt das jedoch schwer. Wenn du Dinge hinausschiebst, die dir eigentlich guttun würden, immer die Bedürfnisse anderer oder die Arbeit über alles stellst, dann wird es kaum möglich sein, zu intuitivem Essen zu finden, denn das beinhaltet, dass du deine eigenen Bedürfnisse ebenso wertschätzt. Ansonsten wirst du am Ende des Tages nie die Kraft dazu haben, dein Leben so zu gestalten, wie du es möchtest, und auch anderen nicht deine volle Energie geben können. Du musst also bereit sein, jeden Tag in dich selbst zu investieren.

GIB DIR ZEIT

„Tschüss" Perfektionismus und Überholspur – „Hallo" Zeit fürs Sein und Lernen. Nach all der Zeit, die du dich konditioniert hast, deinem Körper nicht zuzuhören, brauchst du Zeit, seine Sprache wieder zu lernen und zu verstehen. Ebenso wie eine Fremdsprache lernt man intuitives Essen nicht von heute auf morgen. Stattdessen erfährst du Schritt für Schritt etwas Neues und steigst weiter in die Feinheiten ein. Sobald du die Verbindung zu dir wiedergefunden hast, fühlt sich intuitives Essen nicht nach Verzicht an, sondern als Bereicherung für deinen Körper und dein Wohlbefinden.

WENN DU NICHT WEITERKOMMST, HOL DIR UNTERSTÜTZUNG

Intuitives Essen wieder zu lernen, ist schwer. Lang erlernte Muster, (unbewusste) Glaubenssätze oder die Angst vor körperlichen Veränderungen lassen intuitives Essen oft kompliziert erscheinen. Da hilft der Blick von außen. Gönne dir eine ayurvedische Ernährungsberatung oder suche dir eine unterstützende Community. Wir übernehmen die Vorstellungen und Gewohnheiten unserer Mitmenschen, daher ist eine Gemeinschaft, die die gleichen Werte und Ziele hat, ungemein stärkend. Durch Zugehörigkeit, Freundschaft und Gemeinschaft werden deine neue Identität und der Glauben an dich selbst unterstützt.

DAS PROGRAMM IM ÜBERBLICK

Das Programm setzt sich aus vier Phasen zusammen und wird durch drei Prinzipien getragen, die täglich unterstützen, Körper, Geist und Herz zu nähren.

Die vier Phasen sind:

1. **Basis:** dich selbst kennenlernen
2. **Design:** der theoretisch passende Plan
3. **Bauphase:** von der Theorie zur Praxis – learning by doing / Erfahrungen sammeln
4. **Maintaining:** Gewohnheiten etablieren und ausbessern

Die drei Prinzipien sind:

1. Die Stärkung von **Körperwahrnehmung und Intuition**
2. Die Wertschätzung von **Emotionen, Gefühlen und Bedürfnissen**
3. Den Körper **ayurvedisch** in Balance bringen und aus **ernährungswissenschaftlicher Perspektive** nähren

Die Phasen sind nicht unbedingt chronologisch zu durchlaufen, wir dürfen immer wieder evaluieren, zurückgehen und nochmal neu anpassen. Du kannst das Programm individuell auf dich abstimmen, denn es ist kein One-size-fits-all-Programm, sondern bietet dir lediglich einen Rahmen bzw. grobe Orientierung.

Indem du in der **Basis-Phase** erst einmal schaust, wo du gerade stehst und was dich ausmacht, lernst du dich selbst und deine Gewohnheiten besser kennen und kannst diese auch hinterfragen. Es gibt keinen Grund, sich selbst zu verurteilen oder zu schämen. Und wir können die Dinge auch ab und zu mal mit etwas mehr Humor sehen, v. a. wenn uns ganz abstruse Verstrickungen und Verhaltensmuster klar werden.

Wenn du dann mit der **Design-Phase** beginnst, ist es wichtig, erstmal zu sehen, wie du Gewohnheiten überhaupt ändern kannst, und sie dabei so anzupassen, dass sie auch wirklich zu dir passen. Auch die Übungen, die ich dir an die Hand gebe, werden letztlich zu Gewohnheiten werden. Durch die Achtsamkeits- und Gefühlsübungen lernst du, die Verbindung zu dir selbst zu pflegen und als regelmäßige Praxis zu etablieren.

Auch die **weiteren Phasen** werden dir zeigen, dass dein Weg zu intuitivem Essen ein Prozess des Ausprobierens, Anpassens und Verwerfens sein darf, bis du letztlich zu dem findest, was für dich funktioniert.

PHASE 1 – BASIS SCHAFFEN: DICH SELBST KENNENLERNEN

Wir verbringen so viel Zeit mit uns selbst und kennen uns häufig doch so wenig. Oft wissen wir gar nicht, wo wir ansetzen sollen, wenn es darum geht, uns selbst kennenzulernen. Mit einigen Tests möchte ich dich deshalb dabei unterstützen, verschiedene Ebenen deiner Persönlichkeit zu erforschen. Lerne in der **Basis-Phase** deinen aktuellen Zustand kennen und erfahre, was dein Essverhalten prägt. Es geht dabei nicht darum, dich zu definieren oder in eine Schublade zu stecken – sondern darum, einen Anfang zu finden und dich immer weiter vorzutasten.

> *Veränderung* kann nur stattfinden, wenn wir *erkennen* und *annehmen*, was gerade ist.

Test 1: Wie ausgewogen ernährst du dich?

Kohlenhydrate als Sättigungsbeilage gibt es bei dir ...
- ... selten bis nie (A)
- ... zu den meisten Mahlzeiten (B)
- ... immer – ein Essen ohne Kohlenhydrate zählt nicht (C)

Welche Kohlenhydrate kommen bei dir meistens auf den Tisch?
- Weißbrot, Pasta aus Weißmehl und normale Backwaren (A)
- Pseudogetreide, Hülsenfrüchte und Vollkornprodukte (C)
- (Süß-)Kartoffeln, Kürbis und andere stärkehaltige Gemüsesorten (B)

Wie oft isst du Obst?
- seltener als 1-mal täglich (A)
- 1–2-mal täglich (C)
- 3–5-mal täglich, gern auch als Smoothie (B)

Wie oft isst du Gemüse?
- 1-mal täglich (B)
- 2–3-mal täglich (C)
- seltener (A)

Wie oft isst du tierische Proteine aus Eiern, Fleisch, Quark und Co.?
- 1–3-mal wöchentlich (B)
- täglich (A)
- selten bis nie (C)

Wie oft isst du pflanzliche Proteinlieferanten (also Hülsenfrüchte, Nüsse, Tofu und Co.)?
- 1–2-mal wöchentlich (B)
- 3-mal wöchentlich oder öfter (C)
- selten bis nie (A)

Wie oft isst du klassische Süßigkeiten wie Kuchen, Schokoriegel oder auch Chips?
- selten – wenn Naschen, dann lieber gesund (C)
- 1–2-mal wöchentlich (B)
- 3-mal wöchentlich oder häufiger (A)

Kommen Kerne, Saaten und Nüsse bei dir regelmäßig auf den Tisch?
- täglich, immer mal wieder andere (C)
- fast täglich – ich habe eine Lieblingssorte von allem und verwende diese regelmäßig. (B)
- seltener (A)

>>

>> Wie abwechslungsreich ernährst du dich?
- Ich habe Lieblingsgerichte, die sich wiederholen, darum variiere ich herum. (B)
- Ich achte darauf, über die Woche verteilt möglichst viele verschiedene Lebensmittel zu essen, je nach Saison und Verfügbarkeit. (C)
- Ich kaufe meistens die gleichen Lebensmittel, manchmal variiere ich saisonal. (A)

Glaubst du, die täglichen Referenzwerte für Proteine, Kohlenhydrate und Fette zu erreichen?
- Ich achte darauf, dass es grob hinkommt oder zumindest der prozentuale Anteil in etwa stimmt. (C)
- Nein, ich esse deutlich weniger oder mehr Kohlenhydrate / Fette / Proteine. (B)
- Da achte ich gar nicht drauf. (A)

Wie viel Wasser oder ungesüßten Tee trinkst du täglich?
- weniger als 1,5 l (A)
- 1,5 l und mehr (B)
- Kommt darauf an, wie viel ich mich bewege – mindestens 1,5 l sind es immer. (C)

Wie oft trinkst du Säfte, Limonaden und Co.?
- selten bis nie (C)
- 2–4-mal wöchentlich (B)
- 5-mal wöchentlich oder häufiger (A)

Wie stark variierst du deine Gerichte?
- Meine Speisen sind immer so vielseitig, wie es geht. Kleine Toppings oder Dips geben den Extra-Nährstoffkick. (C)
- Ich esse oft die gleichen Sachen, aber insgesamt schon viele verschiedene Lebensmittel. (B)
- Da achte ich wenig darauf. Eine Routine und ähnliche Lebensmittel machen das Zubereiten leichter. (A)

Wie viele verschiedene Lebensmittel isst du (grob geschätzt) wöchentlich? Auch Kleinigkeiten wie verschiedene Getreideflocken im Müsli zählen.
- weniger als 15 (A)
- 16–29 (B)
- 30 oder mehr (C)

Wie oft kochst du?
- eigentlich nie (A)
- mindestens 2-wöchentlich (B)
- fast jeden Tag (C)

Auswertung

Überwiegend Antwort A – Genug Raum für Inspiration

Deine Ernährung scheint durch Routinen und Pragmatismus gekennzeichnet zu sein. Das darf sie auch: Beides macht das Leben leichter. Ein bisschen mehr Abwechslung könnte auf deinem Teller aber herrschen. Das muss auch gar nicht kompliziert sein: Streue mal eine Handvoll Kerne über dein Essen, probiere ab und zu eine neue Beilage, kaufe einmal pro Woche gezielt Lebensmittel ein, die du nie oder nur selten isst, oder geh einfach mal in ein Restaurant, das etwas anbietet, was sonst kaum auf deinem Speiseplan steht.

Überwiegend Antwort B – Die Balance macht's

Dein Teller ist schon ziemlich bunt und ausgewogen – weiter so! Probiere immer mal wieder neue Lebensmittel, andere Toppings sowie Dips oder verschiedene Lebensmittelkombinationen und Zubereitungsmethoden aus. Koche z. B. einmal pro Woche ayurvedisch oder versuche, gesunde Varianten deiner Lieblingskuchen aus der Kindheit nachzubacken.

Überwiegend Antwort C – Dein Darm wird dir danken

Du scheinst viel Wert auf eine ausgewogene Ernährung zu legen. Super! Achte auch mal darauf, welche Lebensmittel dir wie kombiniert und zubereitet am besten bekommen. So schaffst du die ideale Basis für eine gesunde Verdauung, ein ausgewogenes Nährstoffprofil und eine gute Gesundheit.

Test 2: Wie triffst du Entscheidungen?

Entscheidungen können wir auf rationale und gefühlsbasierte Weise treffen. Manche von uns fühlen sich wohler damit, ihre Entscheidungen basierend auf möglichst objektiven Fakten zu treffen (gedankenbasiert, rational), und andere legen mehr Gewicht auf das persönliche Gefühl und die Anliegen der beteiligten Personen (gefühlsbasiert, intuitiv). Hier findest du einen kleinen Test, mit dessen Unterstützung du deine Präferenz herausfinden kannst.[13] Denn wenn wir wissen, was unsere Präferenz ist, können wir einfacher und leichter Entscheidungen treffen, mit denen wir uns wohl fühlen und denen wir auch wirklich vertrauen. Wähle aus den Antwortpaaren immer die Beschreibung aus, die eher auf dich zutrifft.

Du stehst vor einer wichtigen Entscheidung. Um sie zu treffen, ...

- ... suche ich nach den objektiv richtigen Kriterien oder folge einem Prinzip der Entscheidungsfindung, das unabhängig von der konkreten Situation für mich funktioniert. (A)
- ... versuche, ich die Standpunkte und Interessen aller Beteiligten zu erfassen und mit einzubeziehen. (B)

- ... analysiere ich alle Vor- und Nachteile und treffe die Entscheidung der Logik entsprechend. (A)
- ... versuche ich, die Bedürfnisse aller zu berücksichtigen und eine Entscheidung zu treffen, die die Harmonie wahrt. (B)

- ... versuche ich, meinen persönlichen Standpunkt zu verlassen und die Situation objektiv zu betrachten, um die beste Entscheidung zu treffen. (A)
- ... schreibe ich den Bedürfnissen und Emotionen aller gleichermaßen Wert zu und versuche eine empathische Entscheidung zu treffen. (B)

Mit welcher Beschreibung kannst du dich spontan besser identifizieren?

- Ich beschäftige mich gerne mit Technik, Wissenschaft und Logik. (A)
- Mich faszinieren die Kommunikation und der Mensch in Beziehung zu sich und der Welt. (B)

Mit welcher Beschreibung kannst du dich spontan besser identifizieren?

- Wenn etwas inkonsistent und unlogisch ist, bemerke ich das sofort. (A)
- Wenn jemand unzufrieden oder verunsichert ist, bemerke ich das sofort. (B)

- Ich glaube, dass sich fast alles logisch erklären oder lösen lässt. (A)
- Ich glaube, dass manche Entscheidungen nicht nach den Gesetzen der Logik funktionieren. (B)

- Ich versuche, rationale faire Entscheidungen zu treffen. (A)
- Ich versuche, intuitive empathische Entscheidungen zu treffen. (B)

- Die Wahrheit hat für mich situationsunabhängig höchste Priorität. (A)
- Manchmal ist es wertvoller, andere nicht zu verletzen, als um jeden Preis die Wahrheit zu sagen. (B)

- Manchmal finde ich es anstrengend, wenn zu viele Meinungen und Bedürfnisse involviert sind. (A)
- Manchmal finde ich es schwierig, Bedürfnisse außen vor zu lassen und die Entscheidung zu treffen, die offensichtlich zielführend ist. (B)

- Ich gelte als zielorientiert, pragmatisch und strukturiert. (A)
- Ich gelte als idealistisch, harmoniebedürftig und unstrukturiert. (B)

>>

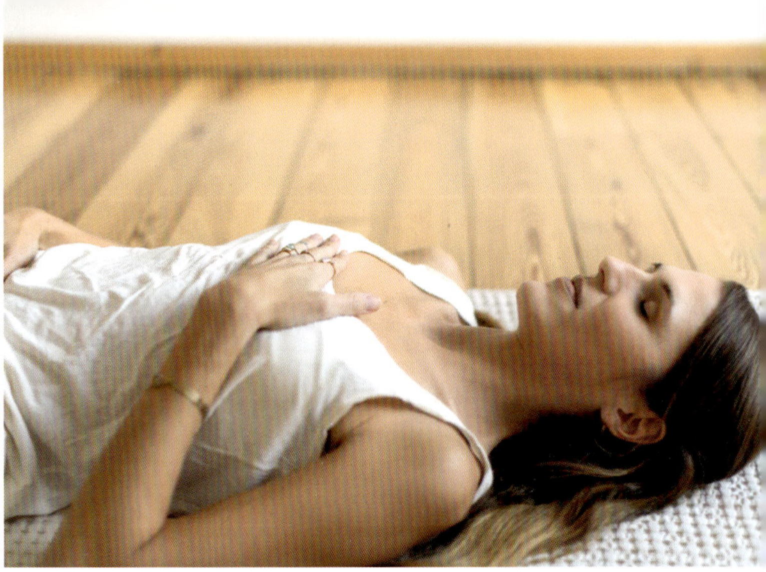

>> Auswertung

Je mehr A-Antworten du gewählt hast, desto besser funktionieren rationale Entscheidungen für dich. Je mehr B-Antworten, desto gefühlsbetonter entscheidest du. Wie wir im Einzelfall entscheiden, lässt sich natürlich nicht pauschalisieren und hängt von vielen Faktoren ab. Dieser Test soll dir nur deine persönliche Tendenz aufzeigen und dich für deine eigenen Entscheidungsfindungen sensibilisieren. Wer ganz klar emotional entscheidet, profitiert v. a. bei wichtigen Entscheidungen vom Input rationaler Persönlichkeiten – und umgekehrt.

Test 3: Wie gut empfängst du deine Körpersignale?

Wirkt sich deine emotionale Lage direkt auf deinen Körper aus?

- Absolut – meistens merke ich es sogar zuerst körperlich, wenn sich etwas verändert. (A)
- Manchmal schon, gerade bei größeren Gefühlsschwankungen. (B)
- Eher selten. (C)

Gibt es Lebensmittel, die dein Energielevel direkt beeinflussen?

- Definitiv! Welche Lebensmittel ich esse, beeinflusst mein Körpergefühl für eine ganze Weile.(A)
- Ja, aber meistens ist das Gefühl wieder weg, wenn die Mahlzeit verdaut ist. (B)
- Vielleicht – so genau habe ich da noch nie darauf geachtet. (C)

Wenn du morgens wach wirst …

- … weiß ich genau, wie viel Energie ich für den Tag haben werde. (A)
- … muss ich erstmal duschen und dann schauen, wie es geht. (B)
- …gibt's erst mal Kaffee! (C)

Bemerkst du subtile Änderungen deines Energielevels auf körperlicher Ebene?

- immer (A)
- manchmal (B)
- nie (C)

Wenn du Yoga praktizierst oder Sport treibst, merkst du direkt, wie viel Energie du heute hast, und kannst deine Anstrengung entsprechend anpassen?

- Ja, innerhalb der ersten 15 Minuten weiß ich was Sache ist. (A)
- Manchmal schon, aber ich versuche es so durchzuziehen wie geplant. (B)
- Das merke ich erst daran, wie es mir nachher geht. (C)

Gibt es eine ideale Zu-Bett-geh-Zeit bzw. einen idealen Schlaf-Wach-Rhythmus für dich?

- Definitiv, je besser ich den einhalte, desto besser geht es mir. (A)
- So ein bisschen, aber ich merke keinen großen Unterschied, wenn ich mich nicht daran halte. (B)
- Ich gehe ins Bett, wenn der Tag vorbei ist, und stehe auf, wenn ich muss. (C)

>>

>>

Eine Erkältung ist im Anmarsch. Bemerkst du sie bereits vor den offensichtlichen Symptomen?

- Klar, sobald mein Immunsystem ein bisschen mehr zu tun hat, ändern sich mein Energielevel und meine Bedürfnisse. (A)
- Erst bei kleinen Symptomen, wenn der Hals kratzt, die Lymphknoten anschwellen oder ich schlapp bin. (B)
- Die Erkältung bemerke ich, wenn ich krank bin. (C)

Du bist viel müder als sonst. Weißt du, woran es liegt?

- Klar! Meine Müdigkeit aufgrund von Hunger fühlt sich ganz anders an als z. B. Schlafmangel oder körperliche Erschöpfung. (A)
- Nicht immer, aber meistens kann ich es schon einschätzen.(B)
- Ja, aber nur, wenn ich genau überlege, woran es liegen kann. (C)

Du stehst vor einer wichtigen Entscheidung und wägst die Optionen ab. Hilft dir dein Körpergefühl dabei herauszufinden, was richtig sein könnte?

- Wenn ich die verschiedenen Optionen durchgehe, erlebe ich auch verschiedene körperliche Empfindungen. Manche sind sehr subtil. (A)
- Manchmal, je nach Intensität der Emotionen, die mit der Entscheidung verbunden sind. (B)
- Nur selten. (C)

Du bist gestresst. Wie gehst du damit um?

- Ich versuche, Spannung im Körper loszulassen und tief durchzuatmen. (A)
- Ich merke am Ende des Tages, wie verspannt ich bin, und nehme mir dann eine Auszeit. (B)
- Ich versuche, die Stressoren abzuarbeiten oder zu meiden. (C)

Auswertung

Überwiegend Antwort A – Du spürst die Verbundenheit

Körper, Geist und Seele scheinen bei dir im Einklang zu sein. In der Yogaphilosophie heißt es, wir bestehen aus fünf Körpern (Koshas): dem physischen, dem feinstofflich-physiologischen, dem psychischen, dem intellektuellen und dem spirituellen Körper. Jeder Einfluss, dem wir unterliegen, manifestiert sich als energetische Veränderung in einer oder mehreren dieser sich gegenseitig beeinflussenden Ebenen. Je sensibler du für die subtilen Veränderungen auf den einzelnen Ebenen wirst, desto besser kannst du mit ihnen umgehen und auf deine Mitte fokussiert bleiben – eine ideale Voraussetzung für intuitives Essen.

Überwiegend Antwort B – Dein Körper ist ein enger Vertrauter

Von Gedanken lesen ist zwar noch nicht die Rede, aber wenn dein Körper dir sagt, was los ist, verstehst du ihn auf jeden Fall. Versuche, auch wenn alles in Ordnung ist, noch genauer hinzufühlen. Nimm dir im Laufe eines Tages die Ruhe, ein paar Mal tief durchzuatmen und in dich hineinzuhören. Spüre v. a. in Stresssituationen in dich hinein: Wie fühlen sich Hüften und Schultern an? Was macht die Zunge? Auf diese Weise kannst du deine Körperwahrnehmung sensibilisieren.

Überwiegend Antwort C – Etabliere mehr Achtsamkeit

Sei achtsam v. a. gegenüber dir selbst. Der Schlüssel zu intuitivem Essen, Gleichgewicht und Gesundheit ist ein liebevoller Umgang mit deinem Körper. Lerne, seine subtilen Signale zu lesen und wertzuschätzen. Das können auch kleine Dinge sein. Gönn dir z. B. eine Auszeit, wenn du müde bist. Und sobald starke Emotionen aufkommen, höre kurz in dich hinein: Wie reagiert dein Körper? So schaffst du nach und nach mehr Verbundenheit zwischen Körper, Geist und Seele.

Test 4: Wie intuitiv isst du?

Du bist mit Freunden beim Italiener. Zur Auswahl stehen Pizza, Pasta oder ein Salat. Wofür entscheidest du dich?

- Kommt drauf an, wonach ich mich heute fühle. (C)
- Salat – Grünzeug ist am gesündesten. (A)
- Ich hadere zwischen Pizza, Pasta oder Salat. (B)

Es ist Filmabend. Du kommst gerade satt vom Abendessen und wusstest nicht, dass es noch Snacks gibt. Was machst du?

- Ich bin satt, also esse ich nichts mehr. (C)
- Wenn es etwas gibt, das wirklich lecker ist, geht das in den Dessertmagen. (B)
- Ich snacke, weil es da steht. (A)

Du gehst schon das dritte Mal an diesem Bäcker vorbei, bei dem es einfach so gut nach deinem Lieblingsgebäck duftet. Du...

- ... weißt, dass es dir nicht bekommt und isst es nicht. (C)
- ... holst dir das dritte Gebäck und freust dich darüber. (B)
- ... holst dir ein Stück und bereust deine Willensschwäche oder überlegst dir Wiedergutmachungsstrategien. (A)

Du möchtest dich so gesund ernähren, wie es geht. Wie geht es dir, wenn du das mal nicht schaffst?

- Ich denke: Passt schon – nobody is perfect! Dann wird die nächste Mahlzeit eben wieder gesund. (C)
- Ich genieße kurz und ärgere mich dann über die fehlenden Nährstoffe. (B)
- Jetzt ist es auch egal, und ich esse den ganzen Tag alles, was ich mir sonst verbiete. (A)

Wie entscheidest du, wann du isst?

- Ich esse, wenn mein Körper Hunger meldet. (C)
- Ich esse zu festen Zeiten, die mein (Arbeits-/Familien-)Leben vorgibt. (A)
- Ich esse, wenn ich Lust habe. (B)

Wie entscheidest du, was du isst?

- Ich überlege, welche Nährstoffe mir heute noch fehlen. (B)
- Ich esse, worauf mein Körper Hunger hat. (C)
- Ich esse, was gerade leicht verfügbar ist. (A)

Woher weißt du, wann du satt bist?

- Ich merke einfach, wann es so viel ist, dass ich mich gut fühle. (C)
- Ich höre auf, wenn nichts mehr reinpasst oder der Teller leer ist. (B)
- So richtig satt fühle ich mich selten. (A)

Versuchst du, einen bestimmten Makronährstoff (Kohlenhydrate, Eiweiß oder Fette) zu meiden, weil du ihn ungesund findest?

- Ja, klar. (A)
- Nein, ich esse worauf ich Lust habe. (B)
- Kommt auf die Qualität und die Verarbeitung des Lebensmittels an. (C)

Worauf hast du meistens Hunger, wenn dein Leben in normalen Bahnen verläuft?

- Auf gesunde nährstoffreiche Gerichte. (C)
- Oft auf Fast Food wie Pizza, Pommes und Burger. (A)
- Mal so mal so, je nach Tagesform. (B)

>>

>>

Wie fühlst du dich normalerweise nach einem guten Essen?

- Satt, zufrieden und energiegeladen. (C)
- Satt, zufrieden und reif für die Couch. (B)
- Meistens weder richtig satt noch zufrieden. (A)

In der Büroküche steht mal wieder Kuchen. Was machst du?

- Ich freue mich, wenn alle zusammenkommen und kurz in der Küche socialisen, deswegen esse ich mit. (A)
- Schon wieder Marmorkuchen brauche ich nicht. Wenn's wieder was Cooles gibt, bin ich dabei. (B)
- Wenn mich der Kuchen wirklich anmacht, genieße ich ein Stück. Wenn nicht, dann nicht. (C)

Auswertung

Überwiegend Antwort A – Intuition ist ein Schatz, den du entdecken darfst

Was bedeutet Ernährung für dich? Eine Quelle gesunder Nährstoffe? Genuss? Oder einfach Mittel zum Zweck? Versuche herauszufinden, welche Rolle Essen in deinem Leben spielt: Warum isst du? Wie geht es dir dabei und danach? Nach welchen Kriterien suchst du dein Essen aus? Muss es besonders gesund oder v. a. lecker sein? Oder machst du dir gar keine Gedanken darüber? Welche Glaubenssätze spielen beim Essen eine Rolle? Indem du deine Beziehung zum Essen etwas genauer untersuchst, schaffst du die besten Voraussetzungen für ein intuitives Essen.

Überwiegend Antwort B – Auf dem Weg zur Intuition

Du hast schon eine Ahnung, was dir gut bekommt. Manchmal fällt es dir aber schwer, den Zugang zu deiner inneren Stimme zu finden oder zu verstehen, was sie sagt. Dann fühlt es sich an, als müsstest du zwischen zwei Stimmen entscheiden: die deiner Gedanken und die der Intuition. Oft wird dir erst im Nachhinein klar, was das subtile Gefühl, das du schon vor dem Essen hattest, dir sagen wollte. Analysiere nochmal deine Glaubenssätze und Theorien in Bezug auf Essen: Halten sie dich davon ab, deiner Intuition zu vertrauen? Vielleicht sind es auch soziale oder emotionale Situationen, die dir manchmal den Zugang zu deiner Intuition versperren? Vertraue deiner inneren Stimme, wann immer du kannst. So wirst du mit jedem Mal immer ein bisschen sicherer.

Überwiegend Antwort C – die Intuition liegt dir

Du weißt genau, wann du lieber etwas Warmes essen solltest und wann es Rohkost sein darf. Deine Intuition leitet dich (meistens) zielsicher zu den für dich richtigen Lebensmitteln. Weil du meistens nur das isst, was sich richtig anfühlt, und davon nur so viel, bis du satt bist, spürst du selten Reue. Stattdessen fühlst du dich gut und genährt. Beim Kochen weißt du intuitiv, welche Zutaten du brauchst, damit das Gericht rund ist und dir guttut. Auch unter Stress isst du so, wie du es brauchst.

> Wir alle haben ein
> *angeborenes Wissen,*
> intuitiv zu essen.

Test 5: Bist du ein emotionaler Esser?

Emotionen beeinflussen unser Essverhalten oft maßgeblich. Sicher kennst du die Situation, dass dir etwas den Appetit verdirbt oder du erstmal was essen musst, um runterzukommen. Emotionales Essen wird gerne mit intuitivem Essen verwechselt. Tatsächlich ist es aber ebenso wenig intuitiv wie das Essen nach strikten Nährstofftabellen und Speiseplänen. Nur lassen sich Emotionen besonders schwer von wahren Bedürfnissen unterscheiden. Dieser Test hilft dir, dich dafür zu sensibilisieren, wann du dich beim Essen von Emotionen leiten lässt.

Du weißt nicht, wie du eine bestimmte Aufgabe lösen sollst. Es gibt zig Möglichkeiten, und keine scheint die richtige zu sein. Wie reagierst du?

- Ich fokussiere mich voll auf die Lösungsfindung, Hunger und Durst vergesse ich dabei. (B)
- Ich gehe erstmal etwas essen, um mich zu erden und in Ruhe nachzudenken. Wenn dafür keine Zeit ist, esse ich einen Snack. (A)
- Die Situation beeinflusst mein Essverhalten gar nicht. (C)

Wie beeinflussen negative Emotionen wie Trennung, Verlust und Schmerz deinen Bezug zu Essen?

- Sie verderben mir den Appetit, und mein Magen fühlt sich wie zugeschnürt an. (B)
- Gutes Essen tröstet mich. (A)
- Diese Emotionen beeinflussen mein Essverhalten nicht. (C)

Du hast beruflichen Druck oder fühlst dich einer Aufgabe nicht gewachsen. Wie reagierst du?

- Ich mache erstmal eine Kaffeepause und esse einen Snack. (A)
- Ich atme tief durch, überlege, was ich brauche, um die Aufgabe zu lösen, und gebe mein Bestes. (C)
- Ich fange an zu arbeiten und vergesse die Welt um mich herum. (B)

Essen aus Langeweile ...

- ... ist bei mir Standard. (A)
- ... kommt hin und wieder vor. (B)
- ... ist kein Thema für mich. (C)

Sorgt Stress bei dir für Food-Cravings?

- Ja, andauernd. (A)
- Nein, im Gegenteil. (B)
- Ich verstehe, was passiert, und gebe meinen stressbedingten Essensgelüsten nicht nach. (C)

Isst du, wenn du einsam, traurig oder ängstlich bist, obwohl du keinen physischen Hunger verspürst?

- Ja, eigentlich immer. (A)
- Manchmal. (B)
- Nein. (C)

Isst du manchmal, um ein bestimmtes Gefühl hervorzurufen? Vermittelt dir z. B. erst das Abendessen das Gefühl, so richtig zu Hause angekommen und entspannt zu sein?

- Ja, definitiv. (A)
- Mir ist nicht bewusst, ob Essen bestimmte Emotionen provoziert. (B)
- Ja, aber ich erkenne die Tendenz und versuche, anders zu reagieren, wenn ich nicht wirklich Hunger habe. (C)

Weißt du, welche Emotionen bei dir vorrangig das Verlangen zu essen auslösen?

- Überwiegend positive Emotionen (z. B. Freude, Aufregung, Geselligkeit). (B)
- Überwiegend negative Emotionen (z. B. Angst, Stress, Trauer, Einsamkeit). (A)
- Emotionen lösen bei mir kein bestimmtes Essverhalten aus. (C)

Auswertung

Überwiegend Antwort A – Essen löst Probleme, oder?
Du neigst dazu, in schwierigen emotionalen Situationen zu essen. Das kann neben psychischen und emotionalen auch ernährungsphysiologische und biochemische Gründe haben. Essen kann Glückshormone hervorrufen, die wir manchmal dringend brauchen. Auf Dauer geraten wir damit aber in einen Teufelskreis. Frage dich immer, wenn du merkst, dass du wieder essen möchtest, ob du tatsächlich Hunger hast oder dich nur vor einer Situation verstecken möchtest.

Überwiegend Antwort B – Essen kann dir helfen
Emotionale Situationen schlagen dir auf den Magen. Gerade bei negativ konnotierten Emotionen ist das trügerisch. Dich mit Energieentzug zusätzlich körperlich unter Stress zu setzen, ist meistens kontraproduktiv. Versuche dann, wenn dir deine Emotionen den Appetit verderben, dich ihnen zu widmen und dir bewusst Zeit für dein Essen zu nehmen.

Überwiegend Antwort C – Emotionales Essen ist kein Problem
Du merkst sehr genau, ob und wie deine Emotionen sich auf deinen Appetit auswirken, und bist in der Lage, entsprechend zu reagieren. Das ist super. Aber nimm es nicht zu genau. Manchmal ist es auch okay, sich bewusst mit einem kleinen Stück Schokolade zu trösten.

Reflexionen

Ich habe dir ein paar Reflexionsanregungen zusammengestellt, die dir helfen sollen, achtsam in das Programm zu starten und eventuelle Stolpersteine aus dem Weg zu räumen.

REFLEXION 1: GEWOHNHEITEN HINTERFRAGEN

Unsere Gewohnheiten werden teilweise schon früh in der Kindheit geprägt. Wir übernehmen sie von unserem Umfeld und hinterfragen selten, warum wir so handeln, wie wir handeln. Gewohnheiten geben uns Sicherheit, wir können sie abspulen, ohne viel darüber nachzudenken. Vielleicht hast du bestimmte Rituale oder Routinen, von denen dir nicht einmal bewusst ist, dass sie zur Gewohnheit geworden sind?

Mithilfe folgender Übung kannst du dir deine Gewohnheiten bewusst machen:

Schreibe eine Woche lang Tagebuch, in das du jeden Tag genau notierst, was du machst. Berücksichtige dabei Ort, Zeit, Gefühl und Kontext. Reflektiere anschließend aus zwei Perspektiven:

1. **Gefühlsperspektive:** Wie fühlst du dich, und wie möchtest du dich fühlen?

2. **Ratio/Logikperspektive:** Welchen Zweck erfüllt diese Handlung?

Beispiel für ein Gewohnheits-Tagebuch

Um 16.00 Uhr esse ich immer etwas Süßes (oder trinke einen Kaffee) vor meinem Rechner.

1. Gefühlsperspektive: Ich habe ein Tief, und eigentlich würde ich gerne eine Pause machen.

2. Ratio/Kontextperspektive: Ich möchte effizienter und mit mehr Energie meine Arbeit erledigen.

Wenn du dir dein Tagebuch nach der Woche anschaust, stellst du vielleicht fest, dass sich gewisse Handlungen wiederholen. Schreibe diese auf ein neues Blatt Papier. Wenn du dieses auswertest, erkennst du möglicherweise, dass du manche Handlungen nur ausführst, weil du es immer so machst. Z. B. dass du den Kaffee am Nachmittag aus Gewohnheit auch am Wochenende trinkst, obwohl du dich wach fühlst und kein wirkliches Bedürfnis danach hast. Im Designteil ab S. 124 arbeiten wir weiter mit deinen Erkenntnissen.

REFLEXION 2: WAS PASST ZU MEINEM ALLTAG?

Nicht jeder Wunsch passt zu unserem Alltag. Wenn ich einen Job habe, der erfordert, dass ich morgens früh das Haus verlasse und erst abends wieder zurückkomme, ist es unrealistisch, mir vorzunehmen, jeden Tag frisch und ayurvedisch zu kochen. Schau stattdessen, wie du Kompromisse finden kannst. Besonders wenn du das Gefühl hast, zu wenig Zeit zu haben, um dich mehr um deine Ernährung zu kümmern, hilft dir folgende Analyse: Nimm dir das Tagebuch aus der vorherigen Übung zur Hand. Schaue dir an, wann du eigentlich Zeit hättest, um z. B. deine Einkaufsliste zu schreiben, wann du einen Weg mit einem Einkauf kombinieren kannst oder ob es einen oder mehrere Abende gibt, an denen du ohne Stress kochen kannst. Wenn du an diesen Abenden eine größere Portion zubereitest, hast du vielleicht sogar schon dein Mittagessen für den nächsten Tag.

Achte auch darauf, wo vielleicht ungewollt wiederholt mehr Zeit verstreicht, als du eigentlich möchtest. Schreibe dir diese Time-Slots auf und überlege, wie du sie sinnvoll zur Erfüllung deiner Wünsche nutzen kannst.

REFLEXION 3: ANFORDERUNGEN AN MICH SELBST

Bereust du es sofort, wenn du etwas Süßes isst? Verurteilst du dich, wenn du schon wieder essen gehst, statt dir selbst etwas zu kochen? Gibt es eine Stimme in deinem Kopf, die dir ständig sagt, dass du mehr Sport machen solltest? „Wie kann ich mich ändern, wenn ich mich nicht kritisiere?“, fragst du dich jetzt vielleicht. Und ich frage dich: „Wie wirst du dich ändern, wenn du nicht auch annimmst, wo du gerade stehst?“ Damit meine ich nicht, dass du akzeptieren sollst, dass du dich ungesund ernährst oder keine Bewegung in deinen Alltag integrierst, sondern dass wir häufig nicht den Kern des Problems sehen. Die Aussage „ich bin zu dick“ berücksichtigt oft nicht das wirkliche Problem. Wenn wir Angst haben oder ein erhöhtes Bedürfnis nach Schutz und Sicherheit, kann das z. B. auch dazu führen, dass wir uns mit einer weiteren Körperschicht schützen. In dem Versuch abzunehmen verurteilen wir uns oft selbst und sind angetrieben von Angst und innerem Stress, was uns weiter von unserer Intuition entfernt und sich auch auf unsere Biochemie und die Zusammensetzung des Mikrobioms auswirken kann.

Frage dich daher: Wo habe ich Erwartungen daran, wie ich zu sein habe oder wie ich aussehen sollte? Hinterfrage dies dann weiter mit: „Wer sagt das?“

REFLEXION 4: STRESS REDUZIEREN

Sprechen wir von Stress, dann haben viele das Bild eines Vielbeschäftigten mit zahlreichen Terminen vor Augen. Welche Situationen Stress auslösen, ist aber sehr individuell. Manche Menschen bekommen Schweißausbrüche, wenn sie einen Anruf tätigen müssen, während andere das sogar gerne machen. Häufige Stressauslöser sind auch zu hohe Leistungsanforderungen, Schicksalsschläge, Ungeduld, Perfektionismus oder Unsicherheit. Manchmal merken wir gar nicht, wie tief wir in der Stressspirale stecken. Wir sollten uns dabei nicht mit anderen vergleichen, sondern fragen, was uns persönlich stresst. Dabei ist ein bisschen Stress ganz normal. Es geht nicht darum, alle negativen Stressoren zu meiden, sondern die eigene Reaktion an den Reiz anzupassen und sich nach intensiven Phasen genügend Pausen zum Regenerieren zu erlauben. Und es gibt auch positiven Stress, sogenannten „Eustress“. Dieser tritt auf, wenn du intensiv an Dingen arbeitest, die dich begeistern. Der Körper ist dann zu maximaler Leistung bereit, ohne dass er darunter leidet. Wichtig ist aber, dass wir uns auch nach Eustress Ruhe gönnen.

Nimm für eine kleine Stressanalyse wieder dein Tagebuch aus der Reflexion 1 zur Hand: Kannst du Situationen erkennen, die dir häufig Stress bereiten? Stellst du einige Anzeichen für Stress (siehe Kasten unten) häufiger bei dir fest?

Anzeichen für Stress

KÖRPERLICH:

- trockene Haut, kalte Hände und Füße
- Schweißausbrüche und Blutdrucksteigerung
- empfindliche Sinnesorgane
- Muskelverspannungen und -schmerzen
- Schweregefühl in Körper und Geist
- Herzklopfen und Magendrücken

MENTAL UND EMOTIONAL:

- Konzentrationsstörungen
- negative Einstellung
- Nervosität, Verwirrung und Leere
- Depression bzw. Einsamkeit
- Irritationen, Angst, Ärger und Hilflosigkeit

REFLEXION 5: WO VERLIERST DU ENERGIE?

Häufig ist unser Alltag gar nicht so stressig oder kräftezehrend, sondern wir verlieren viel Energie, weil wir uns die Dinge schwer machen. Wir verlieren v. a. dann Energie, wenn wir uns auf unsere Schwächen fokussieren, statt unsere Stärken zu nutzen. Das kann bei kleinen alltäglichen Entscheidungen anfangen. Wenn du den Test 4 gemacht hast, dann weißt du nun, wo deine Präferenz für Entscheidungsfindungen liegt. Allein das kann deinen Alltag schon leichter machen. Wenn du dich gut auf dein Bauchgefühl verlassen kannst, dann solltest du darauf vertrauen, statt endlose Pro- und Contra-Listen anzulegen. Während To-do-Listen und genaue Zeitplanung für manche Menschen sehr gut funktionieren, hilft es anderen mehr, intuitiv zu entscheiden, was gerade Priorität hat. Übrigens: Je mehr Energie du über den Tag verlierst, desto wahrscheinlicher ist es, dass dein Bedürfnis nach energiereichen Lebensmitteln steigt.

Überlege nun, wie du deine Stärken mehr in deinen Alltag einbringen kannst und mehr von den Dingen machen kannst, die dir Energie geben:

- Schreibe drei deiner **Stärken** auf.
- Schreibe nun mindestens drei **Tätigkeiten** auf, die dir Energie spenden.
- Schreibe außerdem drei **Dinge** auf, die dir bisher **Energie geraubt** haben.

Überlege bei den Punkten, die dir Energie rauben, ob du sie anders lösen, abgeben oder deine Einstellungen zu diesem Thema bewusst ändern kannst.

> Nur wenn wir unsere *Stärken* kennen, können wir diese *bewusst* und *erfolgreich* einsetzen.

REFLEXION 6: WAS DENKE ICH ÜBER MICH?

Glaubenssätze und Selbstsabotage sind eine häufige Ursache dafür, dass wir alte Muster nicht auflösen können. Wir haben das Gefühl, nicht gut genug zu sein, und unser Verstand legt sich die Dinge dann so zurecht, dass diese Annahme in unserem Alltag auch immer wieder bestätigt wird. Häufig kreieren wir diese Situationen sogar selbst: Wir verlangen nicht die Gehaltserhöhung, die uns zusteht; wir bleiben in einer Partnerschaft oder Freundschaft, die uns nicht guttut; wir essen übermäßig oder denken, dass wir bestimmte Sachen nicht essen dürfen; wir haben Schwierigkeiten, Entscheidungen zu treffen, weil wir davon ausgehen, dass wir die falsche Entscheidung treffen werden. Bevor du mit dem Programm beginnst, ist es also wichtig, dich zu fragen, ob dir insgeheim alte Überzeugungen im Weg stehen könnten. Ein häufiger Glaubenssatz lautet: „Ich schaffe es sowieso nicht. Ich bin schon so oft gescheitert."

Wenn du diesen Glaubenssatz bei dir entdeckst, dann ist es eine gute Übung, dir aufzuschreiben, in welchen Situationen du das Gefühl hattest zu scheitern. Hinterfrage, ob das wirklich ein Scheitern war oder nicht viel eher eine wichtige Lernerfahrung und Erkenntnis sowie ob es wirklich mit deiner Kompetenz zu tun hatte oder ob nicht auch andere Faktoren dazu beigetragen haben, die nicht in deiner Macht lagen. Notiere dir alle Situationen, in denen du Dinge gemeistert hast, und überlege, welche deiner besonderen Fähigkeiten dir dabei geholfen haben. Du kannst auch Freunde fragen, welche Eigenschaften sie an dir besonders schätzen oder was sie als deine besonderen Fähigkeiten wahrnehmen. Schreibe dir auch auf, welche weiteren Glaubenssätze du bei dir entdeckst, die dich daran hindern könnten, dein Essverhalten zu einer intuitiven Ernährung zu verändern.

Beispiel für einen Glaubenssatz

Ein unterbewusster Glaubenssatz kann sein: „Ich darf nicht gesund sein." Das hört sich erstmal komisch an, aber wir unterschätzen sehr häufig die Macht des Umfeldes, in dem wir uns bewegen. Eines unserer Bedürfnisse ist es, dazuzugehören oder uns loyal gegenüber unserer Familie und den engsten Freunden zu verhalten. Ein Beispiel: Wenn deine Mutter übergewichtig ist und ungesund lebt, könnte ein unterbewusstes Gefühl sein, dass du deine Mutter verrätst, wenn du dich gesund ernährst und Gewicht verlierst.

PHASE 2 – DAS DESIGN: TRIAL AND ERROR

In dieser Phase wollen wir ein Design erstellen, das dir hilft, Veränderungen in deinem Essverhalten zu initiieren. Es geht dabei nicht um einen festen Plan, sondern um eine flexible Struktur, die dir Entscheidungen abnimmt. Denn wenn wir alle Entscheidungen jeden Tag neu treffen müssen, ermüden wir schnell und greifen dann auf die altbekannten Gewohnheiten zurück. Genau das wollen wir durch die Design-Phase verhindern.

Jede Veränderung beginnt mit einer Intention und einer Richtung. Wenn wir losgehen, müssen wir nicht unbedingt jeden Schritt auf dem Weg kennen, aber wir brauchen eine Richtung, in die wir unsere Energie lenken.

Gewohnheiten ändern

Wie oft ist es dir schon so gegangen, dass du deine Intuition zwar bemerkt, aber ignoriert hast? Intuition bedeutet nicht Handlung. Daher ist es eine Sache, die Stimme der Intuition zu hören, und eine andere, ihr zu folgen. Auch Einsicht bedeutet nicht Handlung. Daher wollen wir uns in diesem Kapitel den Gewohnheiten widmen, und wie du sie in Übereinstimmung mit deiner Intuition bringen kannst. In der ersten Reflexion in Phase 1 hast du einige Gewohnheiten herausgearbeitet, die du ändern möchtest. Wir konzentrieren uns nun darauf, diese durch deine gewünschten neuen Gewohnheiten ersetzen zu können.

Der erste Schritt auf dem Weg zu einer nachhaltigen Veränderung ist ein klares Ziel. Deswegen lautet dein erstes To-do der Design-Phase: Schreibe auf, welche neuen Gewohnheiten du etablieren möchtest.

Die Priorität bei der Auswahl deiner neuen Gewohnheiten in der Design-Phase sollte darauf liegen, dass sie auch zu deinem Leben passen sowie tatsächlich erstrebenswert und realistisch sind. So soll und muss z. B. eine Ernährung, die wir langfristig beibehalten wollen, uns schmecken und auch zu uns passen.

> Das *Ziel* liegt nicht auf dem *Gipfel*,
> sondern im *Tal*, wo der Aufstieg begann.
>
> Carl Gustav Jung

Intuitiv & flexibel planen

Gewohnheiten – auch die guten – können eine Falle sein. Wenn wir stur an einer Gewohnheit festhalten, ohne anzuerkennen, dass wir selbst und das Leben einem ständigen Wandel unterliegen, kann das dazu führen, dass wir nicht merken, wenn wir gerade einmal etwas anderes brauchen. Feste Routinen sind toll, weil sie mentalen Speicherplatz freimachen und uns Handlungen erleichtern. Trotzdem sollten wir mit unserer Intuition verbunden bleiben, denn das macht uns flexibel und lässt uns bewusst bleiben. Intuition schließt etwas Planung nicht aus, im Gegenteil. Wichtig ist jedoch, dass wir uns erlauben, immer wieder in uns hineinzuspüren, ob diese Planung noch passt. Damit meine ich nicht, dass wir uns von unserem inneren Schweinehund alles ausreden lassen sollen, was wir uns vorgenommen haben, sondern dass wir liebevoll mit unseren momentanen Bedürfnissen umgehen.

Um intuitiver zu planen, ist es wichtig, dass du dich selbst kennst. Wenn du deinen Chronotypen (siehe S. 106) kennst, fällt es dir leichter, deinen Tag zu planen, und wenn du deinen Dosha-Typen (siehe ab S. 84) kennst, fällt es dir leichter, für dich bekömmliche Lebensmittel auszuwählen. Wenn du weißt, wie du Entscheidungen triffst, fällt es dir leichter, eine Balance zwischen Ratio und Intuition zu finden. Mit dem Wissen, dass Emotionen hinter deinem Heißhunger stehen, kannst du in deinem Design gezielt emotionale Achtsamkeit in deinen Alltag einplanen. Ich möchte dir kein Programm vorschreiben, welches du nach Schema F abarbeitest. Stattdessen möchte ich dich dazu einladen, dein eigenes Programm und Design zu gestalten und durch Erfahrung zu spüren, ob es für dich stimmig ist.

Du hast dir jetzt bereits deine Gewohnheiten angeschaut und entschieden, welche du behalten, gehen lassen oder durch konkrete neue Gewohnheiten ersetzen möchtest. Genau dieses Verständnis von dir selbst auf der körperlichen und geistigen Ebene hilft dir jetzt bei deinem neuen Design. Du kannst nun deinen Tagesrhythmus, die erforderlichen Übungen und die Mahlzeiten besser nach deinen Bedürfnissen gestalten.

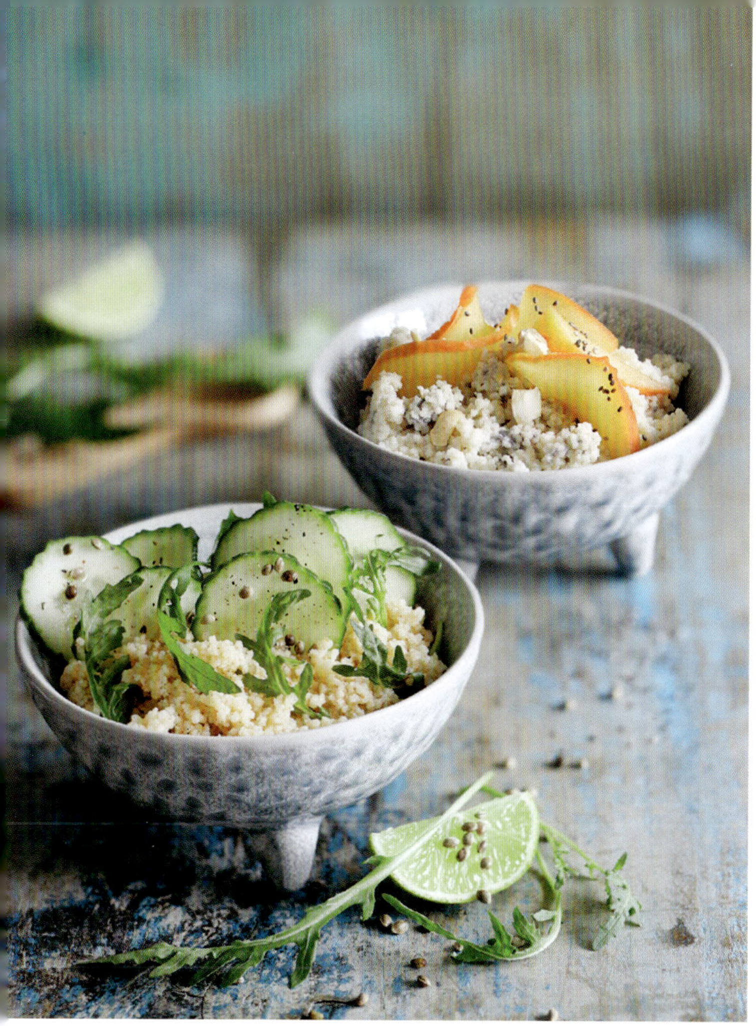

Wann, wie, was?

Halte dir für dein Design die folgenden drei W's vor Augen: Wann, Wie und Was. Das bedeutet konkret, dass du dir für deine intuitive Ernährung und die Übungen, die du integrieren möchtest, überlegst, wann du sie gut im Alltag unterbringen, wie du das umsetzen kannst und was es alles beinhaltet.

Das **Wann** bedeutet z. B., dass du Veränderungen nicht in einer emotionalen bzw. stressigen Phase starten solltest.

Das **Wie** bezieht sich u. a. darauf, mit Liebe, Genuss und Zeit etwas in dein Leben zu integrieren. Zum anderen bedeutet es aber auch, dass du ins Detail gehst und z. B. Teil einer solidarischen Landwirtschaft wirst oder auf dem Balkon Kräuter und Gemüse anpflanzt und mit mehr Achtsamkeit isst.

Werde beim **Was** nicht zu perfektionistisch. Statt dir vorzunehmen, keinen Zucker mehr zu essen, schaue lieber, dass du Süßes mit Ballaststoffen kombinierst. Erinnere dich immer wieder daran, dass Genuss und Befriedigung wichtig sind, um neue Gewohnheiten langfristig beizubehalten.

Mahlzeiten flexibel planen

Du musst deine Mahlzeiten nicht nach starren Ernährungsplänen organisieren, es genügt ein wenig Vorausschau. Das betrifft das Kochen an sich, aber auch die Vorbereitung. Ich kaufe z. B. lieber öfter frisch ein und kann dann wählen, worauf ich gerade Lust habe. Anderen passt es logistisch besser, einmal pro Woche einkaufen zu gehen, um für einige Tage sicher versorgt zu sein. Es gibt hier kein Richtig oder Falsch. In jedem Fall empfehle ich dir aber, dass du so aufstockst, dass du immer einige Grundnahrungsmittel zu Hause hast.

Hier einige meiner Essentials, die sich als Basics im Haushaltsvorrat eignen:

Kohlenhydrate: Haferflocken, Amarant, (Natur-)Reis, Quinoa, Couscous, Hirse, Dinkel, Vollkornreis oder Soba-Nudeln

Proteine: rote und schwarze Linsen, Mungolinsen und -bohnen, Kichererbsen (Glas), schwarze Bohnen (Dose), Linsennudeln

Fett: natives Olivenöl, Sesamöl, Leinöl, Kokosöl, Ghee

Außerdem: Pflanzendrinks, Kokosmilch, Lein- oder Chia-Samen, Nüsse und Saaten, Trockenfrüchte

Damit hast du immer die Zutaten für einen Porridge am Morgen vorrätig. Du hast Fette, die du hoch erhitzen kannst, und Öle für Dressings. Du kannst dir immer etwas kochen, was eine Protein- und Kohlenhydratquelle enthält. Zudem sind vorgekochte Hülsenfrüchte aus dem Glas oder Linsennudeln ruckzuck fertig und liefern viele Protein- und Ballaststoffe. Sorge dafür, dass deine Vorratskammer alle Nährstoffe bietet und du immer frisches Gemüse und Obst hast.

> *Etwas* auf Biegen und Brechen erreichen zu *wollen*, macht den Weg anstrengend. Wenn du *flexibel* in deiner Herangehensweise bleibst, wird der *Weg* nicht nur leichter, sondern auch schöner.

Der Baukasten

Meine Mahlzeiten stelle ich flexibel zusammen, achte aber darauf, dass sie ausgewogen sind. Als Grundlage dafür habe ich den **Baukastenplan** im Kopf. Bei der Mahlzeitenzusammenstellung bedenke ich immer, dass sich manche Lebensmittel laut Ayurveda nicht so gut vertragen. Obst esse ich deshalb immer vor der Mahlzeit oder als Snack. Getränke gibt es nicht zu den Mahlzeiten, abgesehen von ein wenig warmem Wasser, wenn ich das Bedürfnis habe. Dafür achte ich darauf, zwischen den Mahlzeiten genügend zu trinken, v. a. warmes Wasser oder Tee.

Wenn du den Baukastenplan etabliert hast, kannst du zum Feinschliff übergehen und die entsprechenden Lebensmittel zu deinem Dosha wählen. Werde aber auch hier nicht zu dogmatisch, sondern nimm die Empfehlungen eher als Inspiration auszuprobieren, ob sie dir einen Mehrwert an Wohlbefinden bescheren. Die Dosha-Ernährungspyramiden auf S. 94–99 können dir dabei eine gute Hilfestellung sein. Es gibt eine riesige Vielfalt, derer du dich bedienen kannst. Probiere dich aus und höre auf deinen Körper.

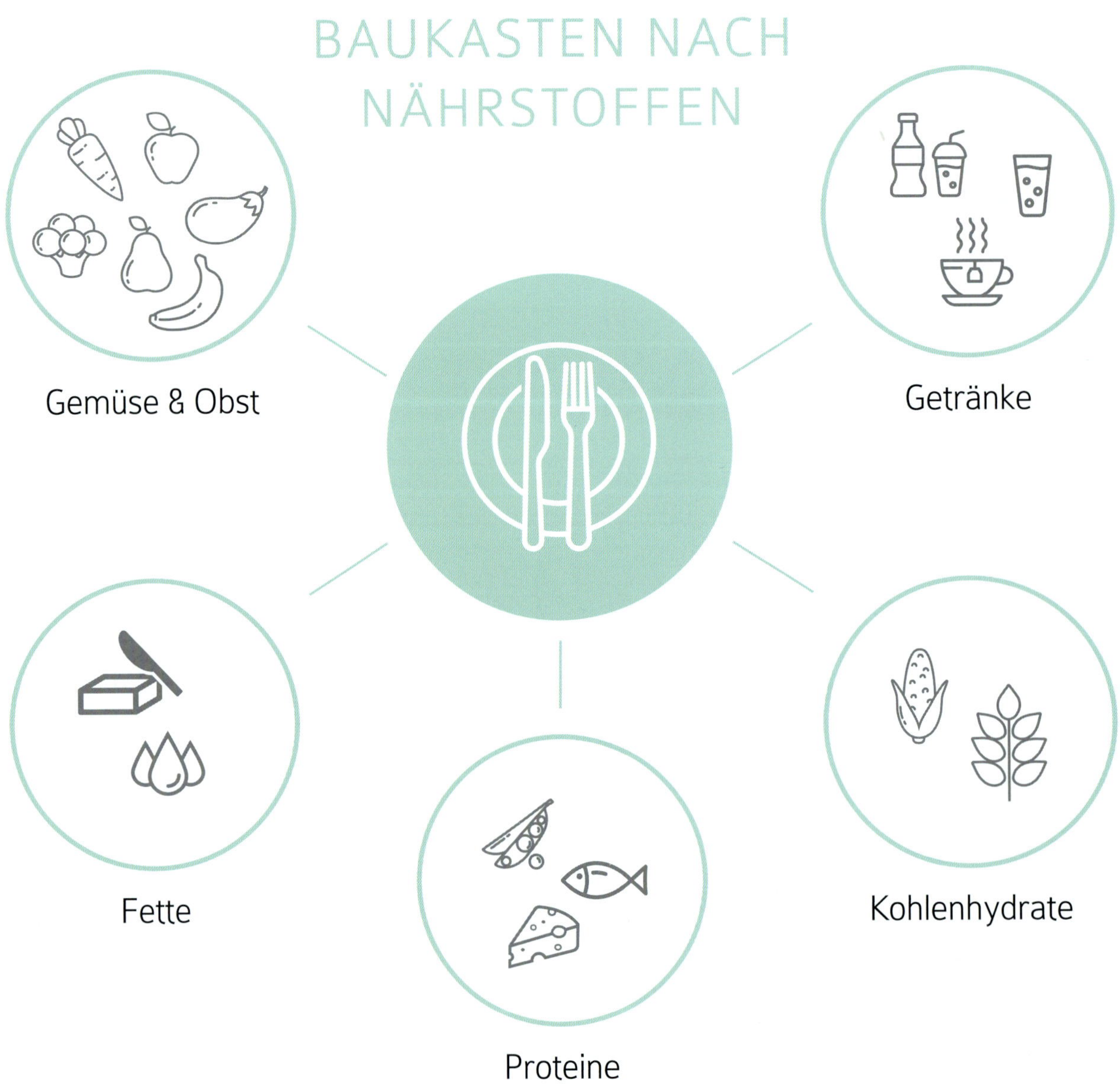

Kohlenhydrate	Eiweiß	Fett	Gemüse	Obst	Getränke
Süßkartoffeln	**Pflanzliches Eiweiß:**	**Pflanzliche Fette:**	Möhren	Äpfel	Mineralwasser
Kartoffeln	Hülsenfrüchte (Linsen, Erbsen, Tofu, Bohnen etc.)	Olivenöl	Rote Bete	Birnen	Tee (ungesüßt)
Quinoa	Quinoa	Sojaöl	Kürbis	Bananen	**In Maßen:**
Amarant	Amarant	Leinöl	Süßkaroffeln	Pflaumen	Schorlen mit natürlichen Fruchtsäften
Buchweizen	Hirse	Walnüsse	Kartoffeln	Orangen	Kaffee
Hirse	Nüsse und Samen	Haselnüsse	Pastinaken	Mandarinen	**Wenig:**
Reis	**Tierisches Eiweiß:**	Paranüsse	Spargel	Erdbeeren	Limonaden
Hafer	Milch	Cashews	Spinat	Himbeeren	Nektar
Weizen	Joghurt	Mandeln	Salat	Blaubeeren	Energydrinks
Dinkel	Molke	Pinienkerne	Brokkoli	Trauben	Alkohol
Roggen	Butter	Sesam	Blumenkohl	Mango	
Kamut	Sahne	Leinsamen	Weißkohl	Ananas	
Emmer	Käse	Hanfsamen	Grünkohl	Kiwi	
Mais	**Fisch/Fleisch/Eier:**	Chia-Samen	Rosenkohl	Pfirsich	
Nudeln	Hühnerei	Nussmus	Schwarzkohl	Nektarinen	
Vollkornbrot	Wachtelei	Avocado	Chinakohl		
Couscous	Süßwasserfisch	**Tierische Fette:**	Chicorée		
Bulgur	(fetter) Seefisch	Butter			
	Rotes Fleisch (Rind, Kalb, Lamm, Schwein)	Schmalz			
	Weißes Fleisch (Geflügel)	Sahne			
	Wildfleisch	Ghee			
		(Wurst, Eier, fetter Seefisch)			

Diese Tabelle kann dir als Orientierung für die einzelnen Nährstoffe und Lebensmittelgruppen dienen. Sie ist an dieser Stelle nur examplarisch und aufgrund der Vielzahl an existierenden Lebensmitteln nicht als vollständig anzusehen.

Übungen für den Alltag

Ich möchte auf keinen Fall, dass du nun ein riesiges Fragezeichen im Kopf hast und nicht weißt, wo du starten sollst. Daher habe ich dir ein kleines Programm mit Übungen zusammengestellt, die die Verbindung zu deinem Körper und deinen Gefühlen stärken sollen. Scanne den folgenden QR-Code, um zum Programm zu gelangen.

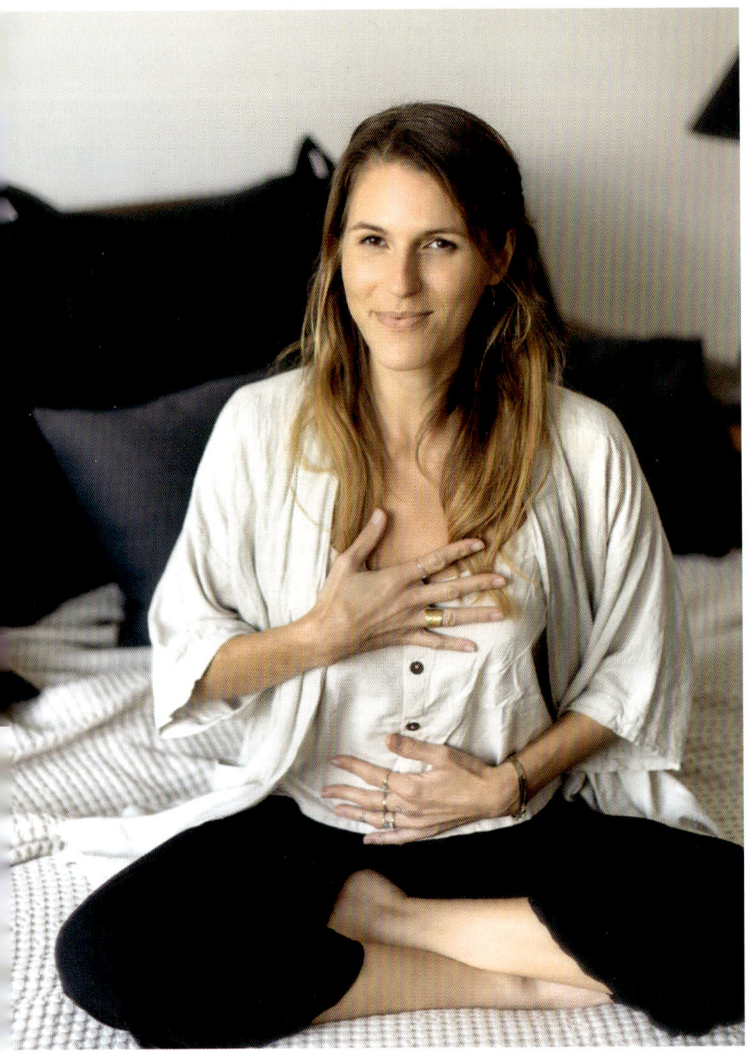

PHASE 3 – BAUPHASE: PROBIEREN GEHT ÜBER STUDIEREN

So viel zur Theorie – nun zur Praxis! Du wirst mehr Zeit im Prozess verbringen als mit den Ergebnissen, daher ist es so wichtig, diesen als eine gute Erfahrung zu gestalten. Wenn du anfängst, dein Design in der **Bauphase** in die Tat umzusetzen, solltest du deshalb folgende Punkte im Hinterkopf behalten:

Sammle Erfahrungen, statt zu scheitern: Du merkst, dass eine Gewohnheit, die du in der Design-Phase für gut befunden hast, auch nach ein paar Wochen einfach nicht so recht funktionieren will? Super! Dann bist du jetzt um eine Erkenntnis reicher und kannst diese verändern. So machst du dich nach und nach mit dir selbst bekannt. Die Bauphase bedeutet, einen Plan zu verfolgen und diesen anzupassen, wenn du merkst, dass das Haus sonst schief stehen würde.

Shit still happens: Sieh diesen Prozess als Findungsphase und erlaube dir, diesen anzupassen. Es geht nicht darum, diesen so schnell wie möglich zu absolvieren. Die Verbindung mit deiner Intuition erst herzustellen und dann zu halten, ist eine Lebensaufgabe. Genieße es, hab Spaß und zelebriere jeden Schritt als Investition in dich selbst.

„Wenn dann richtig" stimmt nicht: Du schaffst es nicht, morgens Porridge zu kochen, weil früh aufstehen einfach nicht dein Ding ist? Dann finde einen anderen Weg, ein gutes Frühstück für dich vorzubereiten, denn dass der Plan „Porridge kochen" nicht geklappt hat, ist kein Grund, die dahinterstehende Idee „gesundes Frühstück" aufzugeben. Und wenn du doch mal morgens in alte Routinen verfallen bist, ist das kein Grund, direkt das gesunde Abendessen gegen Fast Food einzutauschen. Jeder Teil deines Designs, den du umsetzen kannst, ist wertvoll.

Die Balance zwischen Disziplin und Ehrlichkeit: Natürlich werden dir nicht alle neuen Routinen gleich zu Beginn leicht fallen. Es ist ganz normal, dass du dich am Anfang großer Veränderungen auch mal überfordert fühlst. Sei jetzt ehrlich zu dir: Welche Veränderungen findest du nur anstrengend und kannst ihnen vielleicht etwas Zeit geben, um zu sehen, ob sie langfristig doch gut sind? Und welche überfordern dich wirklich? Dein Leben soll besser werden, nicht anstrengender. Erlaube dir, das Design schlanker zu gestalten, wenn du merkst, dass es zu viel wird.

Bleib flexibel: Statt deine Designs über den Haufen zu werfen, überlege in der Bauphase, ob du einfachere Alternativen finden kannst, die es dir z. B. in stressigen Lebensphasen leichter machen, im Einklang mit deinen Bedürfnissen zu leben. Probiere das Overnight-Couscous (siehe S. 136) statt einem frischen Porridge; stelle schon am Abend in einer Thermoskanne heißes (Ingwer-)Wasser für den Morgen bereit, koche die Quinoa-Pfanne von S. 156 für den nächsten Tag mit oder entdecke auf deinem Weg zur Arbeit ein Restaurant, das anbietet, was du auch wirklich essen möchtest.

Das Herz der Bauphase: Gewohnheiten etablieren

Vielleicht hast du schon mal gehört, dass es 21 Tage dauert, eine neue Gewohnheit zu entwickeln. Das stimmt so nicht ganz: Es hängt auch davon ab, wie attraktiv die neue Gewohnheit ist. Denke nur daran, wie mühsam es ist, einem Kind beizubringen, sich jeden Abend die Zähne zu putzen, wohingegen es bei der neuen Playstation sofort zur Gewohnheit wird, direkt nach der Schule damit zu spielen. Wie schnell ging es, dass der Griff zum Handy zur Gewohnheit wurde? Die Zeit, die erforderlich ist, um eine neue Gewohnheit zu etablieren, hängt davon ab, wie einfach sie auszuführen ist und wie sehr sie unser Belohnungszentrum aktiviert. Bei manchen Gewohnheiten kann es Monate dauern, bis sie sich wirklich eingespielt haben, besonders wenn sie uns keine sofortige Befriedigung geben, sondern die positiven Auswirkungen erst nach einiger Zeit spürbar werden.

Wenn du zum ersten Mal versuchst, eine neue Gewohnheit einzuführen, musst du dich bewusst anstrengen und sie einplanen. Erst wenn die Verbindungen im Gehirn hergestellt und gestärkt sind, können wir von einer festen Gewohnheit sprechen, die uns dann auch leichter fällt, da sie unbewusst ablaufen kann. Das bedeutet, dass der präfrontale Kortex am Anfang bewusst etwas Willenskraft einsetzen muss, um die alten Muster zu überschreiben. Genau deswegen ist es wichtig, dass wir erst einmal prüfen, wo wir diese Energie herbekommen können.

10 Tipps für neue Gewohnheiten

1. **Setze eine konkrete Intention:** Wenn du deine Ernährung verändern möchtest, dann reicht es nicht, dass du dir einfach nur vornimmst, gesünder oder intuitiver zu essen. Je spezifischer und handlungsorientierter du dein Ziel formulierst, desto erfolgreicher wirst du sein. Dabei spielt das Wann, Wo und Wie eine wichtige Rolle. So ist der Vorsatz, „ich möchte gesünder essen" nicht so effektiv wie „ich koche 3-mal pro Woche nach der Arbeit zu Hause ein gesundes Gericht, das ich mir vorher aus dem Kochbuch ausgesucht habe". Dabei ist auch die Regelmäßigkeit wichtig. Einmal einen Marathon zu laufen, führt nicht dazu, dass du fit bist oder Gewicht verlierst, es sind die wöchentlichen Trainingseinheiten, die den Unterschied machen.

2. **Klein anfangen:** Am Anfang ist die Motivation meist groß, und wir denken, wir müssten all das neu erlangte Wissen auf einmal in einer lebensumkrempelnden Aktion anwenden. Das kann nicht gut gehen. Ich habe Jahre gebraucht, um meine Morgenroutine zu etablieren, und probiere immer wieder neue Dinge aus – immer dann, wenn meine Intuition mir sagt, dass es jetzt Zeit dafür ist und ich es mit Freude statt mit Druck machen kann. Wenn du klein startest und kein allzu großes Ziel definierst, kannst du Schritt für Schritt Erfolge feiern. So solltest du nicht damit anfangen, eine komplette Ayurveda-Routine in deinen morgendlichen Ablauf einzubauen. Beginne zunächst nur mit dem Zungeschaben vor dem Zähneputzen und nimm dir am Morgen 1–5 Minuten Zeit, um bewusst in dich hineinzuspüren, z. B. während dein Teewasser kocht.

3. **Identifiziere deine Trigger:** In der Übung mit dem Tagebuch (siehe S. 121) hast du aufgeschrieben, was dich dazu motiviert, bestimmte Gewohnheiten auszuführen. Das können auch emotionale Auslöser sein. Wichtig ist, dass du verstehst, was du damit eigentlich bezwecken möchtest. Die Erwartung, dass sich ein bestimmtes Gefühl einstellt oder ein bestimmtes Ergebnis eintritt, löst nämlich die Dopaminausschüttung aus, die dich zu einer bestimmten Handlung bewegt. Dabei kann es helfen, bestimmte Auslöser aus deiner Umgebung zu entfernen, z. B. die Süßigkeitenschale, an der du immer vorbeiläufst. Es ist viel leichter, einer Versuchung nicht ausgesetzt zu sein, als ihr ständig widerstehen zu müssen, denn das verbraucht einfach zu viel deiner Willenskraft und hat nichts mit Intuition zu tun.

4. **Involviere deine Ratio und vertraue deiner Intuition:** Je mehr wir den bewussten Teil unseres Gehirn involvieren (präfrontaler Cortex), desto weniger neigen wir zu automatischen Reaktionen (aus dem Striatum). Dabei kann es helfen, deine kleinen und großen Ziele oder Wünsche aufzuschreiben. Versuche dann zu spüren, wie sich diese Ziele anfühlen und wie sich dein Leben dadurch verändert. Es ist wichtig, dass du auf der Gefühlsebene bleibst und dich nicht in Gedankenkonstrukten verlierst. Erinnere dich regelmäßig an dieses Gefühl. Durch die Kultivierung von Selbstwahrnehmung und Praktiken, die Körper und Geist verbinden, kannst du dich dabei unterstützen.

Zeit für dich

Zu viel Zeit vor dem Bildschirm distanziert uns von uns selbst. Wir lenken uns ständig ab, statt mit den eigenen Gefühlen in Verbindung zu treten. So leidet deine Intuition, die sich ohne den Kontakt zu deinen Gefühlen nicht weiterentwickeln kann. Auch deine Ratio leidet darunter, weil du zu viele Informationen von außen bekommst. Wie nach einer Gehirnwäsche fragst du dich danach nicht mehr, was DU eigentlich willst, denn dein Kopf ist voller Meinungen und Bilder, was du zu wollen hast. Plane daher aktiv Zeit für dich ein und nimm sie dir bewusst.

5. **Raum schaffen 8 Stress reduzieren:** Neue Gewohnheiten ergeben sich nicht einfach von selbst oder weil du motiviert bist, gerade am Anfang musst du dich aktiv um sie bemühen. Daher ist es so wichtig, dass du nicht versuchst, sie auf einen ohnehin schon vollen und stressigen Alltag draufzupacken. Das Problem ist zudem auch folgendes: Deine Gewohnheiten hast du ja meist entwickelt, um mit Stress oder Emotionen umgehen zu können. Versuchst du jetzt einfach nur, die alten Gewohnheiten wegzulassen, entsteht noch mehr Stress! Dieser Stress führt wieder dazu, dass du auf deine alten Coping-Mechanismen zurückgreifst. Sinnvoller ist es daher, dir vorher neue, zielführendere Coping-Mechanismen (siehe S. 24) zu überlegen und den Stress durch Sport, Meditation, Yoga, Zeit in der Natur, Atemübungen, Coaching oder Journaling abzubauen. Oft denken wir, dass wir dafür nicht die Zeit haben, meist reicht es aber, die Prioritäten anders zu setzen. Social Media verschluckt leicht eine halbe Stunde, in der du dir eine Mahlzeit zubereiten könntest. Und bedenke: Du büßt mehr Zeit ein, wenn du durch eine unausgewogene Ernährung energielos bist, Verdauungsbeschwerden oder ständig Heißhunger bekommst, als wenn du dir etwas Gesundes kochst.

6. **Perfektionismus loslassen – Die 80/20-Regel:** Nobody is perfect – sich bessere Gewohnheiten anzueignen, hat noch niemand im ersten Anlauf mit einer Trefferquote von 100 Prozent erreicht. Akzeptiere Fehltritte als einen Teil des Prozesses, der dich näher zu dir bringt und zeigt, was für dich funktioniert und was nicht. Halte dich bei allen Empfehlungen, die du umzusetzen versuchst, an die 80/20-Regel (Pareto-Prinzip): Mit nur 20 Prozent Einsatz kann man in vielen Fällen ein 80-prozentiges Ergebnis erreichen, das richtig gut ist. Laut diesem Prinzip entsteht ein unverhältnismäßig hoher Aufwand, wenn wir versuchen 100 Prozent zu erreichen.

7. **Feiere die kleinen Erfolge:** Lobe dich regelmäßig, wann immer du etwas geschafft hast. Dein inneres Kind wird sich unglaublich freuen, und Studien zeigen, dass positive Selbst-Affirmationen die Etablierung von neuen Gewohnheiten ungemein erleichtern. Verhaltensänderungen erfordern auch deine Intuition: Du musst lernen zu spüren, wann es gut ist, dich weiter zu pushen und wann der kleine Erfolg absolut ausreichend ist. Nimm dir jeden Abend etwas Zeit, um dir vor Augen zu halten, welche kleinen Dinge du an diesem Tag umgesetzt hast und was du dir für den kommenden Tag vornehmen möchtest.

8. **Mache es dir so angenehm wie möglich:** Je mehr Serotonin wir produzieren, desto mehr unterstützen wir unseren präfrontalen Cortex, und desto einfacher können wir schlechte Gewohnheiten überschreiben. Eine neue Gewohnheit etabliert sich also nicht mit eisernem Willen und spröder Enthaltsamkeit, sondern indem wir sie schön gestalten. Kombiniere neue Gewohnheiten mit etwas, was du gerne machst. Wenn du öfters kochen willst, dann lade ab und zu Freunde dazu ein, oder besuche einen Kochkurs. Wenn dir etwas schwer fällt, dann belohne dich mit etwas Schönem, wie einer Massage.

9. **Gewohnheiten kombinieren:** Der Verhaltenswissenschaftler B.J. Fogg hat eine Methode entwickelt, die dabei hilft, neue Gewohnheiten zu etablieren. Er schlägt vor, eine neue Gewohnheit mit einer bestehenden zu kombinieren. Beispiel: Dir fällt auf, dass du im Büro zwar Kaffee trinkst, aber oft vergisst, genügend Wasser zu trinken. Das sogenannte Habit stacking könnte nun so aussehen: Wenn du dir morgens und nachmittags eine Tasse Kaffee holst, füllst du deine Wasserflasche auf und trinkst sie bis zum Mittagessen/bis zum Feierabend aus. Eine ayurvedische Morgenroutine lässt sich z. B. etablieren, indem du das Ölziehen praktizierst (neue Gewohnheit), während du warmes Wasser aufsetzt und wartest, bis es kocht (bestehende Gewohnheit). Die Gewohnheit, die bereits etabliert ist, wird somit zum Auslöser für die neue Gewohnheit.

10. **Bewusste Prokrastination:** Jeder von uns kennt es mehr oder weniger – wir schieben unangenehme oder neue Dinge gern vor uns her. Welche Themen das sind, ist individuell sehr unterschiedlich, deswegen denken wir immer, dass dieses Phänomen nur bei uns selbst existiert. Statt dich dafür zu verurteilen und dich gestresst zu fühlen, wenn du dich mal nicht nach kochen fühlst, gib dir für solche Momente die Erlaubnis, dass das okay ist und entspanne dich. Gleichzeitig machst du dir einen konkreten Plan für den nächsten Tag. Das gibt dir wieder Energie und lässt dich frisch starten.

PHASE 4 – MAINTAINING: REPARATURARBEITEN

Die Bauphase hat dich in den Flow gebracht? Super! Lass dich aber nicht aus dem Konzept bringen, wenn es sich nach einer Zeit nicht mehr stimmig anfühlt. Akzeptiere, dass sich Dinge verändern dürfen und du dein Design an einigen Stellen überarbeiten oder „reparieren" musst. Gehe mit dem Fluss des Lebens und übe, auch bei turbulenten äußeren Umständen deiner Intuition treu zu bleiben. Auch hier gibt es kein Scheitern. Nichts muss ein Leben lang passen. Wenn du versuchst, an Konzepten festzuhalten, die für dich (aktuell) nicht (mehr) funktionieren, handelst du kontraintuitiv und riskierst am Ende, frustriert das Handtuch werfen zu wollen. Wenn du dir aber rechtzeitig erlaubst, dich den kleinen Veränderungen hinzugeben, mit ihnen zu arbeiten und Dinge anzupassen, bleibst du im Flow und entwickelst dich Schritt für Schritt im Einklang mit deiner Intuition.

Tabula rasa: Von vorne beginnen

Ich habe die Erfahrung gemacht, dass es gut tun kann, Tabula rasa zu machen. Mir ist es immer wieder passiert, dass ich neue Dinge mit meinen alten Mustern begonnen habe. Was sich in der Designphase noch toll angehört hat und in der Bauphase versuchsweise angepasst wurde, hat irgendwann in eine Sackgasse geführt. Wer dann trotzdem immer wieder versucht, die Flucht nach vorne zu ergreifen, verbraucht viel Energie. Daher ist es vollkommen okay, noch mal neu zu starten, wenn etwas so gar nicht funktioniert. Die Kunst dabei ist zu spüren, wann es genügt, kleine Reparaturarbeiten vorzunehmen, weil das Gebäude in sich noch stimmig ist, und wann das Fundament so instabil geworden ist, dass es Zeit für Abriss, Neudesign und Wiederaufbau wird.

Reparatur oder Neuanfang?

Nachdem du dich nun schon eine Weile mit deiner Intuition beschäftigt und alle Phasen einmal erlebt hast, stehen die Chancen gut, dass deine Intuition dir sagt, welcher Weg der richtige ist. Gerade bei größeren Entscheidungen ist es aber meistens gar nicht so einfach, Intuition, Bedürfnisse und Glaubenssätze voneinander zu unterscheiden. Die folgenden Tipps können dir helfen, Hinweise zu finden, ob Reparatur oder Tabula rasa besser zu deiner Situation passen:

1. **Hinterfrage deine erste Reaktion**. Willst du an der Situation festhalten, weil sie ein tiefsitzendes Sicherheitsbedürfnis befriedigt oder weil sie sich gut anfühlt? Oder willst du einfach alles hinschmeißen, weil das in der Vergangenheit auch funktioniert hat?

2. **Höre auf deinen Körper**. Emotionen und Vorstellungen rufen körperliche Reaktionen hervor. Was spürst du auf physischer Ebene, wenn du die verschiedenen Szenarien durchgehst? Was fühlt sich gut an und was nicht?

3. **Analysiere deine Entscheidungswege:** Gehst du intuitiv oder rational vor? Und wie würde deine Entscheidung ausfallen, wenn du die jeweils andere Perspektive anlegst?

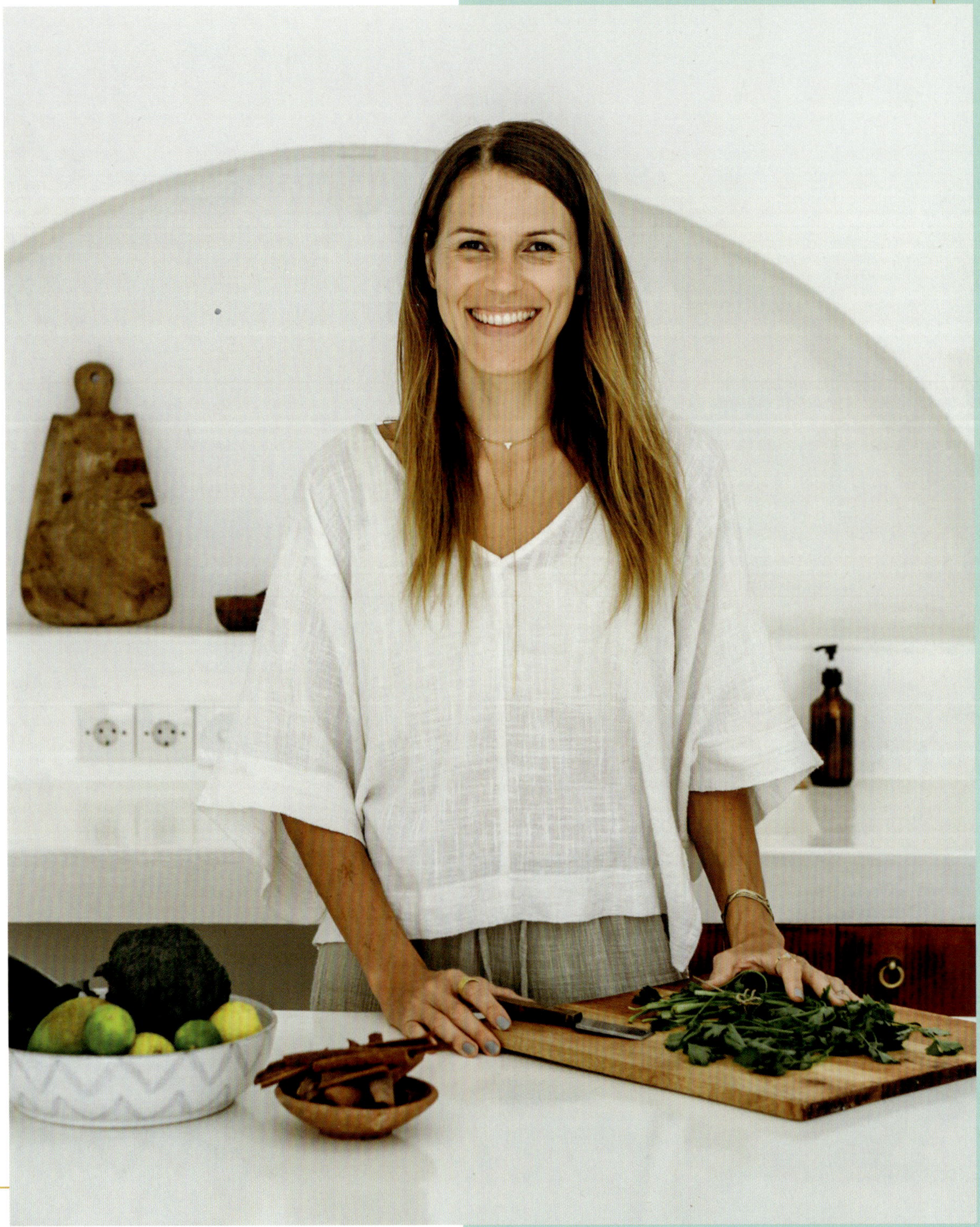

Welche Ernährung brauchen wir für unseren Körper und unseren Geist?

Intuitives Essen – die Rezepte

Kochen nach Rezept und intuitives Essen schließen sich nicht aus. Zu Beginn deiner Kochpraxis geben dir Rezepte eine Idee, wie du Mahlzeiten auf eine nährende Weise zusammenstellen kannst. Mit der Zeit kannst du die Gewürze und Zutaten dann intuitiv und nach Gefühl variieren. Durch regelmäßige Achtsamkeitsübungen und das wachsende Verständnis für den eigenen Körper wächst die Praxis des intuitiven Essens wie eine Pflanze, die jeden Tag gegossen wird.

Immer wieder habe ich auf den vorherigen Seiten von Ballaststoffen, Nährstoffen und einer pflanzenreichen Ernährung gesprochen. Ich möchte dir in diesem Kapitel zeigen, dass das nicht fad und langweilig sein muss und Genuss und Geschmack auch bei dieser Ernährung die Hauptrolle spielen dürfen. Die Rezepte sind so konzipiert, dass sie ein optimales Verhältnis an Nährstoffen bieten und dank der Zubereitungsmethoden und der gewählten Gewürze auch die im Ayurveda so wichtigen Geschmacksrichtungen in einem guten Verhältnis vereinen.

Genuss auf Pflanzenbasis

Alle Rezepte, die du auf den folgenden Seiten findest, sind pflanzenbasiert. Nicht weil ich dir vermitteln möchte, dass du dich nur noch rein pflanzlich ernähren solltest, sondern weil vielen von uns einige wichtige Substanzen in der Ernährung fehlen, die v. a. in pflanzlichen Lebensmitteln stecken. Wenn einige Zutaten der Rezepte dir vielleicht noch unbekannt sind, möchte ich dich einladen, diese auszuprobieren. Denn die Gerichte sind so konzipiert, dass sie nicht nur ein optimales Verhältnis an Nährstoffen enthalten, sondern durch die Art der Zubereitung und die verwendeten Gewürze auch sehr bekömmlich sind und auf diese Weise bestimmte Nährstoffe für den Körper besonders gut verfügbar machen.

Ziel ist es, dass du dich nach einer Mahlzeit zufrieden und gesättigt fühlst, denn intuitiv essen und nach Rezept zu kochen ist kein Gegensatz. Die Rezepte stellen vielmehr deine Landkarte dar, die dir den Weg weist. Je mehr Erfahrung du beim Kochen bekommst, desto mehr kannst du dich dann bei der Zubereitung deiner Mahlzeiten von der Intuition leiten lassen. Ich möchte dich dabei unterstützen, ein Gespür dafür zu entwickeln, sodass dir irgendwann ein Blick in den Kochtopf genügt, um zu wissen, ob dein Essen gar ist.

Bis dahin gilt es, Erfahrung zu sammeln, zu probieren, zu spüren und deine individuellen Vorlieben und Bedürfnisse zu erkunden. Denn wir haben nicht nur unterschiedliche Geschmackspräferenzen, sondern auch eine eigene Vorliebe für eine bestimmte Konsistenz von Nahrung. Magst du deine Cookies lieber knuspriger oder weicher? Variiere den Flüssigkeitsanteil im Teig oder auch die Backzeit und finde es heraus. Irgendwann siehst du den Cookies schon im Ofen an, wann sie für dich perfekt sind – egal was im Rezept steht.

Rezepte können nur gelingen,
wenn wir den *Raum* für unsere
Intuition offen halten.

Tridosha-Currymischung

Gewürzmischungen spielen in der ayurvedischen Küche eine wichtige Rolle. Da viele vorgefertigte Mischungen aber nicht optimal abgestimmt sind, möchte ich dir hier eine Tridosha-Currymischung vorstellen, die du auf Vorrat selbst herstellen kannst. Mit dieser Grundmixtur hast du eine milde Gewürzmischung, die keines der Doshas reizt. Vor dem Kochen kannst du für jedes Rezept selbst entscheiden, ob du noch etwas Chili, frischen Ingwer, Knoblauch oder andere Gewürze wie z. B. Asafoetida (siehe S. 135) dazugeben möchtest. Für die Tridosha-Currymischung benötigst du folgende Zutaten:

- 2 EL Kreuzkümmelsamen
- 1 EL Korianderkörner
- 1 EL Fenchelsamen
- 1 EL schwarze oder gelbe Senfsamen
- 1 TL schwarze Pfefferkörner
- 1 EL gemahlene Kurkuma

Erhitze eine schwere Pfanne und gib bis auf Kurkuma alle Gewürze hinein. Röste die Gewürze 2–3 Minuten unter ständigem Rühren, bis sie anfangen zu duften. Lass die Mischung anschließend abkühlen und mahle sie dann in einem Mörser oder einer Kaffeemühle so fein wie möglich. Mische zum Schluss das Kurkumapulver unter und bewahre dein Curry in einem luftdichten Glas auf.

Nährwertangaben – Zahlen zur Orientierung

Einige brauchen Zahlen als Sicherheit, wenn es darum geht, Entscheidungen zu treffen, bei anderen lösen Zahlen hingegen Stress aus, da sie lieber auf ihr Gefühl vertrauen. Du bekommst daher zu jedem der folgenden Rezepte immer einen Überblick über die darin enthaltenen Makro- und Mikronährstoffe. Auf diese Weise kannst du ein Gespür dafür entwickeln, wie wichtig es ist, Abwechslung in deine Mahlzeiten zu bringen. Wenn dich Zahlen eher ablenken, prüfe erst im Nachhinein, ob dein Gefühl mit diesen übereinstimmt. Es geht aber nicht darum, in jeder Mahlzeit grammgenau die Nährstoffe zu errechnen, sondern darum ein ungefähres Gespür dafür zu entwickeln.

Die Nährwerte, die du bei den Rezepten findest, beziehen sich auf den Tagesbedarf einer erwachsenen Frau mit normalem Aktivitätslevel. Männer haben aufgrund ihrer Biologie einen leicht höheren Nährstoffbedarf. Allerdings können die Angaben immer nur ungefähre Orientierungswerte sein, da der Gehalt der einzelnen Nährstoffe in den Lebensmitteln natürlicherweise schwanken kann.

Hier noch einige Erläuterungen:

Die Klassifizierung von **Vitaminen und Spurenelementen** sind für eine bessere Übersicht wie folgt beschrieben: „sehr reich“ = über 50 % des Tagesbedarfs pro Portion; „reich“ = 30–50 % des Tagesbedarfs pro Portion

Die biologische Wirkung von **Vitamin A** wird in Retinoläquivalenten (RE) angegeben, sodass die verschiedenen chemischen Verbindungen und Vorstufen des Vitamin A berücksichtigt werden.

Der Gehalt an **Niacin (Vitamin B_3)** wird in Niacinäquivalenten angegeben. So wird berücksichtigt, dass der Körper aus der Aminosäure Tryptophan, die wir aus proteinhaltigen Lebensmitteln aufnehmen, auch selbst Niacin bildet.

Mehrfach ungesättigte Fettsäuren werden mit der im Englischen gebräuchlichen Kurzform „PUFA“ für „polyunsaturated fatty acid“ angegeben.

Einfach ungesättigte Fettsäuren werden mit der im Englischen gebräuchlichen Kurzform „MUFA“ für „monounsaturated fatty acid“ angegeben.

Einkaufsliste für dein Gewürzregal

Hier gebe ich dir eine kleine Einkaufsliste für eine Grundausstattung an Gewürzen an die Hand, die du im Haus haben solltest. Ich möchte dich damit auch einladen, neue Geschmacksrichtungen zu entdecken und die Wirkung folgender Gewürze in deinem Körper zu erfahren:

- (Himalaya-)Steinsalz
- Asafoetida (indisches Gewürz, aus dem Ayurveda-Online-Handel oder Reformhaus)
- Currypulver (am besten selbst gemacht, siehe Rezept auf S. 134)
- Fenchelsamen
- Garam Masala
- gemahlene Vanille
- gemahlener Kreuzkümmel
- Kala Namak (Gewürzsalz aus Indien)
- Koriandersamen
- Kreuzkümmelsamen
- gemahlene Kurkuma
- schwarze oder gelbe Senfsamen
- schwarzer Pfeffer
- gemahlener Zimt

Overnight-Couscous

FÜR 1 PORTION

Zutaten

HERZHAFTE VARIANTE

40 g Couscous

½ TL Steinsalz

Pfeffer

½ TL Ras el Hanout

je 1 EL Sonnenblumenkerne + Kürbiskerne

1 EL Hefeflocken (nach Belieben)

1 EL Olivenöl (alternativ Leinöl)

1 TL Zitronensaft (alternativ Limetten- oder Orangensaft)

SÜSSE VARIANTE

40 g Couscous

140 ml Pflanzendrink (z. B. Reis- oder Mandeldrink)

Steinsalz

1 gehäufter TL Chia-Samen

⅓ TL gemahlener Zimt

1 EL getrocknete, gehackte Datteln

2 EL gehackte Cashewkerne (alternativ Mandeln)

1 TL Mandelmus

HERZHAFTE VARIANTE

Zubereitung

Den Couscous mit Salz, 1 Prise Pfeffer, Ras el Hanout, Kernen sowie nach Belieben mit Hefeflocken in ein kleines Einmachglas geben. Dann 130 ml Wasser angießen und gut umrühren. Das Glas verschließen und über Nacht in den Kühlschrank stellen.

Am nächsten Tag Olivenöl und Zitronensaft untermischen und den Couscous mit einem Topping deiner Wahl, z. B. Sprossen, Rucola, Hanfsamen oder Nüssen, servieren.

SÜSSE VARIANTE

Zubereitung

Den Couscous mit Pflanzendrink, 1 Prise Salz und den restlichen Zutaten in ein kleines Einmachglas geben, alles gut verrühren, das Glas verschließen und über Nacht in den Kühlschrank stellen. Am nächsten Tag entweder pur oder mit einem Topping deiner Wahl, z. B. gedünstetem Apfel oder Apfelmark, genießen.

Perfekt auch für unterwegs

Overnight-Couscous eignet sich super als Frühstück oder auch als Lunch im Glas für unterwegs. Es lässt sich einfach und schnell vorbereiten und schmeckt herzhaft oder süß – je nachdem, was dich gerade mehr anmacht. Wenn du Weizen meidest, kannst du das Rezept auch mit Dinkel- oder Reis-Couscous (erhältlich im Reformhaus/Bioladen) zubereiten oder mit Hirse, die du jedoch vorher kochen musst.

Extrakick durch Hefeflocken

Hefeflocken geben einen würzigen Geschmack, der leicht nach Käse schmeckt. Sie enthalten zudem viele wertvolle B-Vitamine.

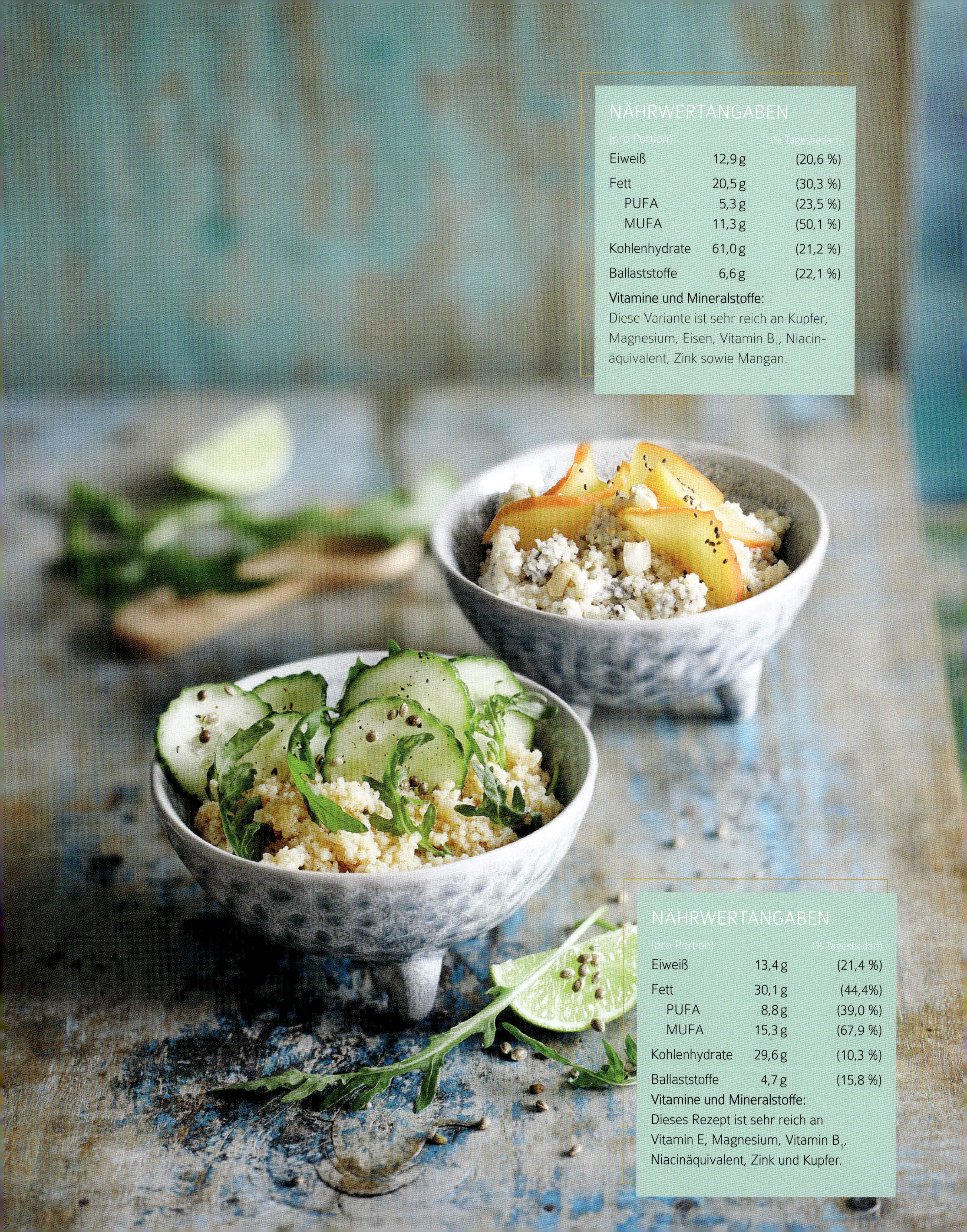

NÄHRWERTANGABEN

(pro Portion)		(% Tagesbedarf)
Eiweiß	12,9 g	(20,6 %)
Fett	20,5 g	(30,3 %)
PUFA	5,3 g	(23,5 %)
MUFA	11,3 g	(50,1 %)
Kohlenhydrate	61,0 g	(21,2 %)
Ballaststoffe	6,6 g	(22,1 %)

Vitamine und Mineralstoffe:
Diese Variante ist sehr reich an Kupfer, Magnesium, Eisen, Vitamin B_1, Niacinäquivalent, Zink sowie Mangan.

NÄHRWERTANGABEN

(pro Portion)		(% Tagesbedarf)
Eiweiß	13,4 g	(21,4 %)
Fett	30,1 g	(44,4%)
PUFA	8,8 g	(39,0 %)
MUFA	15,3 g	(67,9 %)
Kohlenhydrate	29,6 g	(10,3 %)
Ballaststoffe	4,7 g	(15,8 %)

Vitamine und Mineralstoffe:
Dieses Rezept ist sehr reich an Vitamin E, Magnesium, Vitamin B_1, Niacinäquivalent, Zink und Kupfer.

Kurkuma-Linsen-Waffeln

FÜR 2 PORTIONEN

Zutaten

100 g glutenfreier Mehlmix (aus 20 g Maisstärke, 40 g Reismehl und 40 g Buchweizenmehl)

50 g Linsenmehl

1 TL Backpulver

⅓ TL Natron

½ TL Kala Namak (Gewürzsalz aus Indien)

½ TL Steinsalz

⅓ TL gemahlener Kreuzkümmel

⅓ TL gemahlene Kurkuma

½ TL scharfes Paprikapulver (alternativ Ras el Hanout)

100 ml Pflanzendrink

2 TL Zitronensaft (alternativ Apfelessig)

50 ml kohlensäurehaltiges Mineralwasser

2 EL Olivenöl

3 EL Apfelmark

½ kleine Zucchini (ca. 60 g)

2 EL Hefeflocken (nach Belieben)

Kokosöl (alternativ Bratöl)

Zubereitung

Mehlmix, Linsenmehl, Backpulver, Natron, Salze und Gewürze in einer großen Schüssel vermischen. Dann Pflanzendrink, Zitronensaft, Mineralwasser, Öl und Apfelmark dazugeben und alles zu einem glatten Teig verrühren.

Die Zucchini putzen, waschen, fein raspeln und unter den Teig heben. Optional die Hefeflocken unterrühren.

Ein Waffeleisen vorheizen und mit Kokosöl gut einfetten. Pro Waffel etwa 2–3 EL Teig hineingeben und die Waffeln nacheinander ausbacken. Das Waffeleisen zwischendurch immer wieder einfetten. Die fertigen Waffeln bis zum Servieren ggf. im Backofen warm halten.

Tipp:

Zu den Waffeln passt gut ein Pesto oder der Hummus von S. 176. Als Topping eignen sich Sprossen, Baby-Spinat, ein Salatmix oder etwas Avocado.

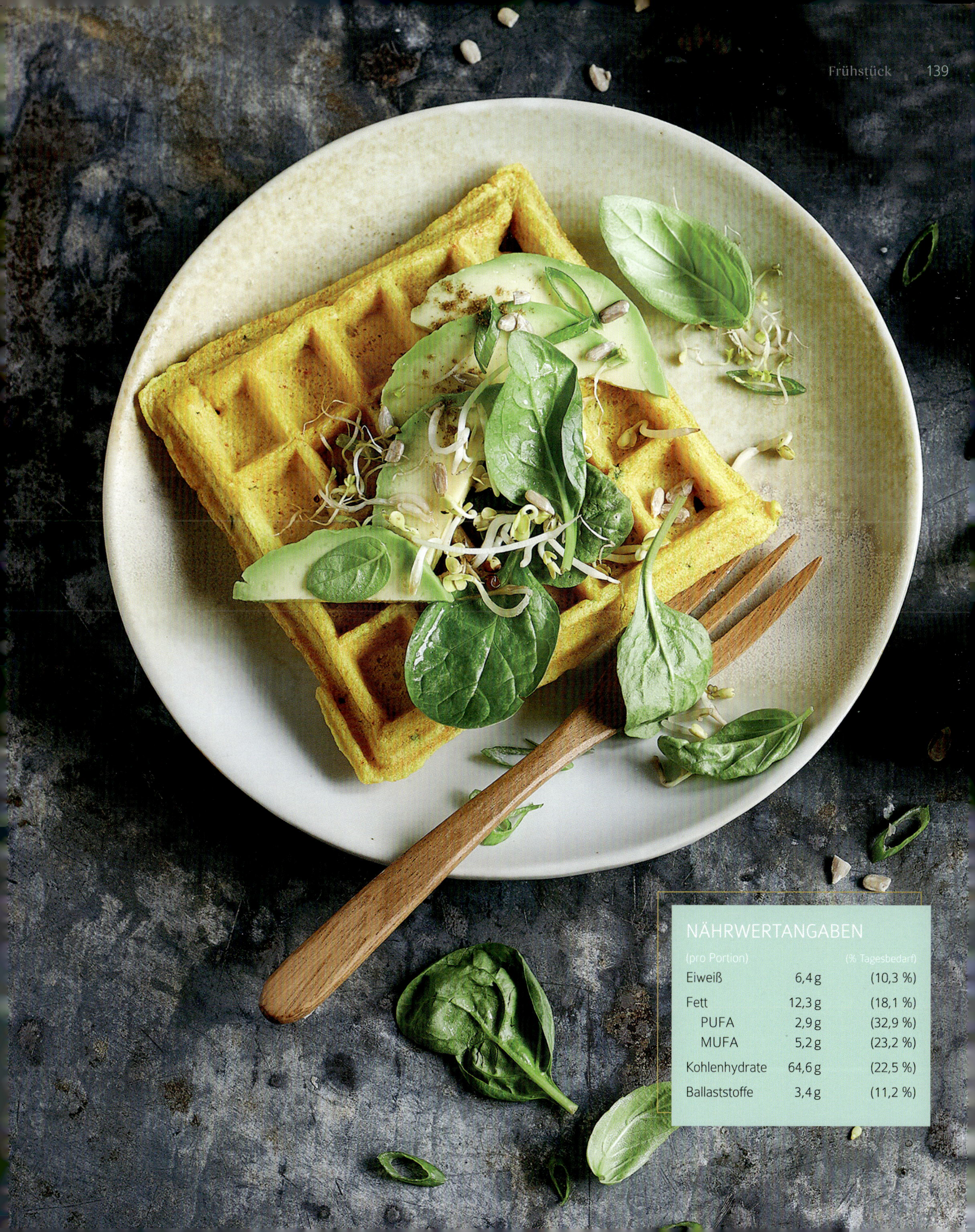

NÄHRWERTANGABEN

(pro Portion)		(% Tagesbedarf)
Eiweiß	6,4 g	(10,3 %)
Fett	12,3 g	(18,1 %)
PUFA	2,9 g	(32,9 %)
MUFA	5,2 g	(23,2 %)
Kohlenhydrate	64,6 g	(22,5 %)
Ballaststoffe	3,4 g	(11,2 %)

Kraft-Porridge & Crunchy Power-Granola

FÜR 1 PORTION

Zutaten für das Kraft-Porridge

2 EL Hafermehl (alternativ Kleinblatt-Haferflocken)

2 EL Erdmandelmehl

250 ml Mandeldrink

8 EL gepuffter Amarant

je 1 TL Chia-Samen

⅓ TL gemahlener Zimt

je 1 Msp. gemahlene Vanille (alternativ Tonkabohne) + Kardamom

Steinsalz

Zutaten für das Granola

1 Banane (ca. 100 g) – 30 g Mandelmus

2 EL Zitronensaft – 30 g Dattelsirup

1 TL gemahlener Zimt

¼ TL gemahlene Vanille (alternativ 1 Prise geriebene Tonkabohne)

⅓ TL Steinsalz

80 g Haferflocken

je 30 g ungeschälte Hanfsamen, Sesam + Kokoschips

je 50 g Cashew- + Pekannusskerne (alternativ Walnusskerne)

1 EL Kakaonibs

Zubereitung Kraft-Porridge

Alle Zutaten mit 1 Prise Steinsalz in einen kleinen Topf geben und alles vermischen.

Anschließend den Topf mit Deckel bei kleiner Hitze erwärmen, dabei immer wieder umrühren. Nach 5–10 Minuten sollte dein Porridge eine cremige Konsistenz bekommen und kann sofort serviert werden.

Zubereitung Power-Granola

Den Backofen auf 150 °C (Umluft) vorheizen.

Banane, Mandelmus, Zitronensaft und Dattelsirup in einen Standmixer geben und alles cremig pürieren. Dann die restlichen Zutaten zugeben und unterheben. Anschließend die feuchte Masse auf einem mit Backpapier ausgelegten Backblech gleichmäßig verteilen.

Das Granola im heißen Ofen (Mitte) ca. 10 Minuten backen – dabei einen Kochlöffel in der Ofentür einklemmen, sodass diese einen Spalt offen bleibt. Danach das Granola einmal durchmischen und nochmal 5–10 Minuten weiterbacken, dann herausnehmen und vollständig auskühlen lassen. In einem luftdichten Behälter aufbewahren.

Hochwertiger Kakao

Da roher Kakao nicht geröstet wird, bleiben die Spurenelemente sowie wertvolle Antioxidantien erhalten.

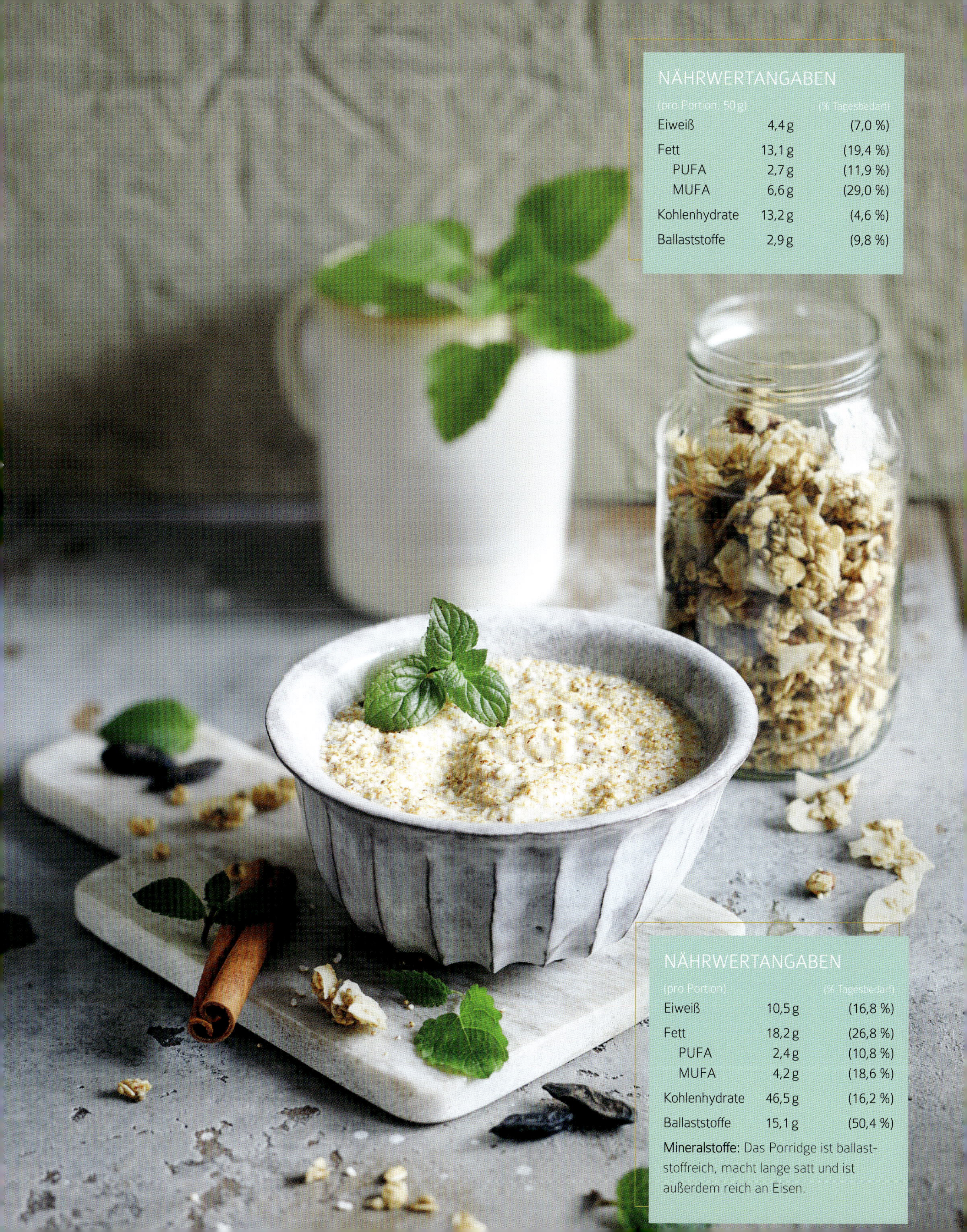

NÄHRWERTANGABEN

(pro Portion, 50 g)		(% Tagesbedarf)
Eiweiß	4,4 g	(7,0 %)
Fett	13,1 g	(19,4 %)
PUFA	2,7 g	(11,9 %)
MUFA	6,6 g	(29,0 %)
Kohlenhydrate	13,2 g	(4,6 %)
Ballaststoffe	2,9 g	(9,8 %)

NÄHRWERTANGABEN

(pro Portion)		(% Tagesbedarf)
Eiweiß	10,5 g	(16,8 %)
Fett	18,2 g	(26,8 %)
PUFA	2,4 g	(10,8 %)
MUFA	4,2 g	(18,6 %)
Kohlenhydrate	46,5 g	(16,2 %)
Ballaststoffe	15,1 g	(50,4 %)

Mineralstoffe: Das Porridge ist ballaststoffreich, macht lange satt und ist außerdem reich an Eisen.

Gado-Gado-Bowl

FÜR 2–4 PORTIONEN

Zutaten

Steinsalz

100 g grüne Bohnen

2 Möhren (ca. 150 g)

200 g Chinakohl

1 Stück frischer Ingwer (ca. 2 cm)

3 TL Kokosöl (alternativ Sesamöl)

½ TL Kreuzkümmelsamen

1 Msp. Asafoetida (siehe S. 135)

150 g Salatgurke

100 g Tempeh

1 EL Sojasauce

1 Handvoll Sprossen (z. B. Mungobohnen-, Linsen- oder Alfalfasprossen; nach Belieben)

Für die Sauce:

1 EL Honig (alternativ Ahornsirup)

1 Msp. Sambal Oelek (alternativ ½ TL rote Thai-Currypaste)

30 g Erdnussmus

½ TL Limettensaft

1 TL Sojasauce

Zubereitung

Einen mittelgroßen Topf ca. 4 cm hoch mit Wasser füllen und 1 TL Salz dazugeben. Dann einen Dämpfeinsatz so in den Topf hängen, dass die Unterseite des Einsatzes das Wasser nicht berührt. Das Wasser zum Kochen bringen.

In der Zwischenzeit die Bohnen putzen und waschen. Die Möhren schälen und in ca. 4 cm lange Stifte schneiden. Die Hitze reduzieren, bis das Wasser nur noch köchelt, Bohnen und Möhren in den Dampfeinsatz geben und 10–15 Minuten darin garen. Das Gemüse sollte gar, aber noch leicht bissfest sein.

Den Chinakohl vom Strunk befreien, die Blätter waschen und in feine Streifen schneiden. Den Ingwer schälen und klein hacken. Dann 1 TL Öl in einer Pfanne erhitzen, Kreuzkümmel mit ½ TL gehacktem Ingwer zugeben und kurz anrösten. Die Hitze reduzieren und Asafoetida sowie Chinakohl zugeben, alles gut umrühren und zugedeckt ca. 5–10 Minuten garen.

In der Zwischenzeit die Gurke putzen, waschen und in 4 cm lange Stifte schneiden. Den Tempeh in Streifen schneiden. In einer Pfanne das restliche Öl erhitzen und den Tempeh bei mittlerer Hitze von beiden Seite kross und goldbraun anbraten. Zum Schluss mit der Sojasauce ablöschen, noch einmal wenden, herausnehmen und beiseitestellen.

Für die Sauce Honig, Sambal Oelek und Erdnussmus in einer kleinen Schale verrühren, dann den Limettensaft sowie die Sojasauce hinzugeben und nochmal gut vermischen.

Das fertige Gemüse mit dem Tempeh auf zwei tiefen Tellern anrichten und mit der Sauce servieren. Nach Wunsch ein paar Sprossen waschen und das Gericht damit toppen – das sieht schön aus und ist auch noch obendrein gesund.

Bohnen nie roh essen

Bohnen müssen immer gekocht werden. Sie enthalten eine giftige Eiweißverbindung, die erst beim Erhitzen unschädlich wird. Wenn du keinen Dämpfeinsatz hast, kannst du das Gemüse auch direkt im Wasser kochen – es gehen dann allerdings ein paar mehr Nährstoffe verloren.

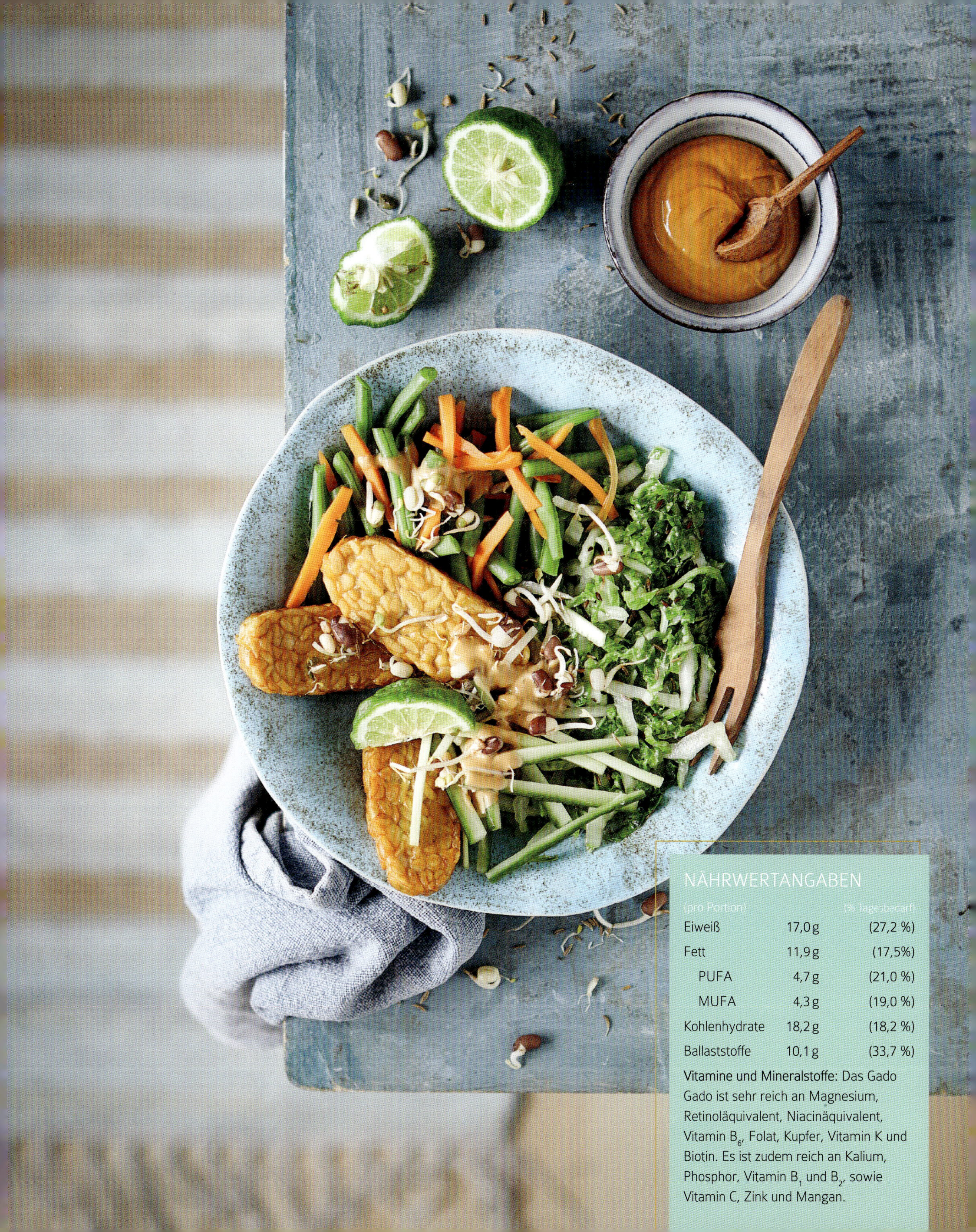

NÄHRWERTANGABEN

(pro Portion)		(% Tagesbedarf)
Eiweiß	17,0 g	(27,2 %)
Fett	11,9 g	(17,5%)
PUFA	4,7 g	(21,0 %)
MUFA	4,3 g	(19,0 %)
Kohlenhydrate	18,2 g	(18,2 %)
Ballaststoffe	10,1 g	(33,7 %)

Vitamine und Mineralstoffe: Das Gado Gado ist sehr reich an Magnesium, Retinoläquivalent, Niacinäquivalent, Vitamin B_6, Folat, Kupfer, Vitamin K und Biotin. Es ist zudem reich an Kalium, Phosphor, Vitamin B_1 und B_2, sowie Vitamin C, Zink und Mangan.

Schwarze-Linsen-Dal

FÜR 2 PORTIONEN

Zutaten

100 g schwarze Linsen
(Belugalinsen oder Urad Dal)

1 Frühlingszwiebel

1 Stück frischer Ingwer (ca. 4 cm)

1 mittelgroße Knoblauchzehe

250 g Ochsenherztomaten
(alternativ Kirschtomaten)

1 EL Ghee
(alternativ Rapsöl mit Buttergeschmack oder Pflanzenmargarine ohne gehärtete Fette)

½ TL Kreuzkümmelsamen

½ TL mildes Currypulver (z. B. Masala)

⅓ TL scharfes Currypulver
(z. B. Madras)

⅓ TL gemahlener Koriander

Pfeffer – Steinsalz

150 ml Kokosdrink

1 Handvoll Koriandergrün
(nach Belieben)

Zitronensaft (nach Belieben)

Zubereitung

Die Linsen für einige Stunden oder am besten über Nacht in ausreichend Wasser einweichen. Danach die Linsen durch ein Sieb abgießen und unter fließendem Wasser abspülen.

Die Frühlingszwiebel putzen, waschen und in feine Ringe schneiden. Ingwer und Knoblauch schälen und klein hacken. Die Tomaten waschen, den Strunk entfernen und in kleine Würfel schneiden (alternativ mit einem Stabmixer pürieren).

Das Ghee bei mittlerer Hitze in einem Topf erhitzen und die Kreuzkümmelsamen darin kurz anrösten. Dann 1 TL Ingwer mit den Frühlingszwiebeln und dem Knoblauch hinzugeben und unter Rühren einige Minuten anbraten, bis der Knoblauch leicht gebräunt ist. Anschließend die restlichen Gewürze, bis auf das Salz, hinzufügen und gut unterrühren.

Nun die abgetropften Linsen und ½ TL Salz zugeben und alles gut vermengen. Dann mit 200 ml Wasser und dem Kokosdrink ablöschen und zugedeckt ca. 20 Minuten köcheln lassen. Die Tomatenwürfel dazugeben und das Dal weitere 10 Minuten bei reduzierter Hitze weiterköcheln lassen.

Das Dal mit Pfeffer abschmecken und nach Wunsch mit dem Koriandergrün und einem Spritzer Zitronensaft verfeinern. Dazu passen die Reis-Kokos-Küchlein von S. 170 oder gekochter Reis und der selbstgemachte Joghurt von S. 172.

Thema Tomate

Du solltest immer möglichst reife, also schön rote Tomaten kaufen, denn unreife Exemplare enthalten ein giftiges Alkaloid, das bei Verzehr Übelkeit und Bauchweh verursachen kann. Zum Teil ist dieser Stoff auch im Strunk enthalten, daher entferne diesen vorsichtshalber. Reife Tomaten sind ab und zu eine gute Ergänzung im Speiseplan, da sie viele wertvolle Pflanzenstoffe wie etwa Lycopin liefern. Aus ayurvedischer Sicht sind Tomaten für eine gesunde Ernährung nicht optimal, weil sie viel Säure enthalten – und das gilt für alle Doshas. Die hier gewählten Ochsenherztomaten oder Kirschtomaten sind jedoch milde Sorten mit vergleichsweise geringem Säuregehalt.

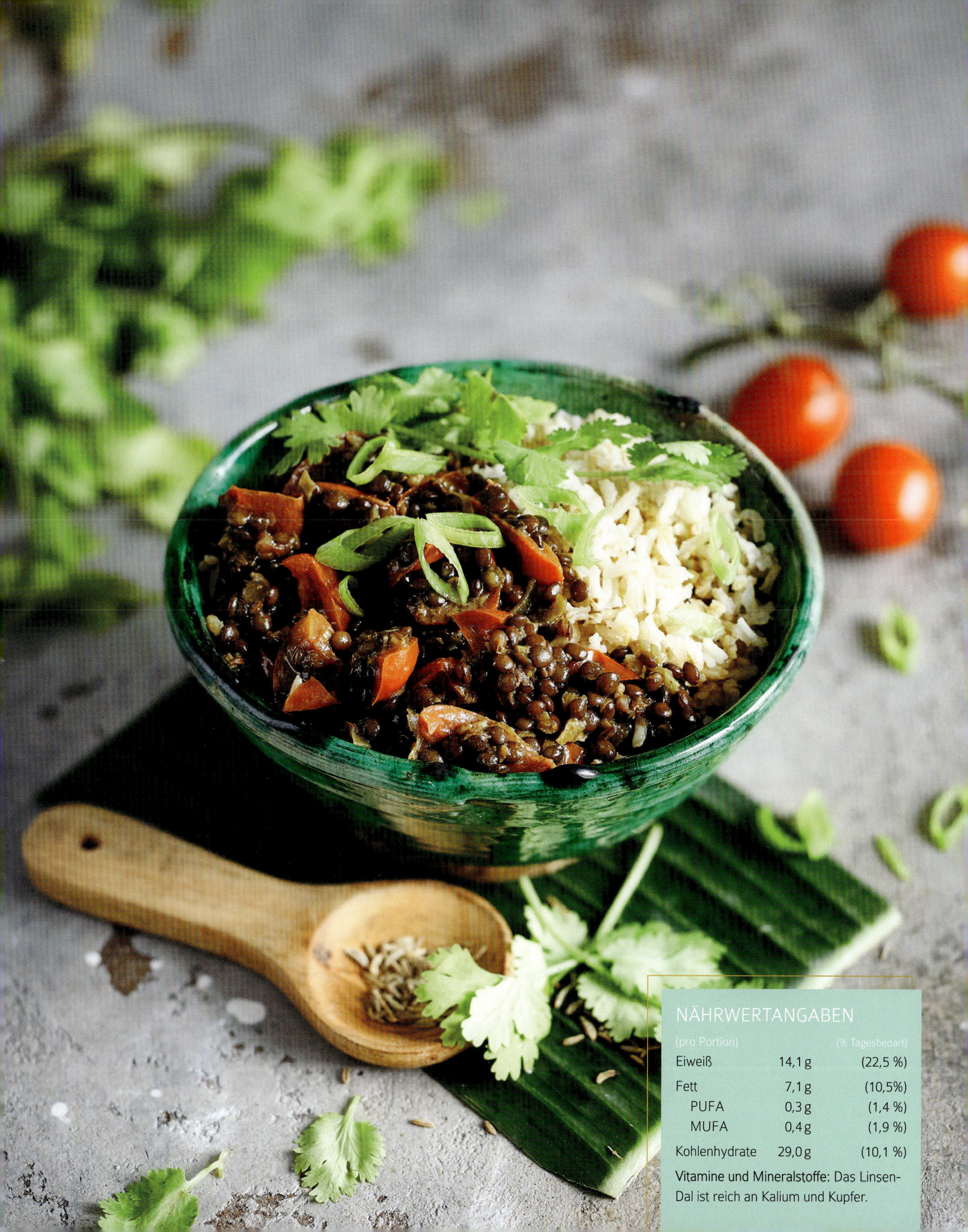

NÄHRWERTANGABEN

(pro Portion)		(% Tagesbedarf)
Eiweiß	14,1 g	(22,5 %)
Fett	7,1 g	(10,5%)
PUFA	0,3 g	(1,4 %)
MUFA	0,4 g	(1,9 %)
Kohlenhydrate	29,0 g	(10,1 %)

Vitamine und Mineralstoffe: Das Linsen-Dal ist reich an Kalium und Kupfer.

Süßkartoffel-Linsen-Schiffchen

FÜR 2 PORTIONEN

Zutaten

100 g rote Linsen

2 Süßkartoffeln (à ca. 200 g)

1 Knoblauchzehe

1 Stück frischer Ingwer (ca. 4 cm)

1 Frühlingszwiebel

1 mittelgroße rote Paprika

1 TL Ghee
(alternativ Kokos- oder Bratöl)

1 TL gemahlener Kreuzkümmel

½ TL gemahlener Koriander

1 TL Currypulver

Pfeffer – Steinsalz

3 getrocknete Aprikosen

100 g Pak Choi (alternativ 1 Handvoll Spinat oder Grünkohl)

1 Handvoll Koriandergrün
(alternativ Petersilie; nach Belieben)

Für das Dressing:

60 g Tahin (Sesammus)

1 TL Aceto balsamico – 2 TL Sojasauce

1 TL Dattelsirup (nach Belieben)

Zubereitung

Die Linsen für mindestens 2 Stunden in ausreichend Wasser einweichen. Danach die Linsen durch ein Sieb abgießen und unter fließendem Wasser abspülen.

Den Backofen auf 180 °C (Ober-/Unterhitze) vorheizen. In der Zwischenzeit die Süßkartoffeln gründlich abbürsten und waschen, dann der Länge nach halbieren und die Hälften mit einem scharfen Messer mehrfach einstechen. Die Hälften gut mit Wasser benetzen und mit der aufgeschnittenen Seite nach unten auf ein mit Backpapier ausgelegtes Backblech legen, dann im heißen Backofen (Mitte) ca. 40 Minuten garen (sie sollten dann weich sein und sich ohne Widerstand mit einer Gabel einstechen lassen).

Währenddessen Knoblauch und Ingwer schälen und klein hacken. Frühlingszwiebel putzen, waschen und in feine Ringe schneiden. Paprika halbieren, putzen, waschen und klein würfeln. Das Ghee in einem Topf erhitzen. Knoblauch, 2 TL Ingwer und Frühlingszwiebel hinzugeben und darin glasig andünsten. Dann die restlichen Gewürze mit den Linsen und ½ TL Salz hinzufügen, 200 ml Wasser angießen, alles gut verrühren und ca. 15 Minuten abgedeckt bei mittlerer Hitze köcheln lassen. Die Aprikosen klein hacken. Den Strunkansatz des Pak Choi entfernen, die Blätter vom Stiel zupfen, waschen und Blätter und Stiele in mundgerechte Stücke schneiden. Aprikosen und Pak Choi ca. 5 Minuten vor Ende der Kochzeit zu den Linsen geben und mitköcheln lassen.

Für das Dressing alle Zutaten in einer kleinen Schüssel verrühren. Falls das Tahin sehr fest ist, noch etwas Wasser hinzugeben, damit die Sauce eine cremige Konsistenz bekommt.

Die Süßkartoffelhälften aus dem Ofen nehmen, auf zwei Teller verteilen, das Linsengemüse daraufhäufen, mit dem Dressing beträufeln und nach Belieben mit etwas Koriandergrün toppen. Dazu passt das Chutney von S. 174 oder die Omega-3-Mayo von S. 178.

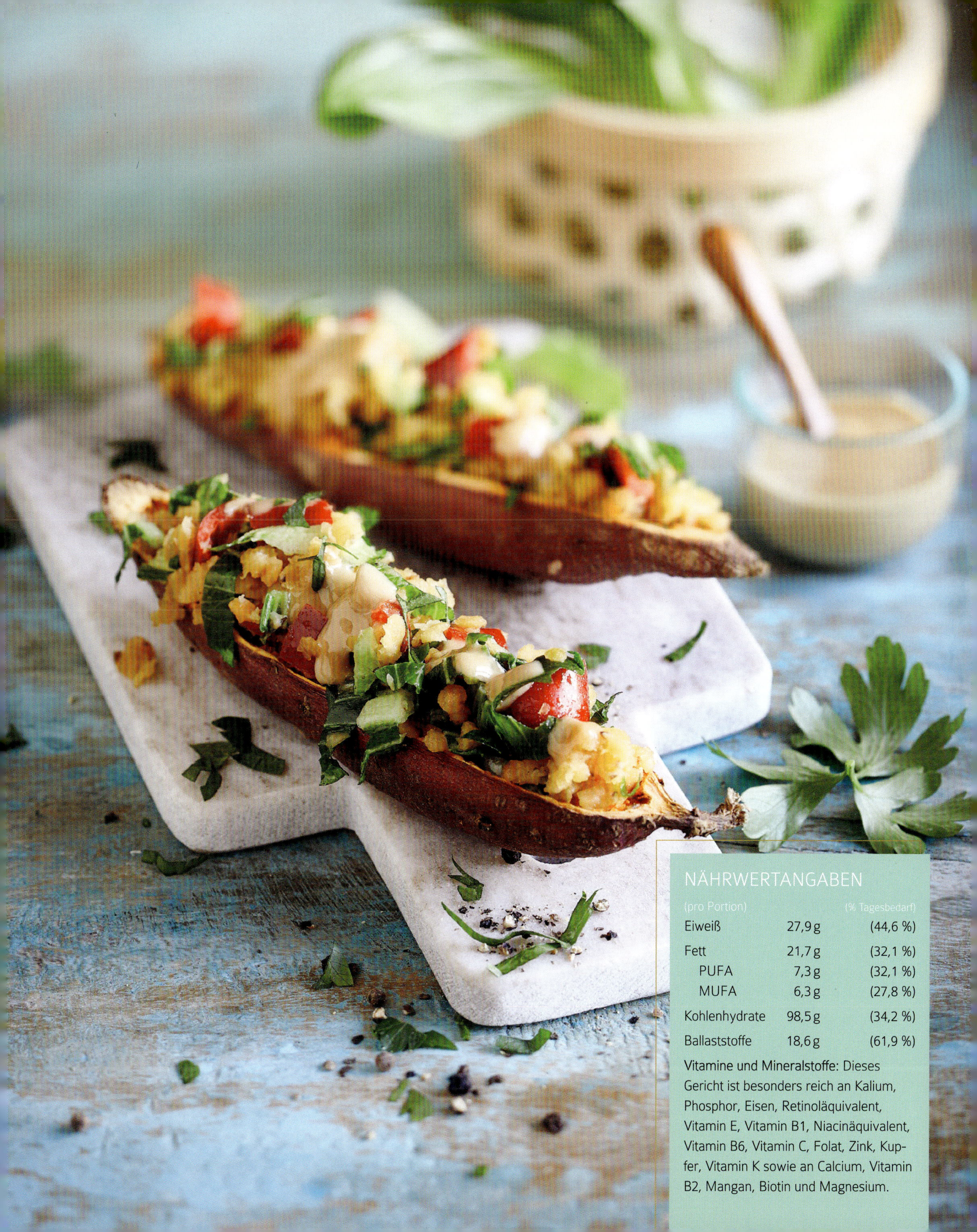

NÄHRWERTANGABEN

(pro Portion)		(% Tagesbedarf)
Eiweiß	27,9 g	(44,6 %)
Fett	21,7 g	(32,1 %)
PUFA	7,3 g	(32,1 %)
MUFA	6,3 g	(27,8 %)
Kohlenhydrate	98,5 g	(34,2 %)
Ballaststoffe	18,6 g	(61,9 %)

Vitamine und Mineralstoffe: Dieses Gericht ist besonders reich an Kalium, Phosphor, Eisen, Retinoläquivalent, Vitamin E, Vitamin B1, Niacinäquivalent, Vitamin B6, Vitamin C, Folat, Zink, Kupfer, Vitamin K sowie an Calcium, Vitamin B2, Mangan, Biotin und Magnesium.

Black-Bean-Pattys

FÜR 4 PORTIONEN

Zutaten

3 EL geschroteter Leinsamen

1 Aubergine (ca. 200 g)

Steinsalz

½ Zwiebel

1 Knoblauchzehe

3 EL Olivenöl zum Braten

1 Dose schwarze Bohnen (Abtropfgewicht ca. 260 g)

60 g Haferflocken

1 TL gemahlener Kreuzkümmel

1 ½ TL Sojasauce

1 TL scharfes Paprikapulver

½ TL geräuchertes Paprikapulver (alternativ Barbecue-Gewürz; nach Belieben)

1 TL getrockneter Thymian

Zubereitung

Den Leinsamen mit 3 EL Wasser ca. 10 Minuten quellen lassen.

In der Zwischenzeit die Aubergine putzen, waschen und in kleine Würfel schneiden. Die Auberginenwürfel salzen und ca. 5 Minuten ziehen lassen. Zwiebel und Knoblauch schälen und fein hacken. Dann 2 EL Olivenöl in einer Pfanne erhitzen, Zwiebel, Knoblauch sowie Auberginenwürfel zugeben und bei mittlerer Hitze ca. 10 Minuten zugedeckt braten, dabei gelegentlich umrühren.

Die Bohnen durch ein Sieb abgießen, mit Wasser abspülen, zu den Auberginen geben und ca. 5 Minuten mitbraten lassen. Dann die Auberginen-Bohnen-Masse kurz abkühlen lassen und zusammen mit Haferflocken, Kreuzkümmel, Sojasauce, Paprikapulver und Thymian in einem Standmixer oder mit einem Stabmixer fein pürieren. Anschließend aus der Masse ca. 1 cm hohe Pattys formen.

Das restliche Öl in eine heiße Pfanne geben und die Pattys darin bei mittlerer Hitze 4–5 Minuten von beiden Seiten braten. Du kannst die Pattys entweder mit Gemüse, einem Beilagensalat oder – wie einen Taco – in einem Radicchio-Blatt mit Sprossen, Kräutern und Guacamole servieren.

Tipp:

BLACK-BEAN-RICE-BURGER

Für einen Burger der etwas anderen Art kannst du zwei der Reisküchlein von S. 170 als Buns verwenden. Lege dafür den Patty auf ein Reisküchlein und toppe dieses mit Sprossen, Kräutern oder Salatblättern sowie der Mayo von S. 178. Das zweite Reisküchlein kommt oben drauf. Zum Schluss kann der Burger nochmal mit ein paar Kräutern bestreut werden.

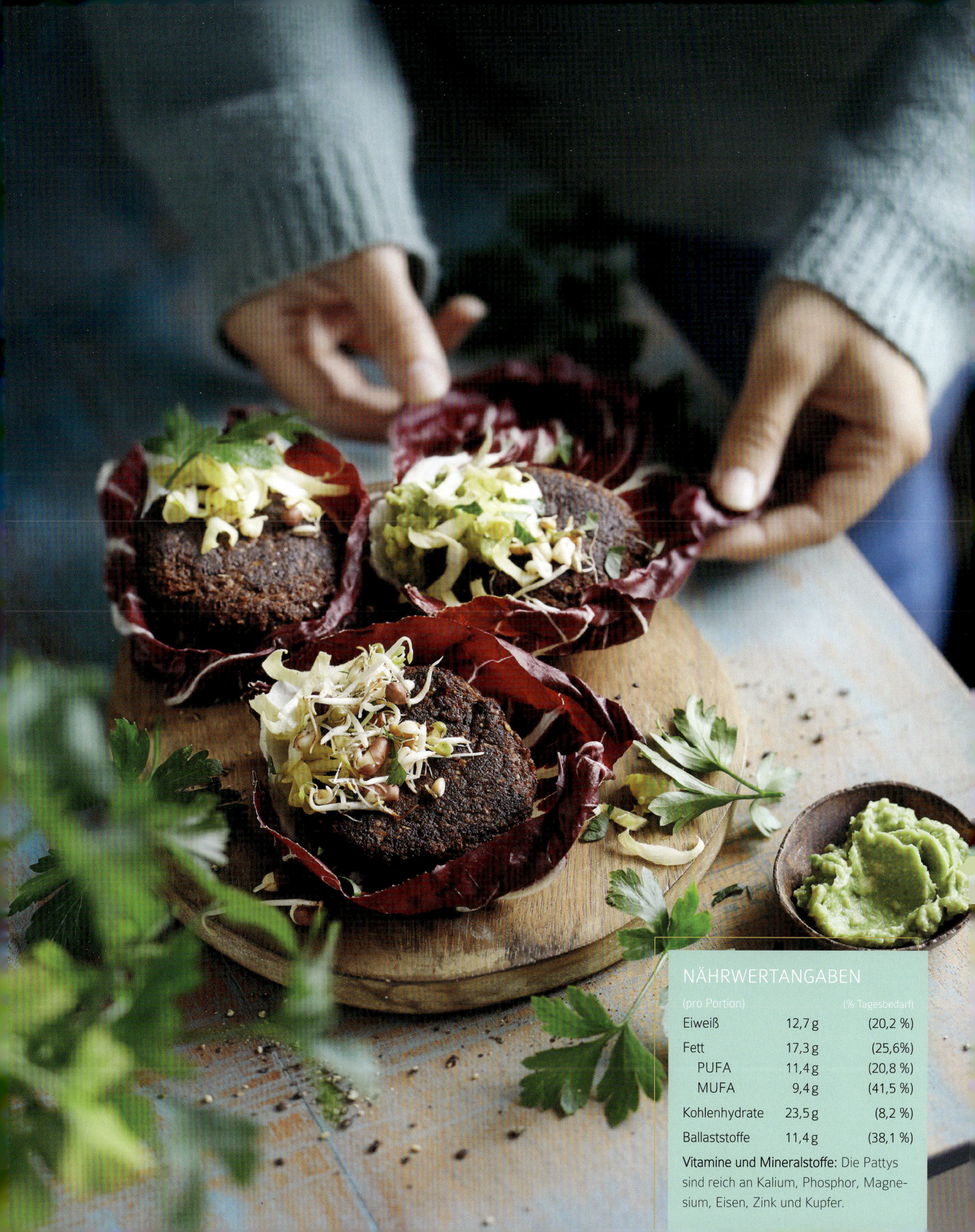

NÄHRWERTANGABEN

(pro Portion)		(% Tagesbedarf)
Eiweiß	12,7 g	(20,2 %)
Fett	17,3 g	(25,6%)
PUFA	11,4 g	(20,8 %)
MUFA	9,4 g	(41,5 %)
Kohlenhydrate	23,5 g	(8,2 %)
Ballaststoffe	11,4 g	(38,1 %)

Vitamine und Mineralstoffe: Die Pattys sind reich an Kalium, Phosphor, Magnesium, Eisen, Zink und Kupfer.

Soba-Nudelsalat

FÜR 2 PORTIONEN

Zutaten

1 kleine rote Paprika (ca. 100 g)

1 kleine Chilischote

50 g Chinakohl

½ Zucchini (ca. 100 g)

1 Frühlingszwiebel

1 Stück frischer Ingwer (ca. 4 cm)

150 g Tofu (alternativ 100 g Edamame oder TK-Edamame)

75 g Mungobohnensprossen (alternativ ca. 100 g Zuckererbsen)

150 g Soba-Nudeln

2 TL geröstetes Sesamöl

Steinsalz – 2 EL Sesam

1 Avocado (ca. 150 g)

1 Handvoll Koriandergrün (nach Belieben)

Für das Dressing:

2 EL Tahin (Sesammus)

⅓ TL Currypaste

1 Prise Cayennepfeffer

1 ½ TL Ahornsirup – 2 EL Kokosmilch

2 EL Limettensaft – 1 EL Sojasauce

Zubereitung

Die Paprika sowie die Chili halbieren, putzen und waschen. Die Chili klein hacken und die Paprika in feine Streifen schneiden. Den Chinakohl vom Strunk befreien und die Blätter waschen und in feine Streifen schneiden. Die Zucchini putzen, waschen, längs halbieren und in Scheiben schneiden. Die Frühlingszwiebel putzen, waschen und in feine Ringe schneiden. Den Ingwer schälen und klein hacken.

Den Tofu in Würfel schneiden (alternativ Edamame ggf. auftauen und aus der Schale lösen), die Sprossen waschen und trocken schütteln. Die Soba-Nudeln nach Packungsanleitung garen. Nach Ende der Kochzeit in einem Sieb abgießen und mit kaltem Wasser abschrecken.

In einer großen Pfanne oder in einem Wok bei mittlerer Hitze 1 TL Sesamöl erhitzen. Dann Frühlingszwiebel, Ingwer und Chili zugeben und unter Rühren darin 2–3 Minuten rösten. Das Gemüse und die Sprossen hinzugeben, umrühren und 5–10 Minuten mitdünsten. Das restliche Sesamöl in einer kleinen Pfanne erhitzen und den Tofu mit 1 Prise Salz und dem Sesam darin anbraten.

Währenddessen die Avocado halbieren, den Kern entfernen, das Fruchtfleisch mit einem Löffel aus der Schale lösen und klein würfeln. Für das Dressing Tahin mit Currypaste, Cayennepfeffer und Ahornsirup glatt verrühren, dann die Kokosmilch hinzugießen. Limettensaft und die Sojasauce einrühren.

Die Nudeln auf zwei große Schüsseln verteilen und mit dem Gemüse und dem Dressing vermischen. Mit dem Sesam-Tofu toppen und nach Belieben mit Koriandergrün garnieren.

Scharfe Schote

Achte darauf, bei der Chilischote nicht die sogenannte Plazenta, also die Häute an der die Kerne hängen, zu verwenden. Diese enthält besonders viel Capsaicin, d. h. den Pflanzenstoff, der für die Schärfe verantwortlich ist. Die Kerne haben fälschlicherweise den Ruf, besonders scharf zu sein, obwohl sie gar kein Capsaicin enthalten.

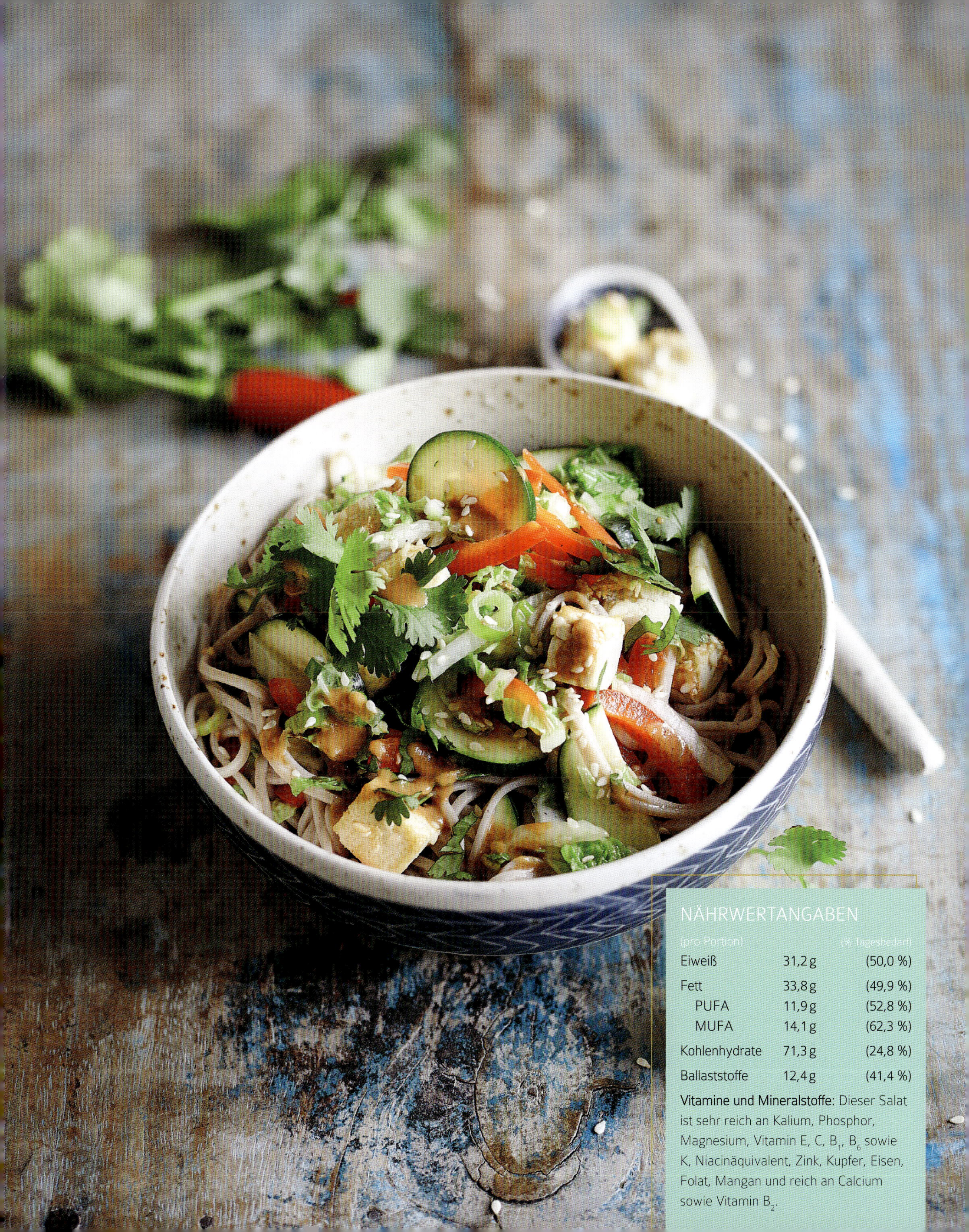

NÄHRWERTANGABEN

(pro Portion)		(% Tagesbedarf)
Eiweiß	31,2 g	(50,0 %)
Fett	33,8 g	(49,9 %)
PUFA	11,9 g	(52,8 %)
MUFA	14,1 g	(62,3 %)
Kohlenhydrate	71,3 g	(24,8 %)
Ballaststoffe	12,4 g	(41,4 %)

Vitamine und Mineralstoffe: Dieser Salat ist sehr reich an Kalium, Phosphor, Magnesium, Vitamin E, C, B_1, B_6 sowie K, Niacinäquivalent, Zink, Kupfer, Eisen, Folat, Mangan und reich an Calcium sowie Vitamin B_2.

Erbsen- & Rote-Bete-Kürbissuppe

FÜR 2 PORTIONEN

Zutaten für die Erbsensuppe

300 g TK-Erbsen

150 g TK-Edamame
(alternativ ca. 150 g TK-Erbsen)

1 Stück frischer Ingwer (ca. 1 cm)

1 Knoblauchzehe – 1 Frühlingszwiebel

1 EL Kokosöl
(alternativ neutrales Bratfett)

1 TL Garam Masala

½ TL gemahlener Kreuzkümmel

200 ml Kokosdrink

½ Bio-Zitrone – Steinsalz – Pfeffer

½ Avocado (nach Belieben)

Zutaten für die Kürbissuppe

60 g Cashewkerne

250 g Hokkaido-Kürbis – 150 g Rote Bete

1 Stück frischer Ingwer (ca. 6 cm)

1 TL Ghee (alternativ Kokosöl)

¼ TL gemahlener Koriander

½^{3} TL gemahlener Kreuzkümmel +
gemahlener Zimt

½ TL Steinsalz – Pfeffer

frisch geriebene Muskatnuss

Zubereitung Erbsensuppe

Erbsen und Edamame in einer Schüssel auftauen lassen. Ingwer und Knoblauch schälen und klein hacken. Die Frühlingszwiebel putzen, waschen und in Ringe schneiden. Kokosöl in einem Topf erhitzen und Ingwer, Knoblauch sowie Frühlingszwiebel bei mittlerer Hitze darin anbraten. Dann Garam Masala, Kreuzkümmel sowie Erbsen und Edamame hinzufügen, unter Rühren kurz anbraten und anschließend mit dem Kokosdrink sowie 300 ml Wasser ablöschen.

Zitrone heiß waschen, abtrocknen, die Schale fein abreiben und den Saft auspressen. Je ⅓ TL Salz und Pfeffer sowie ½ TL abgeriebene Zitronenschale zu den Erbsen geben, die Suppe zuerst kurz aufkochen lassen und dann auf niedriger Hitze ca. 10 Minuten zugedeckt köcheln lassen.

Währenddessen nach Wunsch das Fruchtfleisch der Avocado aus der Schale lösen und klein würfeln. Anschließend den Topf vom Herd nehmen, 1 EL Zitronensaft sowie nach Belieben die Avocado zugeben und die Suppe mit einem Stabmixer cremig pürieren.

Zubereitung Rote-Bete-Kürbissuppe

Cashewkerne für einige Stunden oder besser über Nacht in ausreichend Wasser einweichen.

Kürbis waschen, halbieren, von Fasern und Kernen befreien und mit Schale in kleine Stücke schneiden. Rote Bete schälen und klein würfeln (Handschuhe tragen, da sie stark färbt). Ingwer schälen und fein hacken. Ghee in einem Topf bei mittlerer Hitze erhitzen und 1 EL Ingwer darin anbraten. Rote Bete, Kürbis, Koriander, Kreuzkümmel, Zimt sowie je 1 Prise Pfeffer und Muskatnuss zugeben und unter Rühren kurz mitbraten. Mit 500 ml Wasser ablöschen und 10–15 Minuten zugedeckt köcheln lassen. Sobald das Gemüse weich ist, die Suppe vom Herd nehmen. Cashewkerne abgießen, in die Suppe geben und diese mit einem Stabmixer fein pürieren.

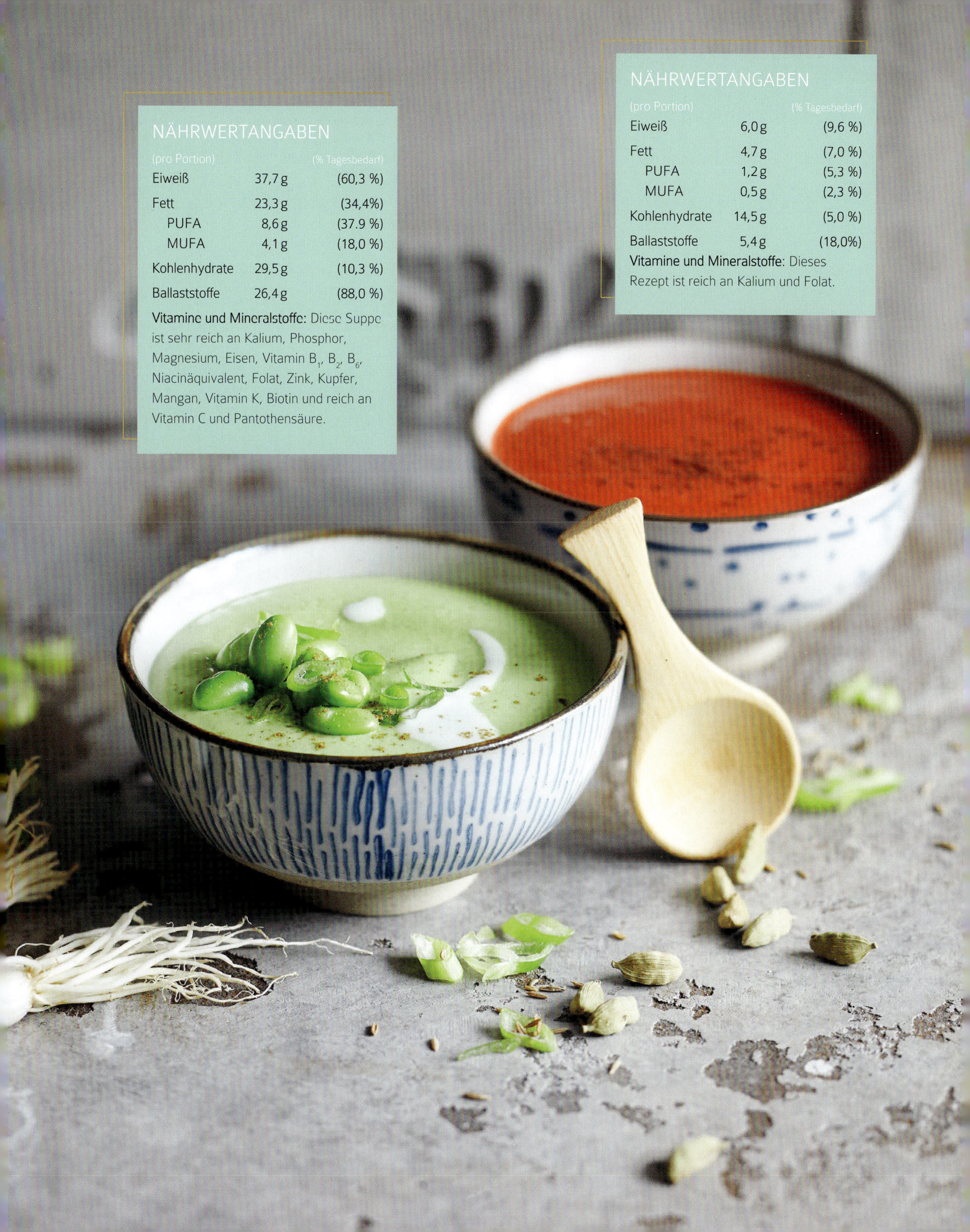

NÄHRWERTANGABEN

(pro Portion)		(% Tagesbedarf)
Eiweiß	37,7 g	(60,3 %)
Fett	23,3 g	(34,4%)
PUFA	8,6 g	(37.9 %)
MUFA	4,1 g	(18,0 %)
Kohlenhydrate	29,5 g	(10,3 %)
Ballaststoffe	26,4 g	(88,0 %)

Vitamine und Mineralstoffe: Diese Suppe ist sehr reich an Kalium, Phosphor, Magnesium, Eisen, Vitamin B_1, B_2, B_6, Niacinäquivalent, Folat, Zink, Kupfer, Mangan, Vitamin K, Biotin und reich an Vitamin C und Pantothensäure.

NÄHRWERTANGABEN

(pro Portion)		(% Tagesbedarf)
Eiweiß	6,0 g	(9,6 %)
Fett	4,7 g	(7,0 %)
PUFA	1,2 g	(5,3 %)
MUFA	0,5 g	(2,3 %)
Kohlenhydrate	14,5 g	(5,0 %)
Ballaststoffe	5,4 g	(18,0%)

Vitamine und Mineralstoffe: Dieses Rezept ist reich an Kalium und Folat.

Mungdosa – südindische Pfannkuchen mit Palak-Tofu

FÜR 2 PORTIONEN

Zutaten für das Mungdosa

100 g geschälte oder ungeschälte Mungobohnen

1 kleine Knoblauchzehe

2 EL Reismehl

1 TL Garam Masala – ½ TL Steinsalz

½ TL Currypulver (alternativ Ras el Hanout)

½ TL Kala Namak (Gewürzsalz aus Indien)

1 TL Ghee (alternativ Kokosöl)

Zutaten für den Palak-Tofu

250 g Baby-Spinat

150 g Tofu

2 TL Ghee (alternativ Kokosöl)

⅓ Zwiebel – 1 Knoblauchzehe

1 Stück frischer Ingwer (ca. 2 cm)

5 Curryblätter – ½ TL Garam Masala

½ TL gemahlener Kreuzkümmel

1 Msp. frisch geriebene Muskatnuss

1 Dose kalte Kokosmilch (Füllgewicht ca. 400 ml)

Steinsalz – Cayennepfeffer – ½ Limette

Zubereitung Mungosa

Die Mungobohnen mindestens 8 Stunden in ausreichend Wasser einweichen. Dann durch ein Sieb abgießen und die Bohnen gut abtropfen lassen. Knoblauch schälen. Mungobohnen mit Knoblauch sowie den restlichen Zutaten, bis auf das Ghee, und ca. 60 ml Wasser in einen leistungsstarken Standmixer geben und fein pürieren (bei ganzen Mungbohnen evtl. etwas mehr Wasser nehmen) – der Teig sollte weich und breiartig sein. Teig in eine Schüssel geben, mit einem sauberen Küchenhandtuch abdecken und zum Fermentieren 8–12 Stunden bei ca. 30 °C warmstellen.

Das Ghee in einer vorgeheizten Pfanne (mittlere Hitze) erwärmen, 2 EL Teig hineingeben und diesen gleichmäßig darin verteilen. Die Hitze etwas reduzieren und den Pfannkuchen von jeder Seite etwa 2–3 Minuten ausbacken. So fortfahren, bis der Teig aufgebraucht ist. Mit dem Palak-Tofu von dieser Seite kannst du die Dosas prima füllen. Dazu passt auch das Chutney von S. 174.

Zubereitung Palak-Tofu

Den Spinat verlesen, waschen und trocken schütteln.

Den Tofu in mundgerechte Würfel schneiden und in einer Pfanne mit 1 TL Ghee anbraten, dann beiseitestellen. Zwiebel, Knoblauch und Ingwer schälen, fein hacken und in einer Pfanne mit dem restlichen Ghee bei mittlerer Hitze anbraten. Curryblätter, Garam Masala, Kreuzkümmel und Muskatnuss zugeben und kurz umrühren.

Den Spinat mit dem festen Teil der Kokosmilch zu den Gewürzen geben und mit Salz und 1 Prise Cayennepfeffer würzen. Tofu vorsichtig unterheben und bei niedriger Hitze zugedeckt ca. 5 Minuten ziehen lassen.

Die Limette auspressen. Den Palak-Tofu mit dem Saft abschmecken, dann mit dem Mungdosa servieren. Alternativ passt dazu auch Reis oder Hirse.

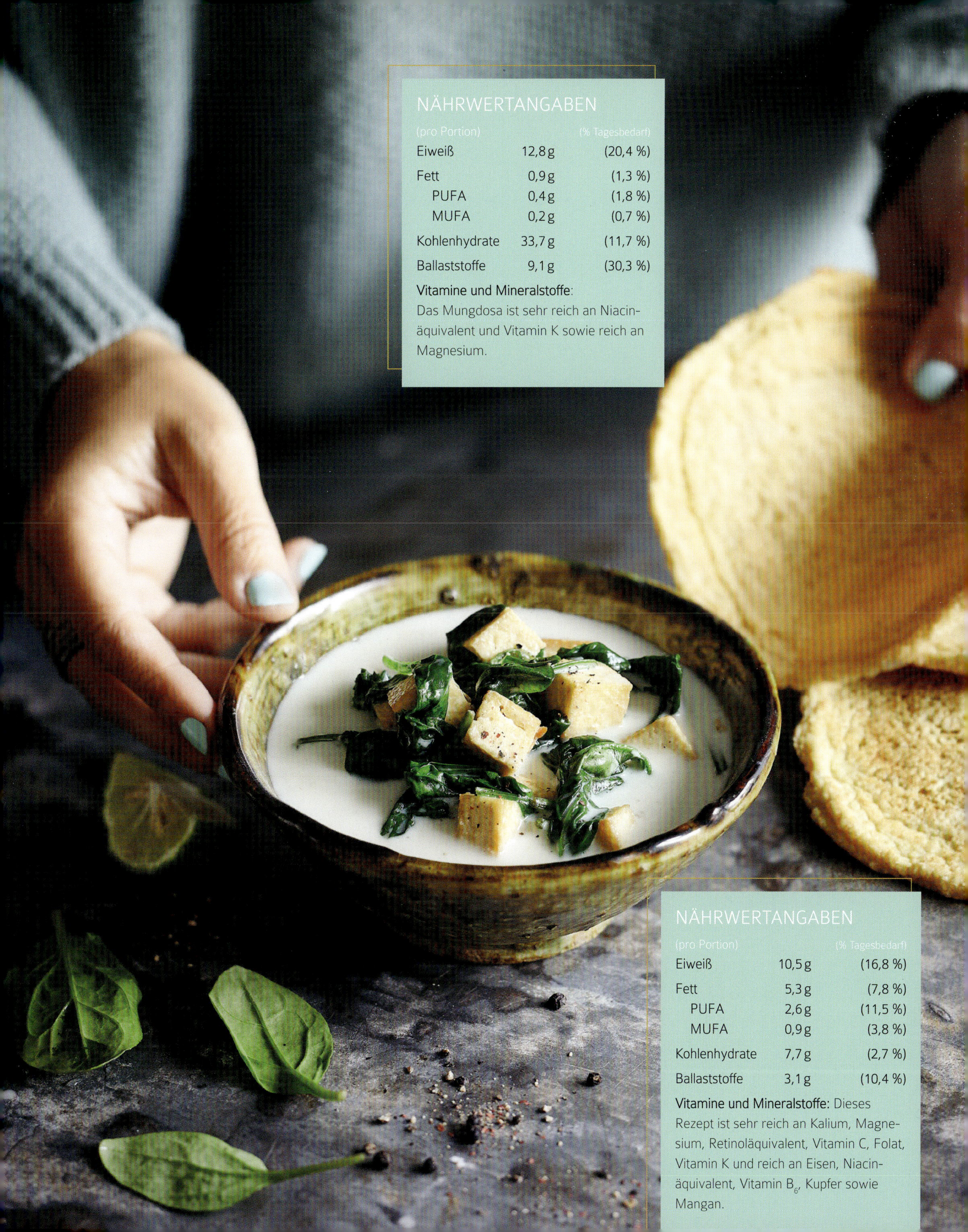

NÄHRWERTANGABEN

(pro Portion)		(% Tagesbedarf)
Eiweiß	12,8 g	(20,4 %)
Fett	0,9 g	(1,3 %)
PUFA	0,4 g	(1,8 %)
MUFA	0,2 g	(0,7 %)
Kohlenhydrate	33,7 g	(11,7 %)
Ballaststoffe	9,1 g	(30,3 %)

Vitamine und Mineralstoffe: Das Mungdosa ist sehr reich an Niacinäquivalent und Vitamin K sowie reich an Magnesium.

NÄHRWERTANGABEN

(pro Portion)		(% Tagesbedarf)
Eiweiß	10,5 g	(16,8 %)
Fett	5,3 g	(7,8 %)
PUFA	2,6 g	(11,5 %)
MUFA	0,9 g	(3,8 %)
Kohlenhydrate	7,7 g	(2,7 %)
Ballaststoffe	3,1 g	(10,4 %)

Vitamine und Mineralstoffe: Dieses Rezept ist sehr reich an Kalium, Magnesium, Retinoläquivalent, Vitamin C, Folat, Vitamin K und reich an Eisen, Niacinäquivalent, Vitamin B_6, Kupfer sowie Mangan.

Bunte Quinoa-Pfanne

FÜR 2 PORTIONEN

Zutaten

90 g Quinoa

1 kleine Süßkartoffel (ca. 120 g)

120 g Brokkoli

1 Knoblauchzehe

1 Frühlingszwiebel

1 Bund Thymian

1 Bio-Zitrone

2 EL Bratöl (alternativ 1 EL Ghee)

½ TL Steinsalz

Pfeffer

60 g Cashewkerne

Zubereitung

Quinoa in ein Sieb geben, mit Wasser abspülen und gut abtropfen lassen. Die Süßkartoffel schälen und in mundgerechte Würfel schneiden. Den Brokkoli putzen, waschen und in mundgerechte Röschen teilen.

Den Knoblauch schälen und klein hacken. Die Frühlingszwiebel putzen, waschen und in feine Ringe schneiden. Den Thymian waschen, trocken schütteln und die Blättchen abstreifen. Die Zitrone heiß waschen, abtrocknen, die Schale fein abreiben und den Saft auspressen.

Das Öl in einer Pfanne bei mittlerer Hitze erwärmen. Knoblauch und Frühlingszwiebel hinzugeben und kurz darin andünsten. Quinoa zugeben, kurz mitbraten und mit ca. 200 ml Wasser ablöschen. Mit Salz würzen und zugedeckt ca. 10 Minuten köcheln lassen.

Die Süßkartoffel und den Brokkoli zugeben und, falls die Flüssigkeit bereits verkocht ist, nochmals ca. 50 ml Wasser angießen, dann zugedeckt weiterköcheln lassen. Anschließend 3 EL Thymian, 1 TL Zitronenabrieb hinzufügen und mit 1 Prise Pfeffer würzen. Die Quinoa-Pfanne vom Herd nehmen und noch mal kurz durchziehen lassen.

In der Zwischenzeit die Cashewkerne in einer Pfanne ohne Fett bei mittlerer bis niedriger Hitze rösten, bis sie duften. Die Quinoa-Pfanne mit 2 EL Zitronensaft und bei Bedarf mit etwas Salz abschmecken, dann die Cashews unterheben und servieren.

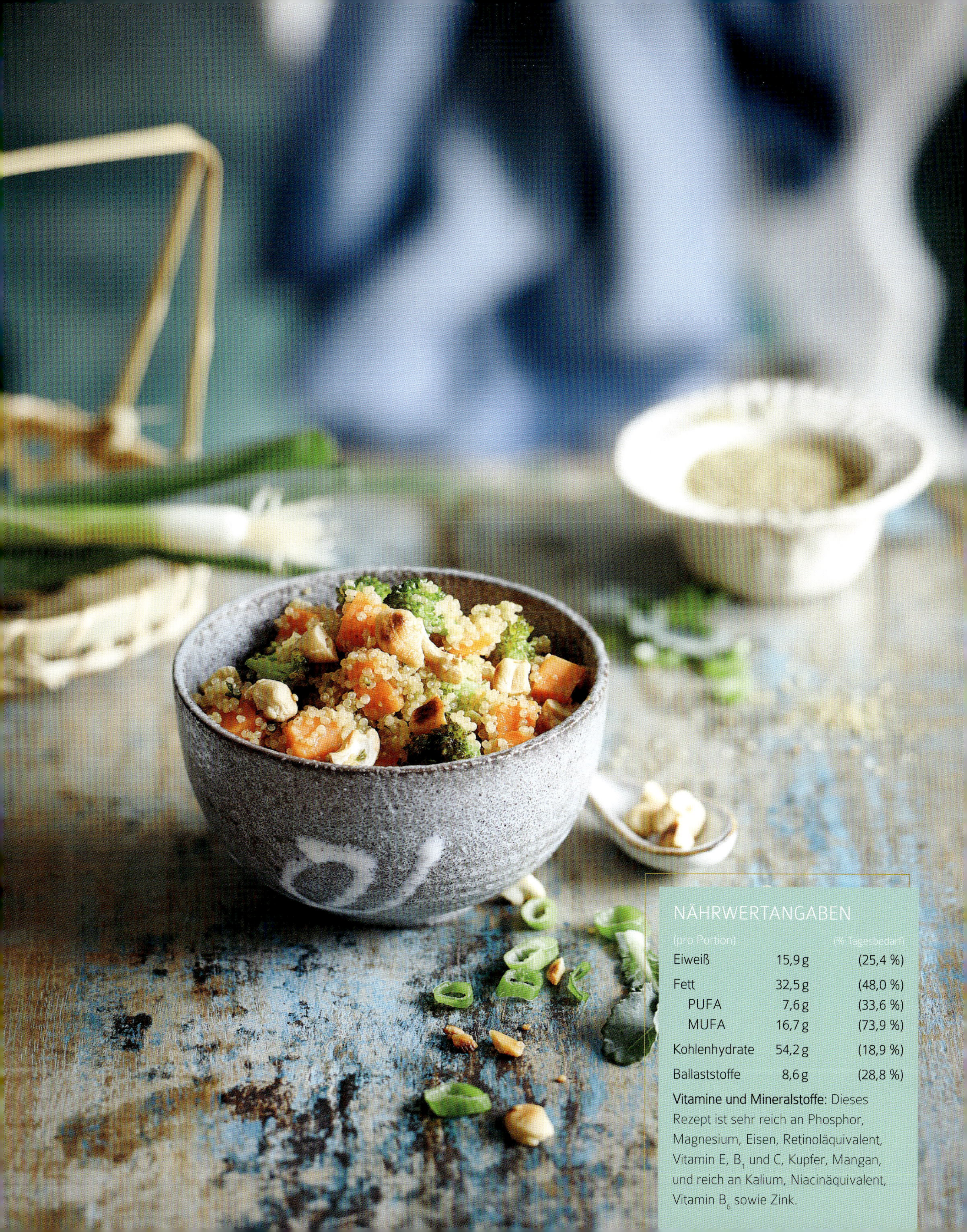

NÄHRWERTANGABEN

(pro Portion)		(% Tagesbedarf)
Eiweiß	15,9 g	(25,4 %)
Fett	32,5 g	(48,0 %)
PUFA	7,6 g	(33,6 %)
MUFA	16,7 g	(73,9 %)
Kohlenhydrate	54,2 g	(18,9 %)
Ballaststoffe	8,6 g	(28,8 %)

Vitamine und Mineralstoffe: Dieses Rezept ist sehr reich an Phosphor, Magnesium, Eisen, Retinoläquivalent, Vitamin E, B_1 und C, Kupfer, Mangan, und reich an Kalium, Niacinäquivalent, Vitamin B_6 sowie Zink.

Miso-Suppe

FÜR 2 PORTIONEN

Zutaten

150 g Seidentofu
(alternativ fermentierter Tofu)

4 frische Shiitake
(alternativ getrocknet, ca. 70 g)

1 Frühlingszwiebel

½ Chilischote

1 Stück frischer Ingwer (ca. 1 cm)

1 EL geröstetes Sesamöl

2 EL Wakame-Instant-Algen
(alternativ Nori-Algen)

100 g Ramen-Nudeln
(japanische Nudeln aus Reis- oder Weizenmehl)

2 EL Miso-Paste

50 g Sojasprossen

1 Handvoll Thai-Basilikum (alternativ Koriandergrün; nach Belieben)

Zubereitung

Ein Sieb mit einem sauberen Küchentuch oder Käsetuch auslegen und den Seidentofu darin abtropfen lassen. Falls getrocknete Shiitake verwendet werden, diese ca. 30 Minuten in ausreichend Wasser einweichen. Das Wasser abgießen oder bei Verwendung frischer Shiitake diese säubern. Shiitake anschließend in Streifen schneiden. Frühlingszwiebel und Chilischote waschen, putzen und klein schneiden. Den Ingwer schälen und fein hacken.

In einem Topf das Sesamöl erhitzen und Frühlingszwiebel, ¼ TL Chili und ¼ TL Ingwer darin glasig anbraten. Dann die Shiitake hinzugeben und kurz mitbraten. Anschließend mit ca. 750 ml Wasser ablöschen. Die Algen zugeben und die Suppe aufkochen lassen. Die Ramen-Nudeln hinzufügen und kurz mitkochen lassen.

Den abgetropften Tofu in grobe Würfel schneiden. Die Suppe vom Herd nehmen. Etwas davon abnehmen, mit der Miso-Paste verrühren und wieder zurück in die Suppe geben.

Den Tofu und die Sojasprossen in die Suppe geben und nach Belieben mit etwas gehacktem Thai-Basilikum garnieren, dann servieren.

Tipp:

ALGEN ZUBEREITEN

Orientiere dich bei der Zubereitung der Wakame-Algen an der Packungsangabe. Instant-Algen können normalerweise direkt verwendet werden oder werden in einem Sieb nur kurz abgespült. Ansonsten müssen Wakame vor der Verwendung 10–15 Minuten in kaltem Wasser eingeweicht werden. Nori-Flocken und -Blätter können hingegen direkt verarbeitet werden, jedoch müssen die Blätter zuerst in Streifen geschnitten werden.

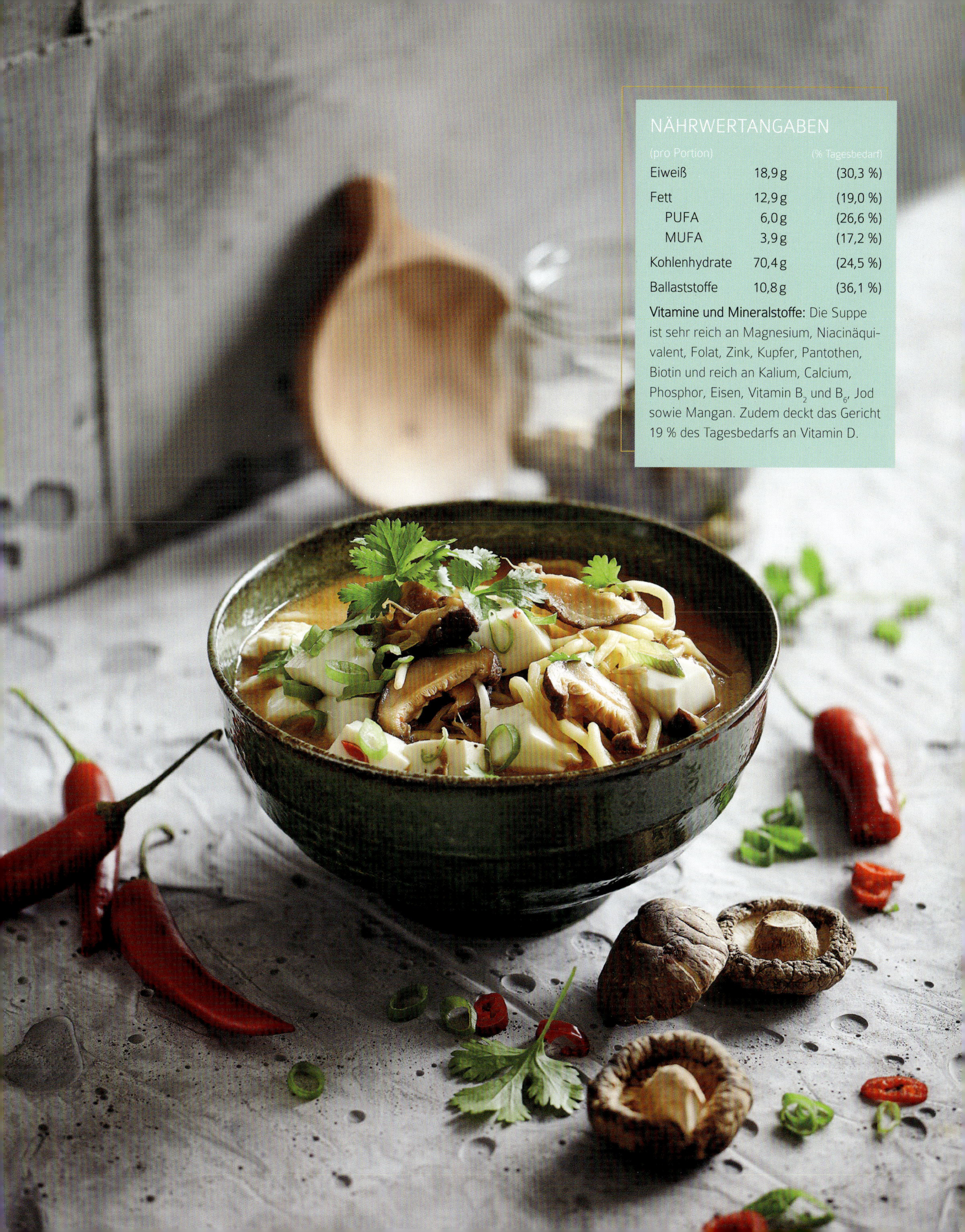

NÄHRWERTANGABEN

(pro Portion)		(% Tagesbedarf)
Eiweiß	18,9 g	(30,3 %)
Fett	12,9 g	(19,0 %)
PUFA	6,0 g	(26,6 %)
MUFA	3,9 g	(17,2 %)
Kohlenhydrate	70,4 g	(24,5 %)
Ballaststoffe	10,8 g	(36,1 %)

Vitamine und Mineralstoffe: Die Suppe ist sehr reich an Magnesium, Niacinäquivalent, Folat, Zink, Kupfer, Pantothen, Biotin und reich an Kalium, Calcium, Phosphor, Eisen, Vitamin B_2 und B_6, Jod sowie Mangan. Zudem deckt das Gericht 19 % des Tagesbedarfs an Vitamin D.

Schoko-Cookies & Dattel-Nuss-Bällchen

FÜR 12 STÜCK

Zutaten für die Cookies

30 g Margarine

40 g Mandelmus – 3 EL Kokosdrink

30 g Kokosblütenzucker

je ½ TL gemahlene Vanille + Zimt

1 Msp. gemahlene Tonkabohne

Steinsalz

½ TL Backpulver – ⅓ TL Natron

40 g Mandelmehl
(alternativ Erdmandelmehl)

50 g Hafermehl

40 g Zartbitterschokolade
(mindestens 70 % Kakaogehalt)

Zutaten für die Bällchen

100 g getrocknete Datteln

50 g getrocknete Feigen

30 g Paranusskerne – 50 g Erdmandeln

2 EL Backkakao

⅓ TL gemahlener Zimt

je ¼ TL gemahlene Vanille + Kardamom

1 Prise feines Himalaya-Steinsalz

Zubereitung Cookies

Den Backofen auf 175 °C (Ober-/Unterhitze) vorheizen. Margarine, Mandelmus, Kokosdrink, Zucker, Gewürze sowie 1 Prise Steinsalz vermischen und glatt rühren.

Backpulver, Natron, Mandel- und Hafermehl vermengen, zu der Kokosdrink-Mischung geben und alles gut verrühren. Die Schokolade in Stücke hacken und unter den Teig heben.

Ein Backblech mit Backpapier auslegen. Aus dem Teig 12 Cookies mit ca. 5 cm Durchmesser formen, auf das Blech setzen und ca. 10 Minuten im heißen Ofen (Mitte) backen. Anschließend herausnehmen und etwas abkühlen lassen.

Zubereitung Bällchen

Die Datteln entsteinen und von den Feigen die Stiele entfernen. Trockenfrüchte, Paranüsse und Erdmandeln mit 1 EL Kakao und den Gewürzen in einen leistungsstarken Standmixer geben und zu einem glatten Teig verarbeiten (wenn der Mixer sehr groß ist, solltest du die doppelte Menge der Zutaten nehmen, damit alles zerkleinert wird.)

Anschließend aus der Masse 12 Bällchen formen und je nach Geschmack nochmal in etwas Kakaopulver wälzen. Direkt genießen oder zum Verzehr im Kühlschrank aufbewahren.

Wichtige Selenquelle

Die Paranuss ist reich an dem wichtigen Spurenelement Selen, das an vielen Stoffwechselfunktionen in unserem Körper beteiligt ist: Es unterstützt das Immunsystem sowie die Schilddrüsenfunktion und schützt vor Zellschäden. Bereits zwei Paranüsse am Tag decken unseren Selenbedarf.

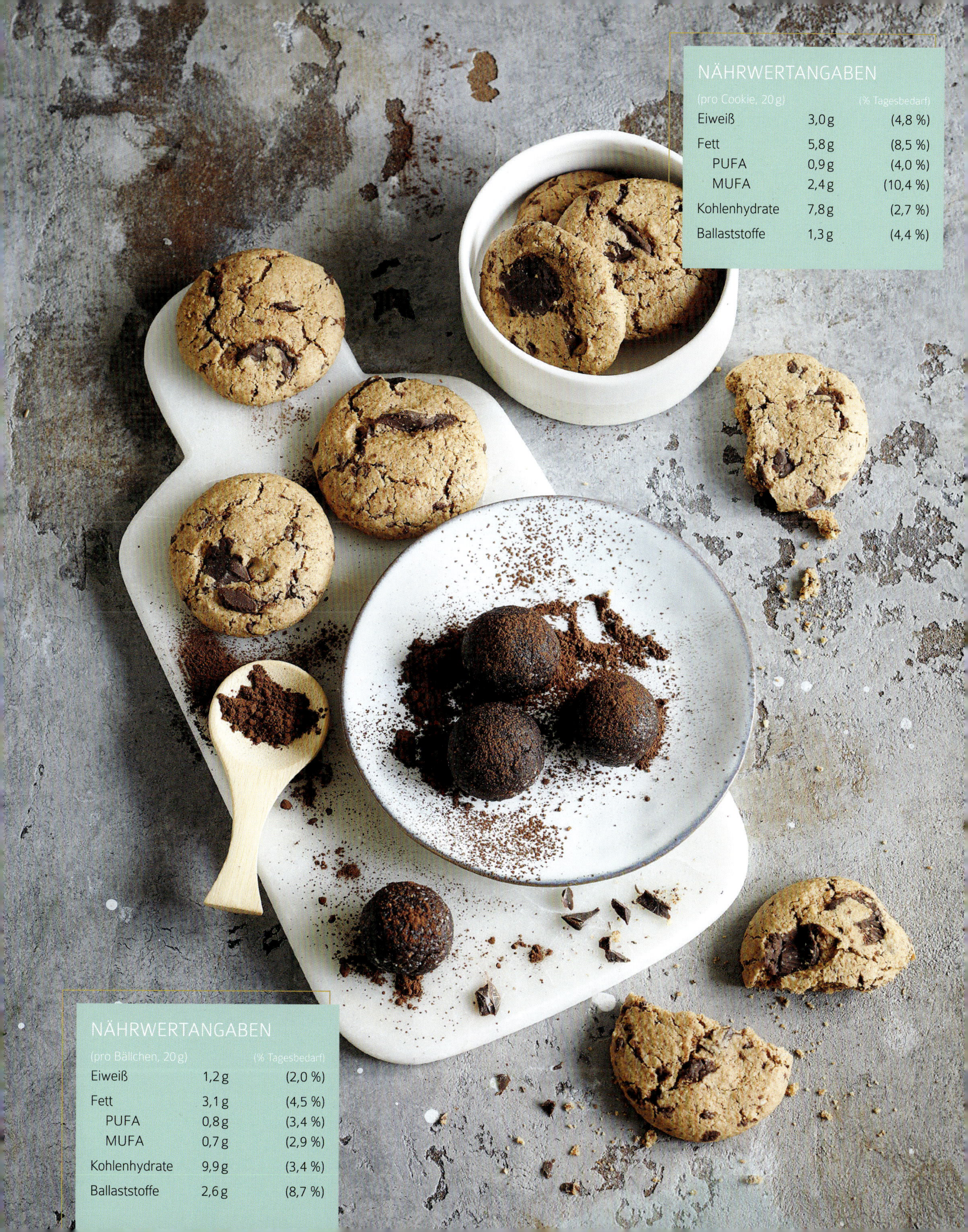

NÄHRWERTANGABEN

(pro Cookie, 20 g)		(% Tagesbedarf)
Eiweiß	3,0 g	(4,8 %)
Fett	5,8 g	(8,5 %)
PUFA	0,9 g	(4,0 %)
MUFA	2,4 g	(10,4 %)
Kohlenhydrate	7,8 g	(2,7 %)
Ballaststoffe	1,3 g	(4,4 %)

NÄHRWERTANGABEN

(pro Bällchen, 20 g)		(% Tagesbedarf)
Eiweiß	1,2 g	(2,0 %)
Fett	3,1 g	(4,5 %)
PUFA	0,8 g	(3,4 %)
MUFA	0,7 g	(2,9 %)
Kohlenhydrate	9,9 g	(3,4 %)
Ballaststoffe	2,6 g	(8,7 %)

Veganer Kaiserschmarrn

FÜR 2 PORTIONEN

Zutaten

1 EL Chia-Samen

70 g Reismehl

50 g Teffmehl
(alternativ Buchweizenmehl)

10 g Speisestärke

20 g gemahlene Erdmandeln

1 TL Weinstein-Backpulver

je ¼ TL gemahlene Vanille + Kardamom

⅓ TL gemahlener Zimt

Steinsalz

3 EL Kokosöl

2 TL Zitronensaft
(alternativ Apfelessig)

2 EL Ahornsirup (alternativ
40 g Kokosblütenzucker)

220 ml Pflanzendrink
(Hafer-, Mandel- oder Reisdrink)

50 ml kohlensäurehaltiges
Mineralwasser

1 EL Kokosblütenzucker

Zubereitung

Die Chia-Samen in einer kleinen Schüssel mit 4 EL Wasser vermengen und ca. 10 Minuten andicken lassen.

Reismehl, Teffmehl, Stärke, Erdmandeln und Backpulver mischen. Vanille, Kardamom, Zimt und 1 Prise Steinsalz dazugeben und alles gut vermengen.

2 EL Kokosöl mit Zitronensaft und Ahornsirup vermengen, (wenn das Öl fest ist, ggf. zuerst schmelzen). Die Kokosöl-Mischung mit den gequollenen Chia-Samen zur Mehlmischung geben und den Teig glatt rühren. Nach und nach den Pflanzendrink einrühren. Zum Schluss das Mineralwasser unterrühren und den Teig ca. 10 Minuten ruhen lassen.

Eine große, beschichtete Pfanne oder eine Eisenpfanne mit dem restlichen Kokosöl ausstreichen und bei mittlerer Hitze erwärmen. Den gesamten Teig einfüllen und die Hitze reduzieren. Den Teig ca. 10 Minuten bei geringer Hitze von einer Seite anbraten, dann in der Pfanne mithilfe eines Pfannenwenders in Stücke rupfen. Den Kokosblütenzucker darüberstreuen und alles noch mal für ein paar Minuten unter Wenden von allen Seiten braten, damit der Zucker karamellisiert. Aus der Pfanne nehmen, auf Tellern anrichten und noch warm genießen.

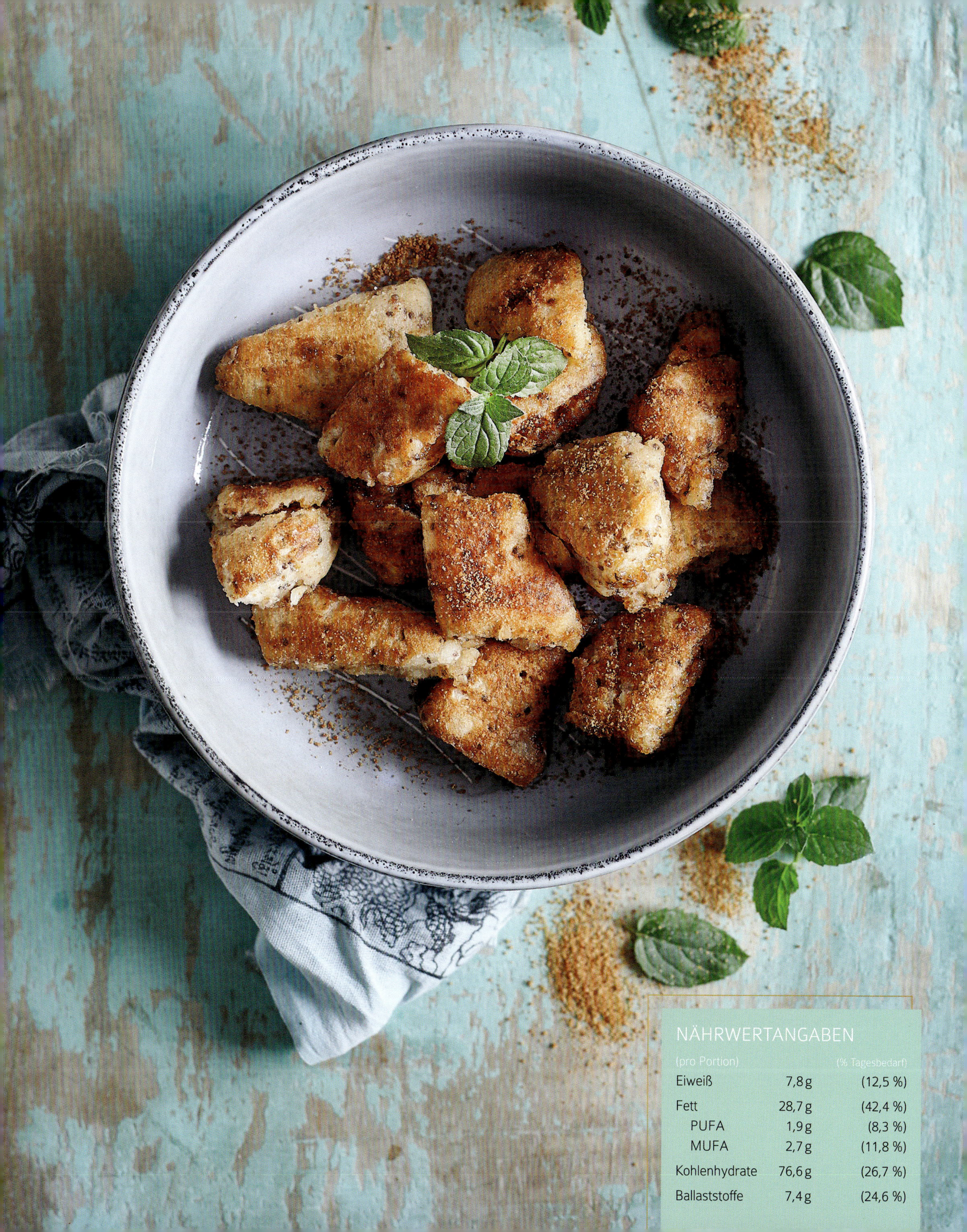

NÄHRWERTANGABEN

(pro Portion)		(% Tagesbedarf)
Eiweiß	7,8 g	(12,5 %)
Fett	28,7 g	(42,4 %)
PUFA	1,9 g	(8,3 %)
MUFA	2,7 g	(11,8 %)
Kohlenhydrate	76,6 g	(26,7 %)
Ballaststoffe	7,4 g	(24,6 %)

Kichererbsen-Blondies

FÜR 12 STÜCK

Zutaten

220 g Kichererbsen (Glas)

90 g Cashewmus

⅓ TL Backpulver

¼ TL Natron

4 getrocknete Medjool-Datteln

2 EL Ahornsirup

1 EL Kokosblütenzucker

1 EL Reisdrink

½ TL gemahlene Vanille

¼ TL Steinsalz

40 g Bio-Zartbitterschokolade (mindestens 70 % Kakaogehalt)

Zubereitung

Den Ofen auf 180 °C (Ober-/Unterhitze) vorheizen.

Alle Zutaten bis auf die Schokolade in einen leistungsstarken Standmixer geben und zu einem feinen, glatten Teig pürieren. Am Ende sollten keine Stückchen mehr zu sehen sein. Zum Schluss die Schokolade in Stücke hacken und unter die Masse heben.

Ein Backblech mit Backpapier auslegen und die Masse auf einer Fläche von etwa 25 x 25 cm ca. 0,5 cm hoch ausstreichen. Achte darauf, dass die Ränder ebenfalls ca. 0,5 cm hoch sind, das verhindert, dass der Teig an den Seiten zu dunkel wird.

Den Teig im heißen Ofen (Mitte) 20–25 Minuten backen. Dann herausnehmen, etwas abkühlen lassen und in ca. 12 Stücke schneiden.

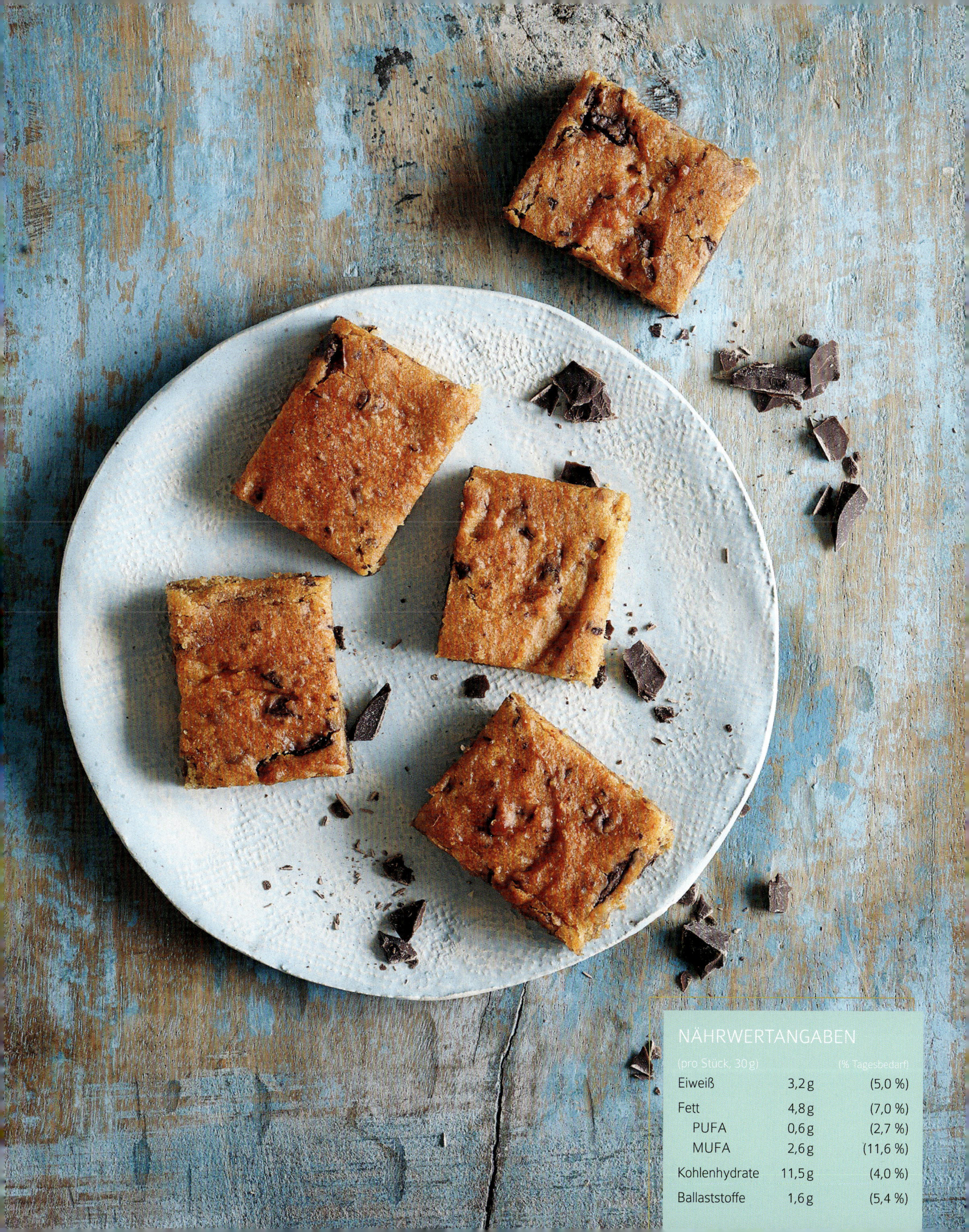

NÄHRWERTANGABEN

(pro Stück, 30 g)		(% Tagesbedarf)
Eiweiß	3,2 g	(5,0 %)
Fett	4,8 g	(7,0 %)
PUFA	0,6 g	(2,7 %)
MUFA	2,6 g	(11,6 %)
Kohlenhydrate	11,5 g	(4,0 %)
Ballaststoffe	1,6 g	(5,4 %)

Möhren-Halva

FÜR 2 PORTIONEN

Zutaten

200 g Möhren

2 EL Kokosmehl

½ TL gemahlener Kardamom

1 EL Kokosöl (alternativ Ghee)

1 EL Rohrohrzucker

1 TL Bio-Vanillezucker (mit echter Vanille)

2 EL Rosinen

150 ml Kokosmilch

1 Handvoll Walnusskerne

Zubereitung

Die Möhren putzen, schälen und sehr fein raspeln. Das Kokosmehl mit dem Kardamom in einem kleinen Topf bei mittlerer Hitze unter ständigem Rühren kurz anrösten, bis es leicht zu duften beginnt. Dann Kokosöl und Rohrohrzucker dazugeben, kurz umrühren und Möhren, Vanillezucker und Rosinen zugeben und alles gut vermengen.

Die Kokosmilch angießen, alles kurz aufkochen lassen und bei geringer Hitze zugedeckt ca. 10 Minuten leicht köcheln lassen. Zwischendurch immer wieder umrühren.

Die Walnusskerne klein hacken. Wenn alles gut eingekocht ist 2 EL gehackte Nüsse unter das Halva rühren und noch weitere 2 Minuten bei ausgeschaltetem Herd ziehen lassen. Du kannst das Halva warm oder kalt genießen.

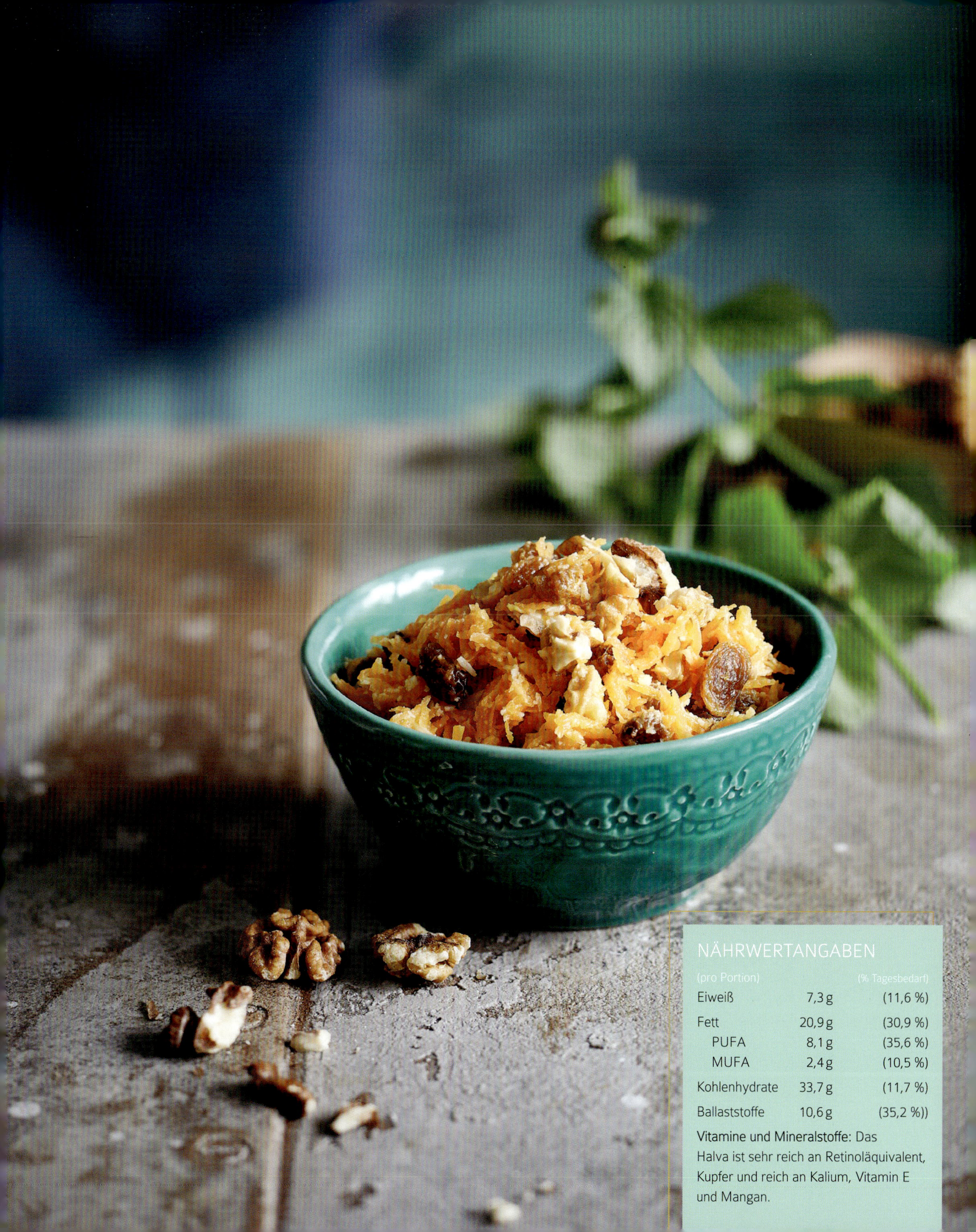

NÄHRWERTANGABEN

(pro Portion)		(% Tagesbedarf)
Eiweiß	7,3 g	(11,6 %)
Fett	20,9 g	(30,9 %)
PUFA	8,1 g	(35,6 %)
MUFA	2,4 g	(10,5 %)
Kohlenhydrate	33,7 g	(11,7 %)
Ballaststoffe	10,6 g	(35,2 %))

Vitamine und Mineralstoffe: Das Halva ist sehr reich an Retinoläquivalent, Kupfer und reich an Kalium, Vitamin E und Mangan.

Kichererbsen-Tofu

FÜR 1 GROSSEN BLOCK
(CA. 3–4 PORTIONEN)

Zutaten

100 g Kichererbsenmehl

⅓ TL gemahlene Kurkuma

½ TL gemahlener Kreuzkümmel

½ TL Kala Namak
(Gewürzsalz aus Indien)

1 Msp. gemahlener Ingwer

2 Msp. Asafoetida (siehe S. 135)

Kokosöl

Zubereitung

Alle Zutaten in einem Topf vermengen, dann unter Rühren ca. 330 ml Wasser zugeben und bei mittlerer Hitze erwärmen. Anschließend den Inhalt ca. 5 Minuten lang köcheln lassen, dabei ständig rühren. Die Masse soll am Ende in etwa die Konsistenz von Kartoffelbrei haben.

Eine eckige Auflaufform oder Kastenform mit dem Kokosöl einfetten. Die cremige Masse in die Form füllen, abkühlen lassen und für mindestens 3 Stunden in den Kühlschrank stellen, damit sie weiter auskühlt und fest wird.

Die Masse nach der Kühlzeit aus der Form stürzen, nach Belieben in mundgerechte Würfel schneiden und weiterverwenden. Der Kichererbsen-Tofu passt auch gut als Ersatz des Sojatofus im Palak-Tofu von S. 154.

Tipp:

ANGEBRATEN BESONDERS LECKER

Am besten schmeckt der Tofu, wenn er vor dem Verzehr noch einmal in etwas Kokosöl oder Ghee angebraten wird.

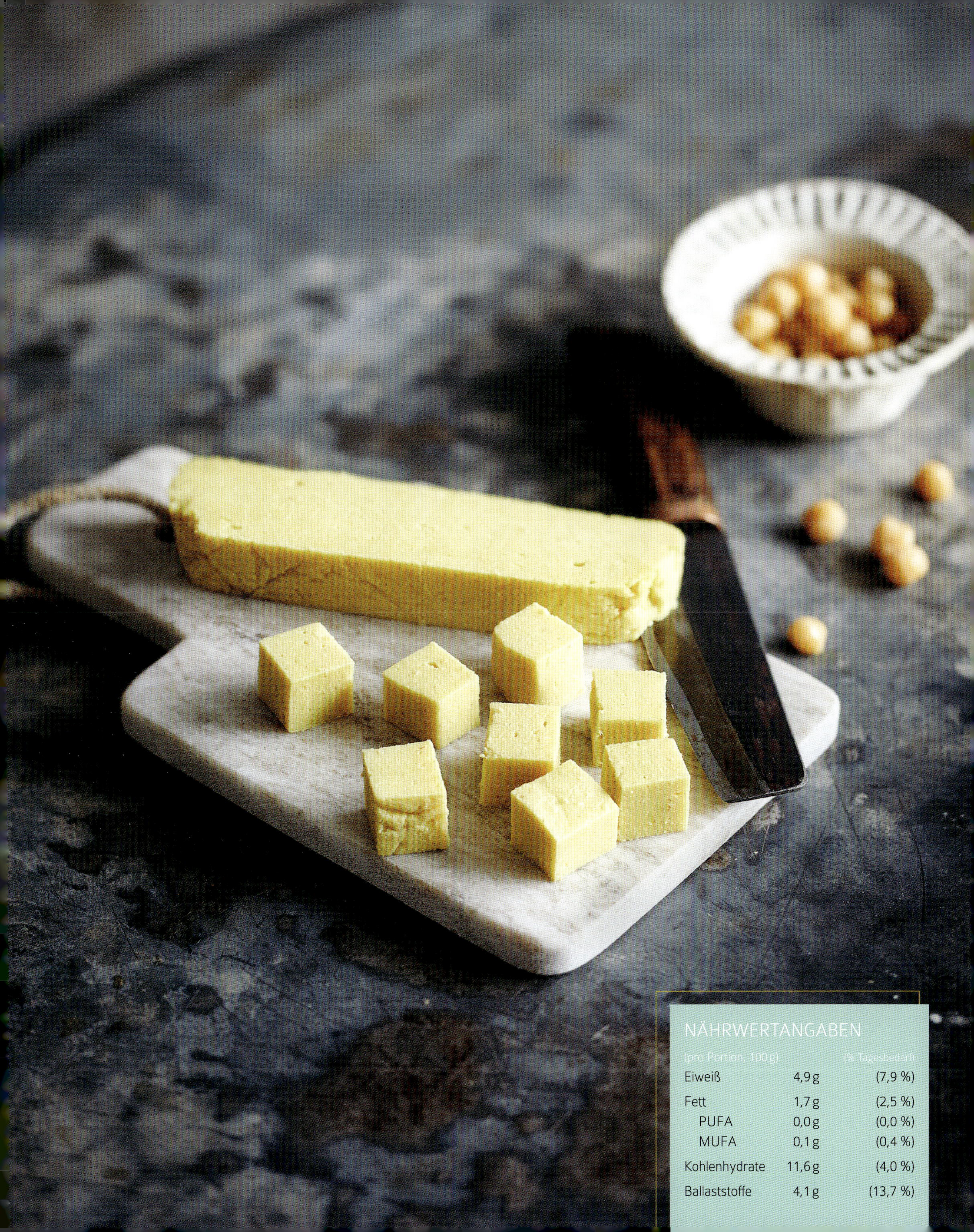

NÄHRWERTANGABEN

(pro Portion, 100 g)		(% Tagesbedarf)
Eiweiß	4,9 g	(7,9 %)
Fett	1,7 g	(2,5 %)
PUFA	0,0 g	(0,0 %)
MUFA	0,1 g	(0,4 %)
Kohlenhydrate	11,6 g	(4,0 %)
Ballaststoffe	4,1 g	(13,7 %)

Vollkorn- & Kokos-Reisküchlein

FÜR 2 PORTIONEN

Zutaten für die Vollkorn-Reisküchlein

150 g Vollkorn-Basmatireis

½ TL Steinsalz

1 Bund Petersilie

1 Kästchen Kresse (alternativ 2 EL gehackte Frühlingszwiebel)

30 g Kichererbsenmehl (alternativ Kartoffelmehl)

½ TL Kala Namak (Gewürzsalz aus Indien)

½ Bio-Zitrone

1–2 TL geröstetes Sesamöl

Currypulver

Zutaten für die Kokos-Reisküchlein

150 g weißer Basmatireis

Steinsalz

30 g Kokosmehl

1 Msp. gemahlener Kardamom

1–2 TL Kokosöl

Zubereitung Vollkorn-Reisküchlein

Den Reis mit 500 ml Wasser und Salz in einem Topf aufkochen, dann zugedeckt bei schwacher Hitze ca. 40 Minuten köcheln lassen, dann abgießen und etwas abkühlen lassen.

Petersilie waschen, trocken schütteln, Blättchen abzupfen und klein hacken. Die Kresse waschen und abschneiden. Das Mehl in einer Pfanne ohne Fett ca. 2 Minuten anrösten.

Die Kräuter mit Kala Namak, Mehl, 1 EL Zitronensaft und ½ TL -abrieb zum abgekühlten Reis geben, alles gut vermengen, dann mit angefeuchteten Händen ca. 30 Sekunden kneten, bis die Masse klebriger wird. Anschließend mit feuchten Händen 8 ca. 1 cm hohe, handtellergroße Küchlein formen und diese an den Rändern gut zusammendrücken.

Das Sesamöl in einer Pfanne erhitzen, ⅓ TL Currypulver dazugeben und gut darin verteilen. Die Bratlinge nacheinander hineingeben und erst kurz von beiden Seiten im Curry-Öl bei mittlerer Hitze anbraten, dann bei niedriger Hitze von beiden Seiten goldbraun fertig braten. Die Reisküchlein sind eine ideale Beilage und lassen sich auch gut für unterwegs mitnehmen.

Zubereitung Kokos-Reisküchlein

Reis in einem Topf mit ⅓ TL Salz und ca. 285 ml Wasser aufkochen und auf kleiner Hitze zugedeckt ca. 10 Minuten köcheln lassen. Dann Reis mit Kokosmehl und Kardamom vermischen und 10 Minuten bei ausgeschaltetem Herd ziehen lassen.

Den Ofen auf 200 °C (Ober-/Unterhitze) vorheizen und ein Backblech mit Backpapier auslegen. Mit angefeuchteten Händen aus dem Teig 8 ca. 1 cm hohe, handtellergroße Küchlein formen (an den Rändern gut zusammendrücken). Anschließend im Kokosmehl wälzen. Das Öl in einer Pfanne erhitzen und die Küchlein beidseitig goldbraun braten.

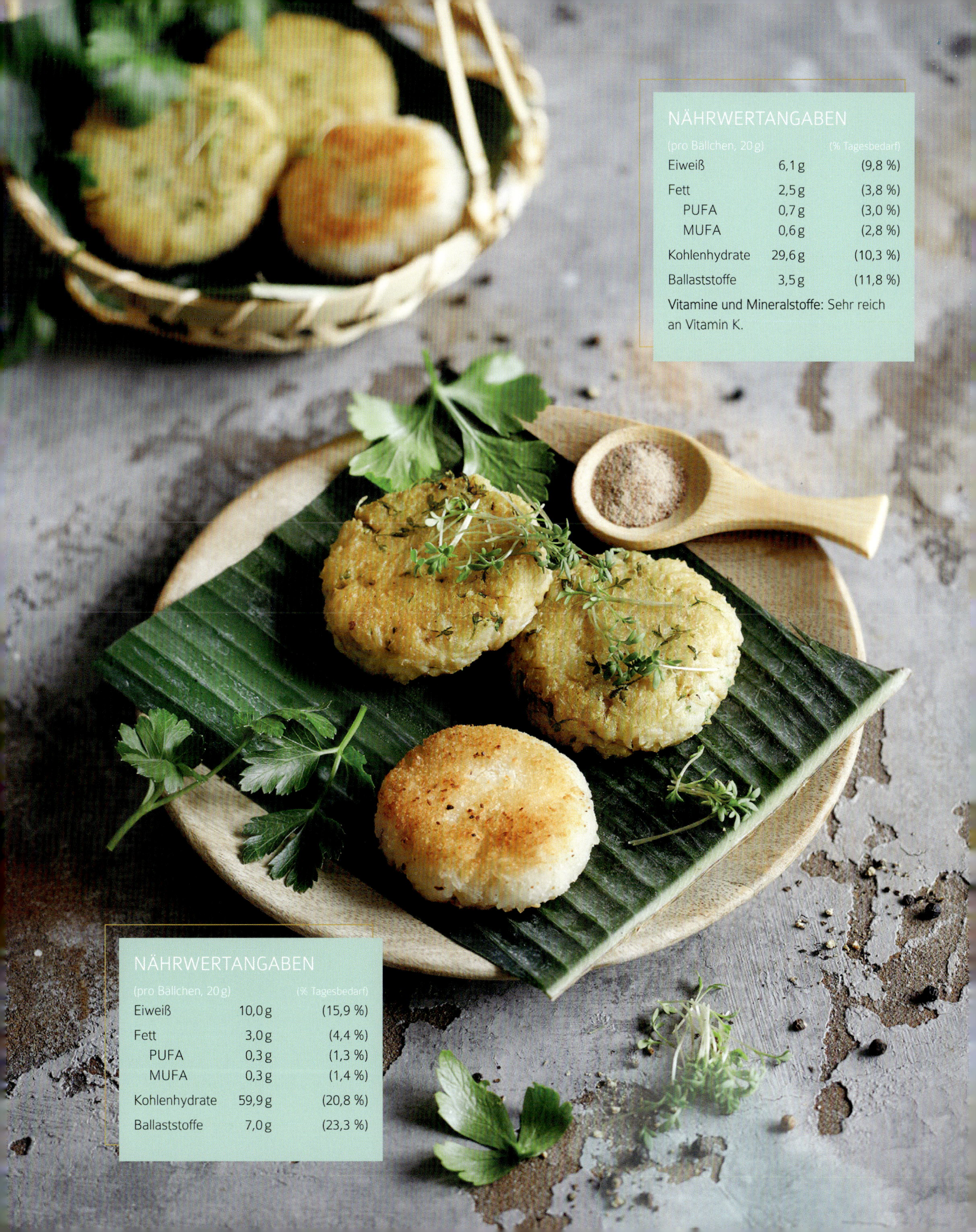

NÄHRWERTANGABEN

(pro Bällchen, 20 g)		(% Tagesbedarf)
Eiweiß	6,1 g	(9,8 %)
Fett	2,5 g	(3,8 %)
PUFA	0,7 g	(3,0 %)
MUFA	0,6 g	(2,8 %)
Kohlenhydrate	29,6 g	(10,3 %)
Ballaststoffe	3,5 g	(11,8 %)

Vitamine und Mineralstoffe: Sehr reich an Vitamin K.

NÄHRWERTANGABEN

(pro Bällchen, 20 g)		(% Tagesbedarf)
Eiweiß	10,0 g	(15,9 %)
Fett	3,0 g	(4,4 %)
PUFA	0,3 g	(1,3 %)
MUFA	0,3 g	(1,4 %)
Kohlenhydrate	59,9 g	(20,8 %)
Ballaststoffe	7,0 g	(23,3 %)

Veganer Kokos-Joghurt

FÜR 1 GLAS (250 G)

Zutaten

200 ml Bio-Kokosmilch

200 ml Bio-Vanille-Sojadrink

1 Kapsel Probiotika

1 Msp. Agar-Agar

Auf diese Zutaten kommt es an

Achte darauf, eine Kokosmilch mit 60 Prozent Kokosanteil zu verwenden. Bei den probiotischen Kapseln empfehle ich Produkte mit einer Mischung aus Lactobacillus casei, Lactobacillus acidophilus, Lactobacillus bulgaricus und Bifidobacterium lactis. Du kannst auch ein spezielles Joghurtferment verwenden.

Zubereitung

Die Kokosmilch Raumtemperatur annehmen lassen bzw. in einem warmen Wasserbad kurz erwärmen und dann gut schütteln. Ein Einmachglas mit dem Deckel zum Sterilisieren mit kochendem Wasser ausspülen und lufttrocknen lassen.

Kokosmilch und Sojadrink in das Glas füllen. Die Probiotikakapsel öffnen und den Inhalt mit Agar-Agar zufügen und mit einem Holz- oder Plastiklöffel (Metallgeschirr kann den Fermentationsprozess behindern) umrühren.

Das Glas mit einem sauberen Passiertuch oder einem feinem Stofftuch bedecken und mit einem Gummiband fixieren. Das Glas für 1–2 Tage an einen warmen Ort stellen. Im Sommer ist an warmen Tagen die Raumtemperatur ausreichend. Im Winter kannst du die Gläser in einen Joghurtbereiter oder ein Wasserbad mit warmem Wasser stellen (ca.40–50 °C).

Nach 2–3 Stunden das abgekühlte Wasser wieder mit warmem Wasser ersetzen. Alternativ kannst du den Backofen auf 50 °C vorwärmen, das Glas hineinstellen und dann den Ofen wieder ausmachen. Nach weiteren 2–3 Stunden den Ofen erneut kurz bei niedriger Hitze erwärmen und wieder ausschalten. Die Temperatur darf nicht zu hoch werden, da sonst die probiotischen Bakterien absterben. Der Joghurt passt gut zum Granola von S. 140 oder zum Dal von S. 144.

Tipp:

WAS KANN SCHIEF GEHEN?

Falls sich im Joghurt Flüssigkeit absetzt, ist das nicht schlimm. Du kannst diese entweder verrühren oder, wenn du deinen Joghurt cremiger magst, nur die feste Schicht abschöpfen. Ein leicht säuerlicher Geschmack ist normal, abgestanden sollte der Joghurt jedoch nicht schmecken. Wenn der Joghurt sich verfärbt oder verdorben riecht, hat die Herstellung nicht geklappt, und du musst ihn in jedem Fall entsorgen!

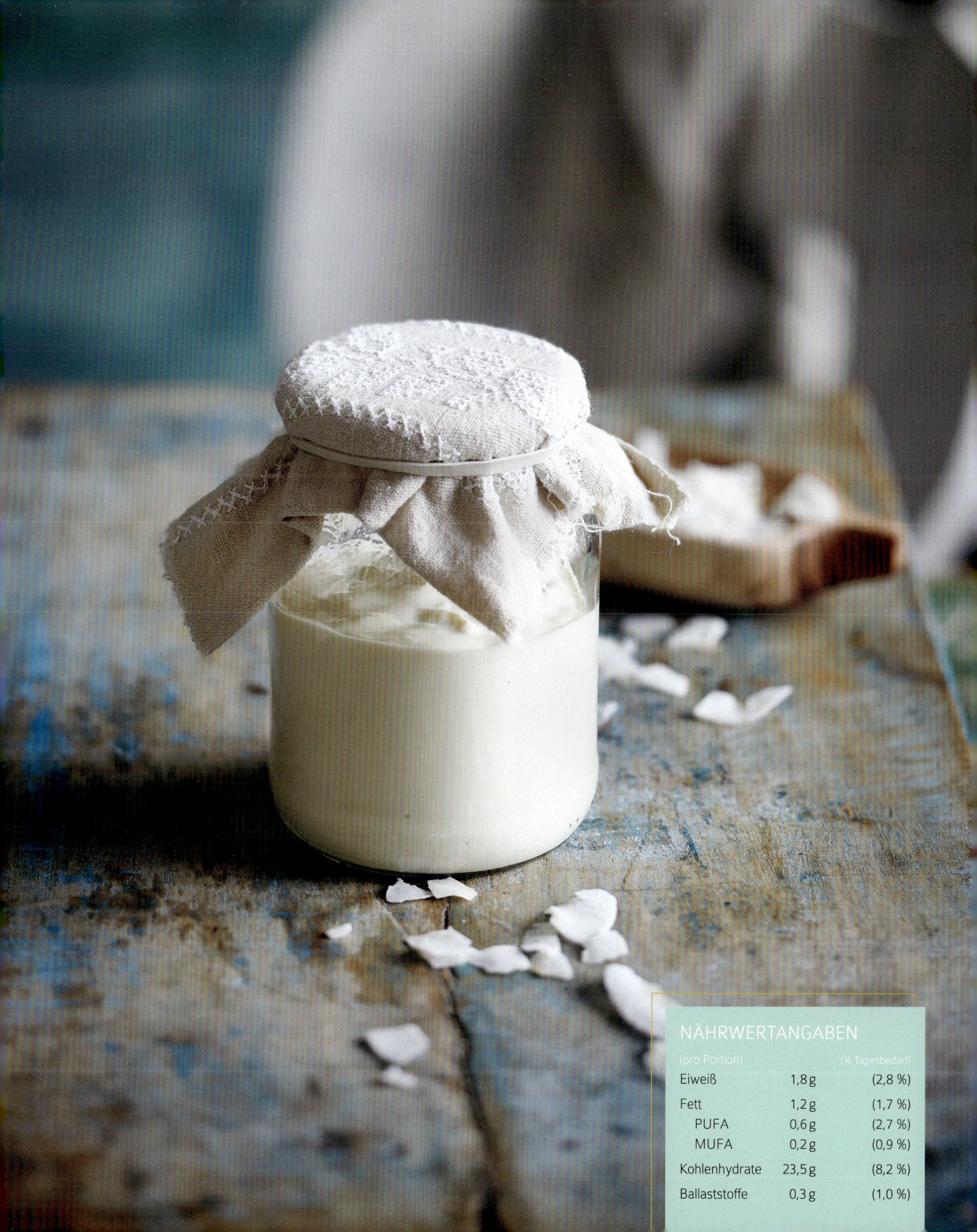

NÄHRWERTANGABEN

(pro Portion)		(% Tagesbedarf)
Eiweiß	1,8 g	(2,8 %)
Fett	1,2 g	(1,7 %)
PUFA	0,6 g	(2,7 %)
MUFA	0,2 g	(0,9 %)
Kohlenhydrate	23,5 g	(8,2 %)
Ballaststoffe	0,3 g	(1,0 %)

Mango-Apfel-Chutney

ERGIBT 1 GLAS
(CA. 230 ML)

Zutaten

1 süßer Apfel (ca. 100 g)

100 g reife Mango

½ Bio-Zitrone

1 Stück frischer Ingwer (ca. 4 cm)

1 EL Ghee (alternativ Kokosöl)

½ TL Senfkörner

1 Nelke

½ TL gemahlene Kurkuma

⅓ TL gemahlener Koriander

⅓ TL gemahlener Kreuzkümmel

⅓ TL gemahlener Zimt

1 Prise Chilipulver
(alternativ Cayennepfeffer)

1 TL Apfelessig

1 EL Rohrohrzucker

1 EL Sultaninen

Zubereitung

Das Einmachglas mit dem Deckel zum Sterilisieren mit kochendem Wasser ausspülen und lufttrocknen lassen.

Den Apfel waschen, halbieren, das Kerngehäuse entfernen und das Fruchtfleisch in mundgerechte Würfel schneiden. Das Fruchtfleisch der Mango vom Stein schneiden und in kleine Stücke schneiden. Die Zitrone heiß waschen und abtrocknen. Etwa ⅓ TL Schale fein abreiben, dann den Saft auspressen. Den Ingwer schälen und reiben.

Das Ghee in einem kleinen Topf bei mittlerer Hitze erwärmen und die Senfkörner darin anrösten, bis sie knacken. 1 TL Ingwer zugeben und unter Rühren goldgelb anbraten. Die restlichen Gewürze mit dem Obst zugeben und unter Rühren ein paar Minuten andünsten.

2 EL Wasser mit Essig, Zucker und Sultaninen in den Topf geben, alles gut umrühren und abgedeckt bei niedriger Hitze ca. 10 Minuten köcheln lassen. Den Herd ausschalten, den Saft und die Schale der Zitrone hinzufügen, alles gut umrühren und noch einmal ca. 5 Minuten zugedeckt ziehen lassen.

Das Chutney in das Glas abfüllen und dieses sofort verschließen. Es hält sich wie Konfitüre bei Raumtemperatur und sollte nach dem Öffnen im Kühlschrank aufbewahrt werden. Chutneys sind ideal, um Speisen nachträglich zu würzen und weitere Geschmacksrichtungen zu integrieren.

Tipp:

FERMENTIERTE VARIANTE

Dafür brauchst du zusätzlich 3 EL Sauerkrautsaft, Wasserkefir oder Kombucha als Starter. Mische alle Zutaten und fülle diese in ein steriles Einmachglas. Drücke die Masse gut fest, evtl. musst du noch ein wenig Wasser zugeben, sodass die Masse mit ausreichend Flüssigkeit bedeckt ist. Decke das Glas mit einem sauberen Stofftuch ab und fixiere es mit einem Gummiband. Lasse das Glas 1 Tag bei Raumtemperatur stehen, stelle es dann zum Fermentieren ca. 3 Tage mit Deckel bei max. 22 °C an einen dunklen Ort. Als Zeichen des Fermentierungsvorgangs sollten kleine Bläschen sichtbar werden. Das Chutney ist so ca. 3 Wochen haltbar.

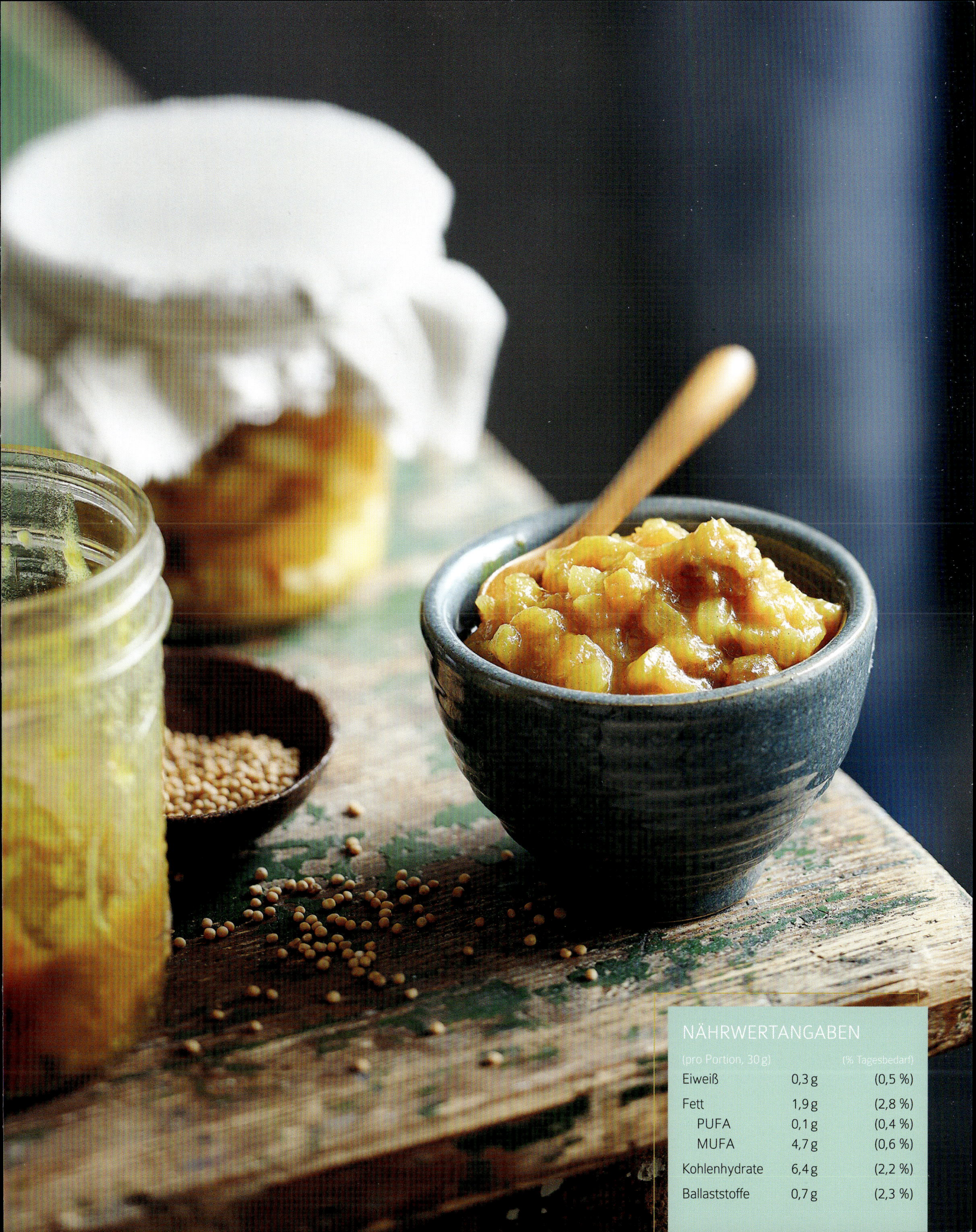

NÄHRWERTANGABEN

(pro Portion, 30 g)		(% Tagesbedarf)
Eiweiß	0,3 g	(0,5 %)
Fett	1,9 g	(2,8 %)
PUFA	0,1 g	(0,4 %)
MUFA	4,7 g	(0,6 %)
Kohlenhydrate	6,4 g	(2,2 %)
Ballaststoffe	0,7 g	(2,3 %)

Mung-Snack & Mungolinsen-Hummus

FÜR 1 BLECH

Zutaten für den Mung-Snack

100 g ganze Mungobohnen (alternativ gekochte; ca. 250 g)

Steinsalz – ½ TL Garam Masala

1 TL edelsüßes Paprikapulver

1 TL gemahlener Kreuzkümmel

⅓ TL Asafoetida (siehe S. 135)

½ TL gemahlene Kurkuma

1 Prise Cayennepfeffer – 3 EL Olivenöl

Zubereitung Mung-Snack

Die Mungobohnen über Nacht in einer Schüssel mit ausreichend Wasser einweichen. Am nächsten Tag durch ein Sieb abgießen, mit Wasser abspülen und gut abtropfen lassen. Die Bohnen mit ½– ¾ TL Salz und 250 ml Wasser in einen Topf geben und bei mittlerer Hitze 20–30 Minuten zugedeckt köcheln lassen, bis das Wasser verdampft ist.

Den Ofen auf 180 °C (Ober-/Unterhitze) vorheizen. Die abgetropften Mungobohnen mit den Gewürzen und dem Olivenöl in eine Schüssel geben und gut vermischen. Die Mischung gleichmäßig auf einem mit Backpapier ausgelegten Backblech verteilen und im heißen Ofen (Mitte) 30–40 Minuten backen. Dabei die Masse ab und zu durchmischen.

Den Mung-Snack aus dem Ofen nehmen, etwas abkühlen lassen. Anschließend in einem luftdichten Gefäß aufbewahren, so ist er einige Tage haltbar. Er eignet sich toll als Topping für einen Salat oder das Couscous von S. 136.

FÜR 1 GLAS (CA. 330 ML)

Zutaten für den Hummus

100 g halbierte, geschälte Mungolinsen

1 Stück frischer Ingwer (ca. 5 cm)

1 große Knoblauchzehe

1 TL Steinsalz – 2 EL Olivenöl

1 EL Tahin (Sesammus)

2 EL Zitronensaft – ½ TL Garam Masala

½ TL gemahlener Kreuzkümmel

1–2 Soft-Feigen (ca. 20–25 g)

⅓ TL Asafoetida (siehe S. 135)

Cayennepfeffer (nach Belieben)

Zubereitung Hummus

Die Mungolinsen für mindestens 2 Stunden in ausreichend Wasser einweichen. Die Linsen dann durch ein Sieb abgießen, mit Wasser abspülen und gut abtropfen lassen.

Ingwer und Knoblauch schälen und fein hacken. Die Mungolinsen mit 1 EL Ingwer, Knoblauch, Salz sowie 250 ml Wasser in einem Topf aufkochen, dann bei niedriger Hitze ca. 20 Minuten köcheln lassen, bis das Wasser nahezu vollständig verdampft ist.

Die gegarten Mungolinsen mit den restlichen Zutaten sowie nach Belieben mit 1 Prise Cayennepfeffer in einen leistungsstarken Standmixer geben und zu einem glatten Hummus pürieren. Diesen entweder zum Dippen verwenden oder zu den Linsenwaffeln von S. 138 reichen. Alternativ kann er auch in einem sauberen Behältnis 2–3 Tage im Kühlschrank aufbewahrt werden.

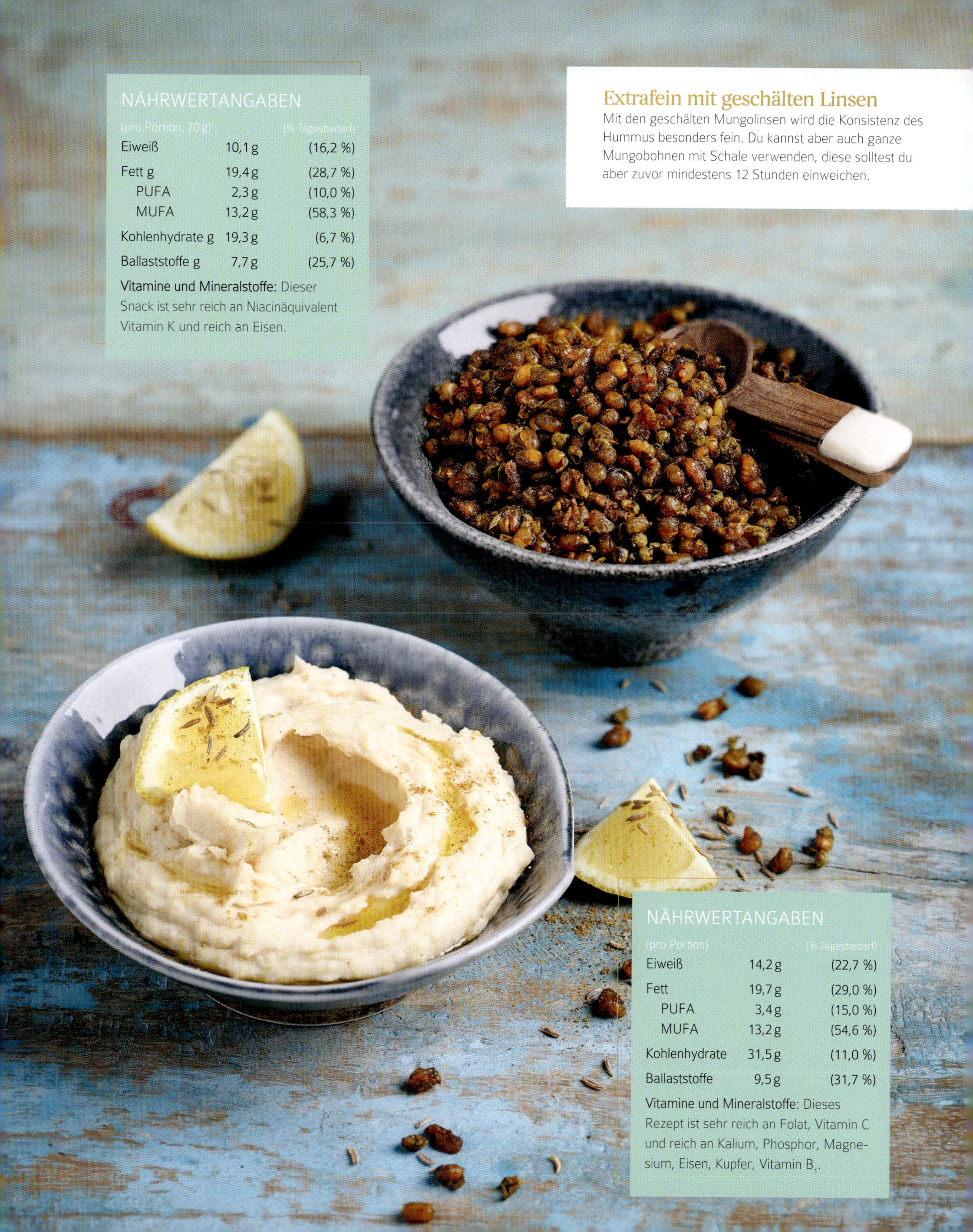

NÄHRWERTANGABEN

(pro Portion, 70 g)		(% Tagesbedarf)
Eiweiß	10,1 g	(16,2 %)
Fett g	19,4 g	(28,7 %)
PUFA	2,3 g	(10,0 %)
MUFA	13,2 g	(58,3 %)
Kohlenhydrate g	19,3 g	(6,7 %)
Ballaststoffe g	7,7 g	(25,7 %)

Vitamine und Mineralstoffe: Dieser Snack ist sehr reich an Niacinäquivalent Vitamin K und reich an Eisen.

Extrafein mit geschälten Linsen

Mit den geschälten Mungolinsen wird die Konsistenz des Hummus besonders fein. Du kannst aber auch ganze Mungobohnen mit Schale verwenden, diese solltest du aber zuvor mindestens 12 Stunden einweichen.

NÄHRWERTANGABEN

(pro Portion)		(% Tagesbedarf)
Eiweiß	14,2 g	(22,7 %)
Fett	19,7 g	(29,0 %)
PUFA	3,4 g	(15,0 %)
MUFA	13,2 g	(54,6 %)
Kohlenhydrate	31,5 g	(11,0 %)
Ballaststoffe	9,5 g	(31,7 %)

Vitamine und Mineralstoffe: Dieses Rezept ist sehr reich an Folat, Vitamin C und reich an Kalium, Phosphor, Magnesium, Eisen, Kupfer, Vitamin B_1.

Spirulina-Gomasio & Omega-3-Mayo

FÜR 1 GLAS (CA. 250 ML)

Zutaten für das Gomasio

1 EL grobes (Himalaya-)Steinsalz

250 g ungeschälter Sesam

2 EL Spirulina-Pulver (alternativ gemörserte Tabletten oder Chlorellaalgen)

Zubereitung Gomasio

Das Salz ein paar Minuten bei mittlerer Hitze unter Rühren in einer Pfanne ohne Fett rösten, dann beiseitestellen. Anschließend den Sesam in die Pfanne geben und einige Minuten rösten, bis er duftet (dabei die Pfanne immer wieder kreisförmig schwingen, damit der Sesam gleichmäßig gebräunt wird). Herausnehmen und mit dem Salz in einem Mörser fein zermahlen. Zum Schluss das Algenpulver hinzugeben, alles gut vermengen und das fertige Gewürzsalz in einem luftdichten Glas an einem dunklen und kühlen Ort aufbewahren.

FÜR 1 PORTION

Zutaten für die Mayo

¼ TL Senf

½ TL Ahornsirup (alternativ Agavendicksaft)

2 TL Leinöl

3 EL Kokos-Joghurtalternative

1 TL Zitronensaft

1 Prise Kala Namak (Gewürzsalz aus Indien)

Zubereitung Mayo

Den Senf mit Ahornsirup und Leinöl glatt rühren. Dann Kokos-Joghurtalternative, Zitronensaft und Kala Namak hinzugeben und nochmal verrühren. Die Mayo z. B. zu den Süßkartoffel-Schiffchen von S. 146 oder der Kürbissuppe von S. 152 reichen.

Für den Vorrat

Du kannst diese Mayo auch in größerer Menge herstellen und dann in einem luftdichten Behälter verschlossen im Kühlschrank ein paar Tage aufbewahren.

Nährstoffreiche Würze

Das Sesamsalz Gomasio ist als Würzmittel in der japanischen und koreanischen Küche beliebt. Als Finish über Gerichte gestreut, verleiht es diesen ein nussiges Aroma. Die Spirulinaalgen machen das Gomasio noch nährstoffreicher. Sie enthalten viele Proteine mit allen essenziellen Aminosäuren. Spirulina und Chlorella gehören zu den Süßwasseralgen und enthalten nur geringe Mengen an Jod, eine zu hohe Jodaufnahme ist also nicht zu befürchten.

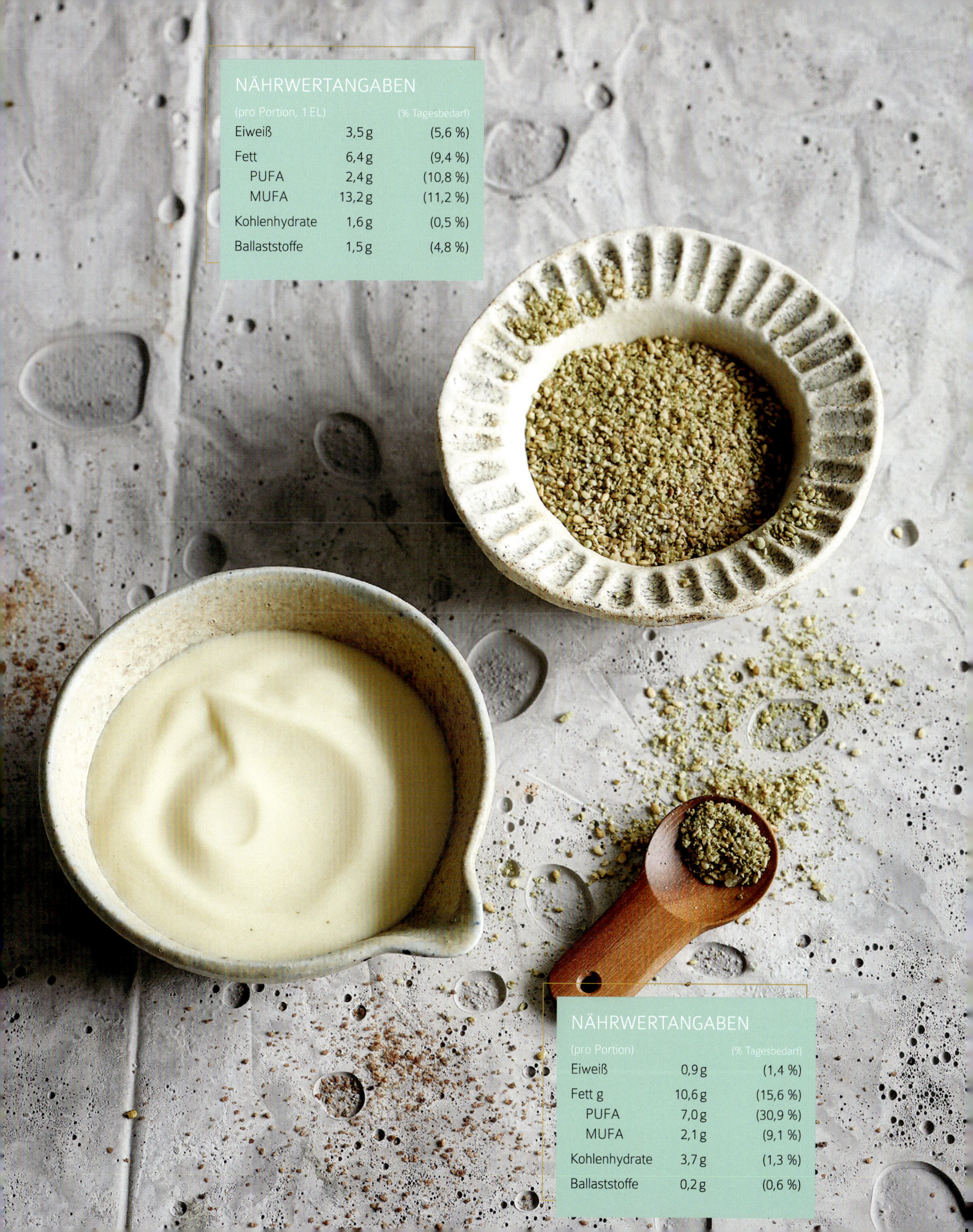

NÄHRWERTANGABEN

(pro Portion, 1 EL)		(% Tagesbedarf)
Eiweiß	3,5 g	(5,6 %)
Fett	6,4 g	(9,4 %)
PUFA	2,4 g	(10,8 %)
MUFA	13,2 g	(11,2 %)
Kohlenhydrate	1,6 g	(0,5 %)
Ballaststoffe	1,5 g	(4,8 %)

NÄHRWERTANGABEN

(pro Portion)		(% Tagesbedarf)
Eiweiß	0,9 g	(1,4 %)
Fett g	10,6 g	(15,6 %)
PUFA	7,0 g	(30,9 %)
MUFA	2,1 g	(9,1 %)
Kohlenhydrate	3,7 g	(1,3 %)
Ballaststoffe	0,2 g	(0,6 %)

Moon Milk

FÜR 1 PORTION

Zutaten

200 ml Reis-Kokosdrink

½ TL gemahlene Kurkuma

½ TL Ashwagandha-Pulver

1 Msp. gemahlener Zimt

1 Msp. gemahlener Kardamom

1 Prise schwarzer Pfeffer

⅓ TL Vanille-Rohrzucker
(alternativ Honig; nach Belieben)

Zubereitung

Alle Zutaten bis auf den Rohrzucker in einen kleinen Topf geben und kurz aufkochen. Anschließend die Flüssigkeit in eine Tasse füllen, nach Geschmack mit dem Vanille-Rohrzucker süßen und direkt genießen.

Tipp:

Die Moon Milk ist ein tolles „Betthupferl", v. a. wenn wir spät am Abend noch einmal ein wenig Hunger verspüren. Die darin enthaltenen Gewürze helfen dir, den Blutzuckerspiegel zu stabilisieren, und das Ashwagandha unterstützt einen erholsamen Schlaf. Die roten Früchte der Ashwagandha-Pflanze werden Schlafbeeren genannt. Im Ayurveda gilt Ashwagandha seit Jahrtausenden als wirksames Heilmittel für vielerlei Beschwerden und wird auch zur Beruhigung der Nerven angewandt. Der Honig wirkt aus ayurvedischer Sicht ausgleichend auf das Dosha Kapha (siehe S. 94). Er sollte aber nicht hoch erhitzt werden. Gib ihn zu warmen Getränken deshalb immer erst hinzu, wenn sie die richtige Trinktemperatur haben.

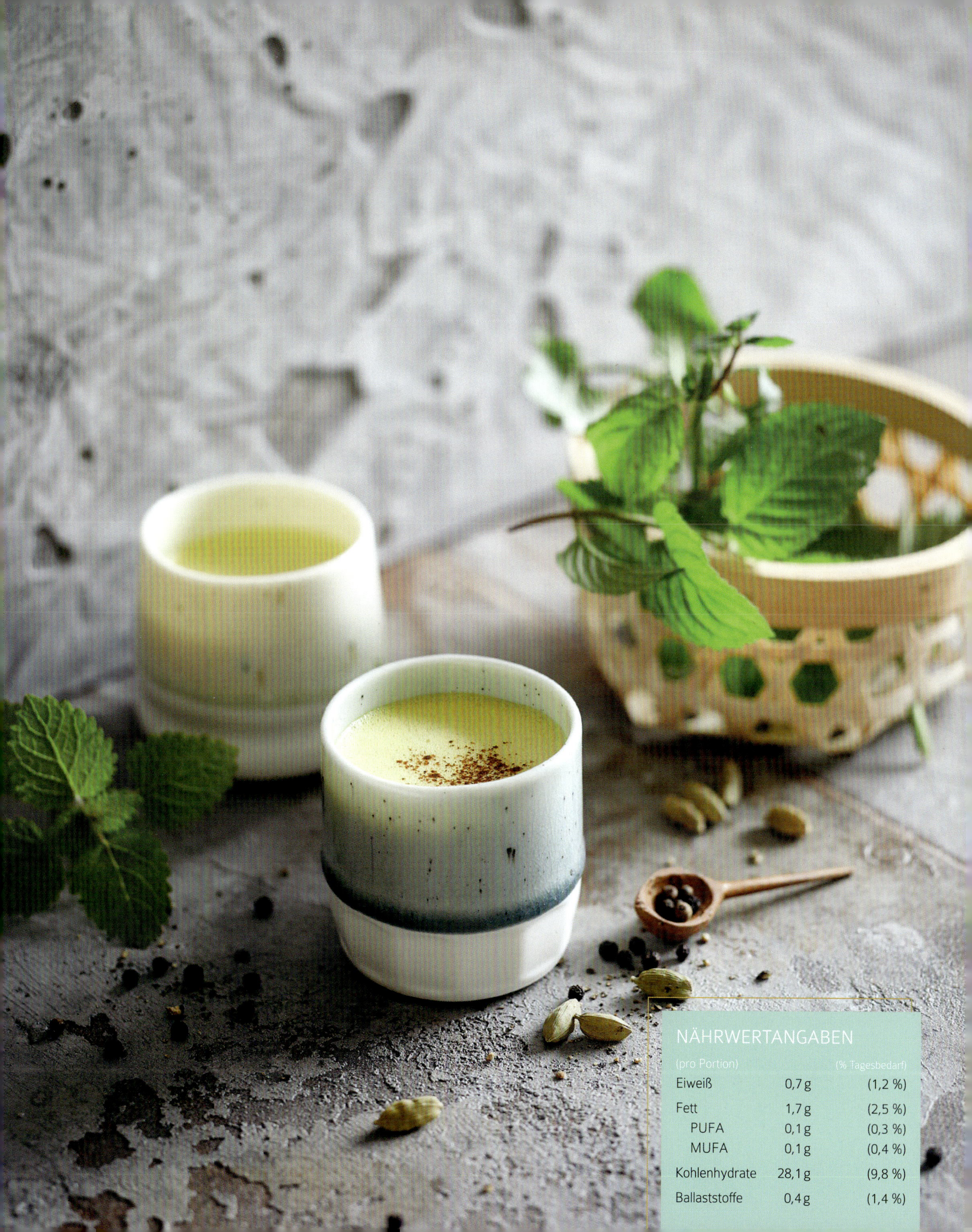

NÄHRWERTANGABEN

(pro Portion)		(% Tagesbedarf)
Eiweiß	0,7 g	(1,2 %)
Fett	1,7 g	(2,5 %)
PUFA	0,1 g	(0,3 %)
MUFA	0,1 g	(0,4 %)
Kohlenhydrate	28,1 g	(9,8 %)
Ballaststoffe	0,4 g	(1,4 %)

Sesam-Latte & Red-Velvet-Latte

FÜR 1 PORTION

Zutaten für den Sesam-Latte

250 ml Reis-Kokosdrink

1 TL Tahin (Sesammus)

½ TL Dattelsirup

½ Msp. gemahlener Kardamom

½ Msp. gemahlene Vanille

Zubereitung Sesam-Latte

Den Reis-Kokosdrink in einem kleinen Topf bei mittlerer Hitze langsam erwärmen.

In der Zwischenzeit die anderen Zutaten mit 1 EL heißem Wasser in einer Tasse vermischen. Dann mit dem heißen Pflanzendrink aufgießen, umrühren und direkt servieren. Die gehaltvolle Milch eignet sich auch als kleine Zwischenmahlzeit oder als Nachtisch.

Wenn du die Milch aufschäumen möchtest, mischst du am besten 200 ml Reis-Kokosdrink mit 50 ml Vanille-Sojadrink oder einem aufschäumbaren (Barista-)Haferdrink.

FÜR 1 PORTION

Zutaten für den Red-Velvet-Latte

250 ml Reis-Kokosdrink

1 TL Rote-Bete-Pulver

1 Msp. gemahlene Vanille

Zubereitung Red-Velvet-Latte

Den Reis-Kokosdrink in einem kleinen Topf bei mittlerer Hitze langsam erwärmen.

In der Zwischenzeit das Rote-Bete-Pulver und die Vanille mit 3 EL heißem Wasser in einer Tasse vermischen. Mit dem heißen Pflanzendrink aufgießen, umrühren und direkt servieren.

Rote Bete für Blut & Zellen

Rote Bete schmeckt nicht nur als Saft, sondern auch als Milchdrink. Das Rote-Bete-Pulver, das ich für dieses Rezept verwende, ist reich an Folat, das der Körper für die Neubildung von Zellen und Blut braucht. Das Pulver bringt bereits einen süßlichen Geschmack mit, sodass du nicht noch extra süßen musst.

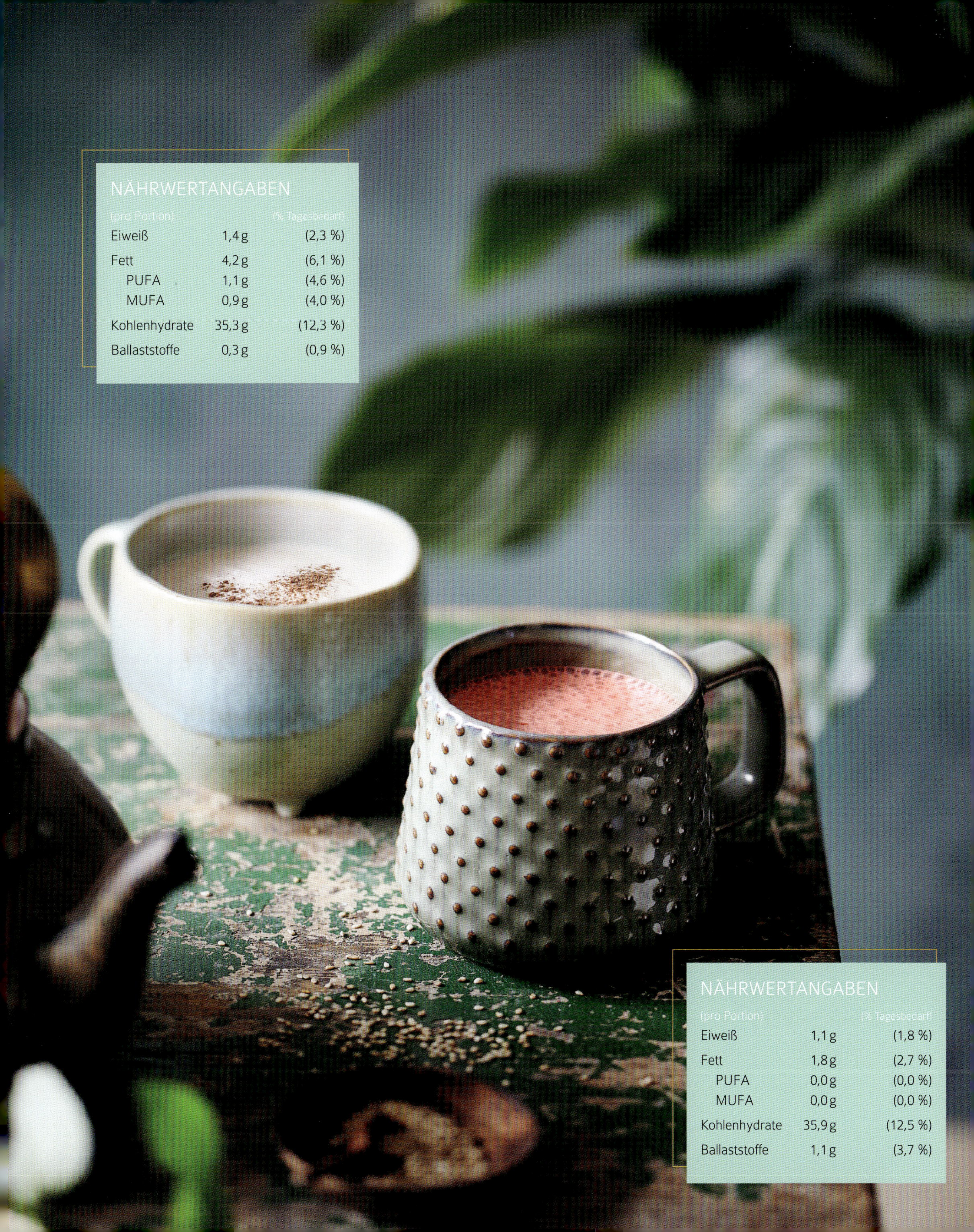

NÄHRWERTANGABEN

(pro Portion)		(% Tagesbedarf)
Eiweiß	1,4 g	(2,3 %)
Fett	4,2 g	(6,1 %)
PUFA	1,1 g	(4,6 %)
MUFA	0,9 g	(4,0 %)
Kohlenhydrate	35,3 g	(12,3 %)
Ballaststoffe	0,3 g	(0,9 %)

NÄHRWERTANGABEN

(pro Portion)		(% Tagesbedarf)
Eiweiß	1,1 g	(1,8 %)
Fett	1,8 g	(2,7 %)
PUFA	0,0 g	(0,0 %)
MUFA	0,0 g	(0,0 %)
Kohlenhydrate	35,9 g	(12,5 %)
Ballaststoffe	1,1 g	(3,7 %)

Gewürz-Lassi & Süßes Lassi

FÜR 1 PORTION

Zutaten für das Gewürz-Lassi

70 g Kokos-Joghurtalternative

Steinsalz

gemahlener Ingwer (alternativ 1 Msp. frischer geriebener Ingwer)

1 Msp. gemahlener Kreuzkümmel

1 Stängel Koriandergrün (nach Belieben)

Zubereitung Gewürz-Lassi

Alle Zutaten mit je 1 Prise Salz sowie gemahlenem Ingwer und 250 ml Wasser in einen Standmixer geben und ca. 1 Minute pürieren. Nach Belieben mit etwas Koriandergrün servieren.

FÜR 1 PORTION

Zutaten für das süße Lassi

200 ml Reis-Kokosdrink

70 g Kokos-Joghurtalternative

1–2 TL Kokosblütenzucker (alternativ Ahornsirup)

1 Msp. gemahlener Kardamom

¼ TL Rosenwasser (nach Belieben)

Zubereitung süßes Lassi

Alle Zutaten in einen Standmixer geben und ca. 1 Minute pürieren. Nach Wunsch zum Servieren mit dem Rosenwasser verfeinern.

GESUNDE GETRÄNKEBEGLEITUNG

Das Lassi ist in Indien ein fester Bestandteil der Mahlzeiten. Das Joghurtgetränk unterstützt die Verdauung, mildert die Schärfe der Speisen und punktet aus ernährungswissenschaftlicher Sicht mit seiner probiotischen Wirkung. Ganz nach Geschmack kannst du dich für eine meiner beiden Rezeptvarianten entscheiden: süß oder würzig. Verwende den selbst gemachten Joghurt von S. 172 oder greif zu einer Kokos-Joghurtalternative aus dem Bioladen.

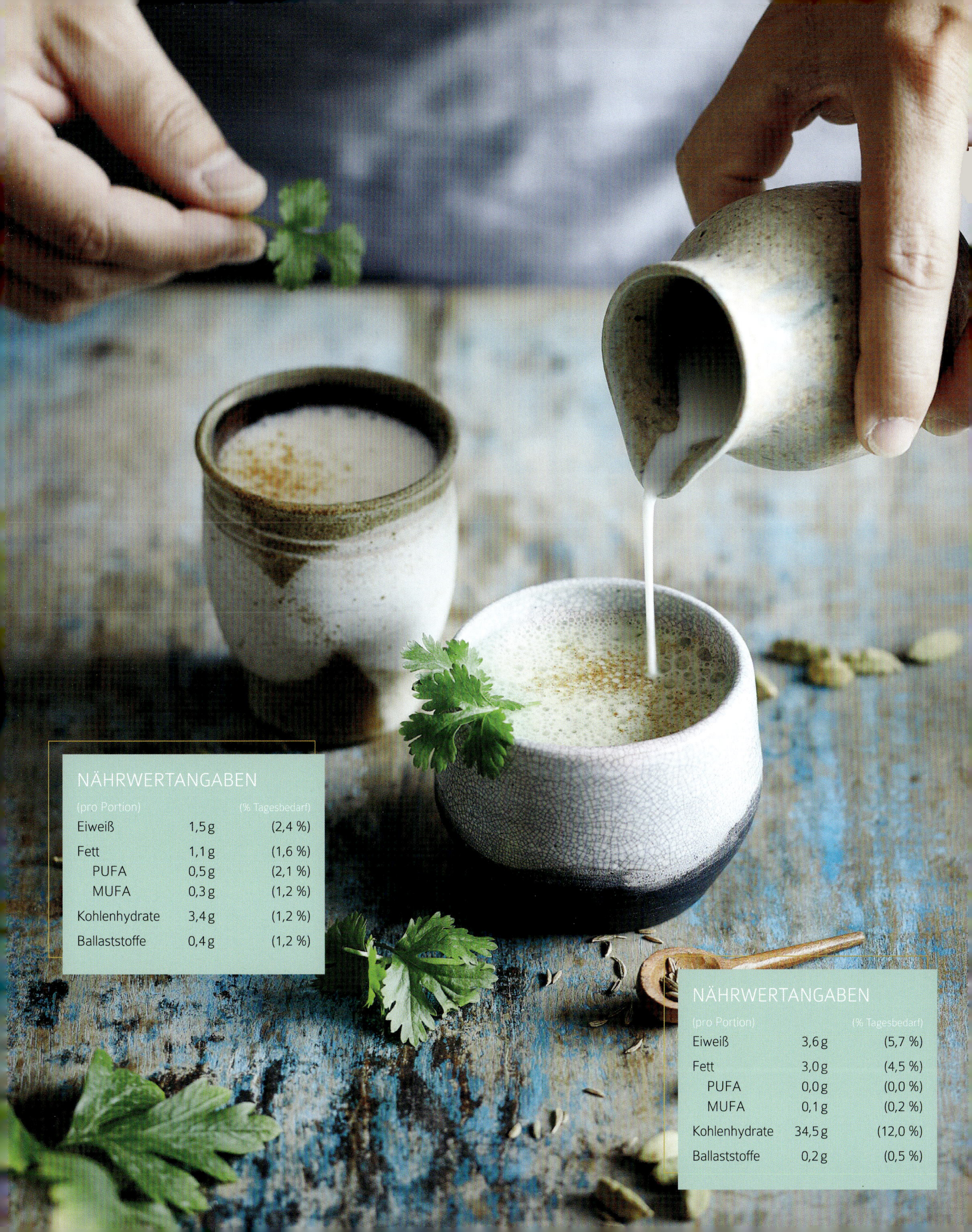

NÄHRWERTANGABEN

(pro Portion)		(% Tagesbedarf)
Eiweiß	1,5 g	(2,4 %)
Fett	1,1 g	(1,6 %)
PUFA	0,5 g	(2,1 %)
MUFA	0,3 g	(1,2 %)
Kohlenhydrate	3,4 g	(1,2 %)
Ballaststoffe	0,4 g	(1,2 %)

NÄHRWERTANGABEN

(pro Portion)		(% Tagesbedarf)
Eiweiß	3,6 g	(5,7 %)
Fett	3,0 g	(4,5 %)
PUFA	0,0 g	(0,0 %)
MUFA	0,1 g	(0,2 %)
Kohlenhydrate	34,5 g	(12,0 %)
Ballaststoffe	0,2 g	(0,5 %)

Sachregister

Quellen

1 Beilock, S. L.; Carr, T. H.; MacMahon, C.; Starkes, J. L.: When paying attention becomes counterproductive: impact of divided versus skill-focused attention on novice and experienced performance of sensorimotor skills (2002). In: J Exp Psychol Appl., Mar;8(1), S. 6–16.

2 Gigerenzer, Gerd: Bauchentscheidungen: Die Intelligenz des Unbewussten und die Macht der Intuition (2007). München, Bertelsmann.

3 Kast, Bas: Ich fühle, also bin ich (32.11.2009), https://www.zeit.de/zeit-wissen/2006/02/Gefuehle_Titel/komplettansicht?print [04.06.2021].

4 Gladwell, Malcom: Blink! Die Macht des Moments (2007). München, Piper. S. 78 ff.

5 Krishnan, Sridevi; Tyron, Rebecca; Welch, Lukas C.; Horn, William F.; Keim, Nancy L.: Menstrual cycle hormones, food intake, and cravings (01.04.2016), https://faseb.onlinelibrary.wiley.com/doi/abs/10.1096/fasebj.30.1_supplement.418.6 [04.06.2021].

6 Baumeister, et al.: The strength model of self-control. Current Directions in Psychologiecal Science (2007). (16) S. 351–355.

7 Tylka, Tracy L.: Development and psychometric evaluation of a measure of intuitive eating (2006). In: J Counseling Psych., Apr;53(2), S. 226–240.

8 Linardon, J.; Mitchell, S.: Rigid dietary control, flexible dietary control, and intuitive eating: Evidence for their differential relationship to disordered eating and body image concerns (2017). In: Eat Behav., 26, S. 16–22; Plateau, C.R.; Petrie, T.A.; Papathomas, A.: Learning to eat again: Intuitive eating practices among retired female collegiate athletes (2017). In: Eating Disorders, 25(1), S. 92–98.

9 Hawks, S. et al.: Relationship Between Intuitive Eating and Health Indicators Among College Women (2005). In: Am J Health Ed., Nov–Dec; 36(6), S. 331–336; Ciampolini, M. et al.: Sustained Self-Regulation of Energy Intake. Loss of Weight in Overweight Subjects. Maintenance of Weight in Normal-Weight Subjects (2010). In: Journal of Nutrition and Metabolism, vol. 7, article 4; Wheeler, B. J.; Lawrence, J.; Chae, M.; Paterson, H.; Gray, A. R.; Healey, D.; Reith, D. M.; Taylor, B. J.: Intuitive eating is associated with glycaemic control in adolescents with type I diabetes mellitus (2015). In: Appetite, Sep 25;96, S. 160–165.

10 Madden, C. E.; Leong, S. L.; Gray, A.; Horwath, C. C.: Eating in response to hunger and satiety signals is related to BMI in a nationwide sample of 1601 mid-age New Zealand women (2012). In: Public Health Nutrition, Mar; 23, S. 1–8; Herbert, B.L.; Blechert J.; Hautzinger M.; Matthias E.; Herbert C.: Intuitive eating is associated with interoceptive sensitivity. Effects on body mass index (2013). In: Appetite, Nov; 17, S. 22–30.

11 Ilhan, T.; Erdost H.: Effects of capsaicin on testis ghrelin expression in mice (2013). In: Biotech Histochem., Jan;88(1), S. 10–18;
Bègue, L.; Bricout, V.; Boudesseul, J.; Shankland, R.; Duke, A. A.: Some like it hot: testosterone predicts laboratory eating behavior of spicy food (2015). In: Physiol Behav., Feb; 139, S. 375–377.

12 Stangl, W.: Stichwort: 'Coping'. Online Lexikon für Psychologie und Pädagogik (28.09.2020), https://lexikon.stangl.eu/36/coping/ [04.06.2021].

13 Epstein, S.; Pacini, R.; Denes-Raj, V.; Heier, H.: Individual differences in intuitive-experiential and analytical-rational thinking styles (1996). In: J Pers Soc Psychol., Aug; 71(2), S. 390–405.

14 Su, Zhenwei; Alhadeff, Amber L.; Betley, J. Nicholas: Nutritive, Post-ingestive Signals Are the Primary Regulators of AgRP Neuron Activity. (2017). In: Cell report Dec. 5; 21 (10). S. 2724–2736.

15 Breit S.; Kupferberg A.; Rogler G.; Hasler G.: Vagus Nerve as Modulator of the Brain-Gut Axis in Psychiatric and Inflammatory Disorders. (2018) In: Front Psychiatry, Mar 13, 9 (44).

16 Thanarajah, S. E.; Tittgemeyer, M.: Food reward and gut-brain signalling (2020). In: Neuroforum, Band 26, Heft 1.

17 van Opstal, A. M. et al: Dietary sugars and non-caloric sweeteners elicit different homeostatic and hedonic responses in the brain (2019). In: Nutrition, Apr; 60, S. 80–86.

18 Shepherd, G.: Smell images and the flavour system in the human brain (2006). In: Nature, 444, S. 316–321.

19 Beck, Anne et al.: Effect of brain structure, brain function, and brain connectivity on relapse in alcohol-dependent patients (2012). In: Archives of General Psychiatry, 69(8), S. 842–852; Genauck, Alexander et al.: Reduced loss aversion in pathological gambling and alcohol dependence is associated with differential alterations in amygdala and prefrontal functioning (2017). In: Scientific Reports, Nov 24; 7(1).

20 Dethlefsen, L.; McFall-Ngai, M; Relman, D.: An ecological and evolutionary perspective on human–microbe mutualism and disease (2007). In: Nature 449, S. 811–818.

21 Alcock, Joe et al.: Is Eating Behavior Manipulated by the Gastrointestinal Microbiota? Evolutionary Pressures and Potential Mechanisms (2017). In: Bioessays 36, no. 10, S. 940–949.

22 Temko, Jamie E.; Bouhlal, Sofia; Farokhnia, Mehdi; Lee, Mary L.; Cryan, John F.; Leggio, Lorenzo: The Microbiota, the Gut and the Brain in Eating and Alcohol Use Disorders: A 'Ménage à Trois'? (2017). In: Alcohol and Alcoholism. July; 52 (4), S. 403–413.

23 Turnbaugh, P. J.; Hamady, M.; Yatsunenko, T.; Cantarel, B. L.; Duncan, A.; Ley, R. E.; Sogin, M. L.; Jones, W. J. et al.: A core gut microbiome in obese and lean twins (2009). In: Nature, Jan; 457(7228), S. 480–484.

24 Cheung, S. G.; Goldenthal, A. R.; Uhlemann, A. C.; Mann, J. J.; Miller, J. M.; Sublette, M. E.: Systematic Review of Gut Microbiota and Major Depression (2019). In: Front Psychiatry. Feb; 34; Knüppel, A.; Shipley, M.J.; Llewellyn, C.H.; Brunner, E.J.: Sugar intake from sweet food and beverages, common mental disorder and depression: prospective findings from the Whitehall II study (2017). In: Sci Rep., Jul 7(1), S. 6287.

25 Frawley, David: Mit dem Herzen denken. Die Psychologie des Ayurveda (2011). Windpferd Verlag.

26 Dittmar, Vivian: Gefühle und Emotionen. Eine Gebrauchsanweisung (2017). Edition Est.

27 Daniels MC, Popkin BM. Impact of water intake on energy intake and weight status: a systematic review. Nutr Rev. 2010 Sep; 68(9), S. 505–521.

28 Apolzan, J. W.; Myers, C. A.; Champagne, C. M. et al.: Frequency of Consuming Foods Predicts Changes in Cravings for Those Foods During Weight Loss. The POUNDS Lost Study (2017). In: Obesity (Silver Spring), Aug; 25 (8), S. 1343–1348.

29 Deppe, M.; Schwindt, W.; Kugel, H.; Plaßmann, H.; Kenning, P.: Nonlinear responses within the medical prefrontal cortex reveal when specific implicit information influences economic decision making (2005). In: Journal of Neuroimaging, 15 (2), S. 171–182.

30 Roth, Gerhard Roth: Warum es so schwierig ist, sich selbst und andere zu ändern (2019). Stuttgart, Klett Cotta.
31 Biesalski, H.; Pirlich, M.; Bischoff, S.; Weimann, A.: Ernährungsmedizin nach dem Curriculum Ernährungsmedizin der Bundesärztekammer (2017). 5. Auflage, Thieme.

32 Toeller et al.: Autorisierte deutsche Version nach: Mann, J.; De Leeuw, I.; Hermansen, K.; Riccardi, G. et al.: Diabetes and Nutrition Study Group (DNSG) of the European Association for the Study of Diabetes (EASD) (2005). In: Diabetes und Stoffwechsel, 14, S. 373–394.

33 Azad, M. B.; Abou-Setta, A. M.; Chauhan, B. F. et al.: Nonnutritive sweeteners and cardiometabolic health: a systematic review and meta-analysis of randomized controlled trials and prospective cohort studies (2017). In: CMAJ, 189 (28), S. 929–939.

34 Schwingshackl, L.; Bogensberger, B.; Beni, A.; Knüppel, S.; Boeing, H.; Hoffmann, G.: Effects of oils and solid fats on blood lipids: a systematic review and network meta-analysis (2018). In: J Lipid Res., Sep; 59 (9), S. 1771–1782.

35 Sartorius, Tina; Ketterer, Caroline; Kullmann, Stephanie et al.: Monounsaturated Fatty Acids Prevent the Aversive Effects of Obesity on Locomotion, Brain Activity, and Sleep Behavior (2012). In: Diabetes 61 (1), S. 1–11.

36 Pross, N.; Demazières, A.; Girard, N. et al.: Influence of progressive fluid restriction on mood and physiological markers of dehydration in women (2013). In: Br J Nutr., Jan; 109 (2), S. 313–321.

37 Kempton, M. J.; Ettinger, U.; Foster, R. et al.: Dehydration affects brain structure and function in healthy adolescents (2011). In: Hum Brain Mapp., Jan; 32(1), S. 71–79.

38 Edmonds, C. J.; Crombie, R.; Gardner, M. R.: Subjective thirst moderates changes in speed of responding associated with water consumption (2013). In: Front Hum Neurosci., Jul; 7, S. 363.

39 Armstrong, L. E.; Ganio, M. S.; Klau, J. F.; Johnson, E. C.; Casa, D. J.; Maresh, C.M.: Novel hydration assessment techniques employing thirst and a water intake challenge in healthy men (2014). In: Appl Physiol Nutr Metab., Feb; 39(2), S. 138–144.

40 Xiao, T.; Ackerman, C. M.; Carroll, E. C. et al.: Copper regulates rest-activity cycles through the locus coeruleus-norepinephrine system (2018). In: Nat Chem Biol 14, S. 655–663.

41 Wind, R.; Tolboom, H.: Klare, I.; Huys, G.; Knol, J.: Tolerance and safety of the potentially probiotic strain Lactobacillus rhamnosus PRSF-L477: A randomised, double-blind placebo-controlled trial in healthy volunteers (2010). In: British Journal of Nutrition, 104(12), S. 1806–1816.

42 Zmora, N.; Zilberman-Schapira, G.; Suez, J. et al.: Personalized Gut Mucosal Colonization Resistance to Empiric Probiotics Is Associated with Unique Host and Microbiome Features (2018). In: Cell., Sep 6; 174(6), S. 1388–1405.

43 Carmody, R. N.; Bisanz, J. E.; Bowen, B. P. et al.: Cooking shapes the structure and function of the gut microbiome (2019). In: Nat Microbiol 4, S. 2052–2063.

44 Li, H.; Wang, P.; Huang, L.; Li, P.; Zhang, D.: Effects of regulating gut microbiota on the serotonin metabolism in the chronic unpredictable mild stress rat model (2019). In: Neurogastroenterol Motil., 31(10), S. 13677.

45 Koskinen, T.; Virtanen, H.; Voutilainen, S. et al.: Intake of fermented and non-fermented dairy products and risk of incident CHD: The Kuopio Ischaemic Heart Disease Risk Factor Study (2018). In: British Journal of Nutrition, 120(11), S. 1288–1297.

46 Perez-Cornago, A.; Sanchez-Villegas, A.; Bes-Rastrollo, M. et al.: Intake of High-Fat Yogurt, but Not of Low-Fat Yogurt or Prebiotics, Is Related to Lower Risk of Depression in Women of the SUN Cohort Study (2016). In: J Nutr., Sep; 146(9), S. 1731–1739.

47 Vulevic, J.; Juric, A.; Tzortzis, G.; Gibson, G.R.: A mixture of trans-galactooligosaccharides reduces markers of metabolic syndrome and modulates the fecal microbiota and immune function of overweight adults (2013). In: J Nutr., Mar;143(3), S. 324–331; Schmidt, K.; Cowen, P. J.; Harmer, C. J. et al.: Prebiotic intake reduces the waking cortisol response and alters emotional bias in healthy volunteers (2015). In: Psychopharmacology (Berl)., May;232(10), S. 1793–1801.

48 McDonald D; Hyde E, Debelius JW, et al.: American Gut: an Open Platform for Citizen Science Microbiome Research. In: mSystems. (2018), May; 3(3) May 15.

49 Maukonen, J.; Saarela, M.: Human gut microbiota: does diet matter? (2015). In: Proceedings of the Nutrition Society 74, S. 23–36.

50 Logan, A.C.; Katzman, M.: Major depressive disorder: probiotics may be an adjuvant therapy (2005). In: Med Hypotheses., 64(3), S. 533–538;
Pusceddu M.; El Aidy S.; Crispie F.; et al.: N-3 Polyunsaturated Fatty Acids (PUFAs) Reverse the Impact of Early-Life Stress on the Gut Microbiota. In: PLoS One. (2015) Oct; 10(10); Laugerette F.; Furet J.; Debard C.; Daira P.; Loizon E. et al.: Oil composition of high-fat diet affects metabolic inflammation differently in connection with endotoxin receptors in mice. In: Am J Physiol Endocrinol Metabol. (2012) Feb; 302(3); S. 374–86.

51 Bereswill S.; Muñoz M.; Fischer A.; Plickert R. et al.: Anti-inflammatory effects of resveratrol, curcumin and simvastatin in acute small intestinal inflammation. In: PLoS One. (2010) Dec; 5(12); Devore, Elizabeth E. et al.: Dietary intakes of berries and flavonoids in relation to cognitive decline. Annals of neurology. (2012), 72(1), S.135–143.

52 Thaiss, C. A.; Zeevi, D.; Levy, M. et al.: Transkingdom control of microbiota diurnal oscillations promotes metabolic homeostasis (2014). In: Cell., Oct;159(3), S. 514–529.

53 Robinson, E.; Aveyard, P.; Daley, A. et al.: Eating attentively: a systematic review and meta-analysis of the effect of food intake memory and awareness on eating (2013). In: The American journal of clinical nutrition, Feb; 97(4), S. 728–742.

54 Willcox, D. C.; Scapagnini, G.; Willcox, B. J.: Healthy aging diets other than the Mediterranean: a focus on the Okinawan diet (2014). In: Mech Ageing Dev., 136–137, S. 148–162.

55 Prasher, B.; Negi, S.; Aggarwal, S. et al.: Whole genome expression and biochemical correlates of extreme constitutional types defined in Ayurveda(2008). In: J Transl Med, 6(48); Govindaraj, P.; Nizamuddin, S.; Sharath, A. et al.: Genome-wide analysis correlates Ayurveda Prakriti (2015). In: Sci Rep, Oct; 5(15786).

56 Depoortere, I.: Taste receptors of the gut: emerging roles in health and disease. (2014) In: Gut, Jan; 63(1), S. 179–190.

57 Breton, J.; Tennoune, N.; Lucas, N. et al.: Gut Commensal E. coli Proteins Activate Host Satiety Pathways following Nutrient-Induced Bacterial Growth (2016). In: Cell Metab., Feb 9;23(2), S. 324–334.

58 Cani, P. D.; Neyrinck, A. M.; Fava, F. et al.: Selective increases of bifidobacteria in gut microflora improve high-fat-diet-induced diabetes in mice through a mechanism associated with endotoxaemia (2007). In: Diabetologia, Nov; 50(11), S. 2374–2383; Davidson, T.; et al.: The effects of a high-energy diet on hippocampal-dependent discrimination performance and blood-brain barrier integrity differ for diet-induced obese and diet-resistant rats. (2012), In: Physiology 8 behavior, Aug; 107(1), S. 26–33.

59 Noel, Corinna; Robin, Dando: The effect of emotional state on taste perception (2015). In: Appetite, Dec 59, S. 89–95.

60 Richter, J.; Herzog, N.; Janka, S. et al.: Twice as High Diet-Induced Thermogenesis After Breakfast vs Dinner On High-Calorie as Well as Low-Calorie Meals (2020). In: J Clin Endocrinol Metab., Mar 1;105(3).

61 Panda, S.: Circadian physiology of metabolism (2016). In: Science 354, S. 1008–1015.

Über die Autorin

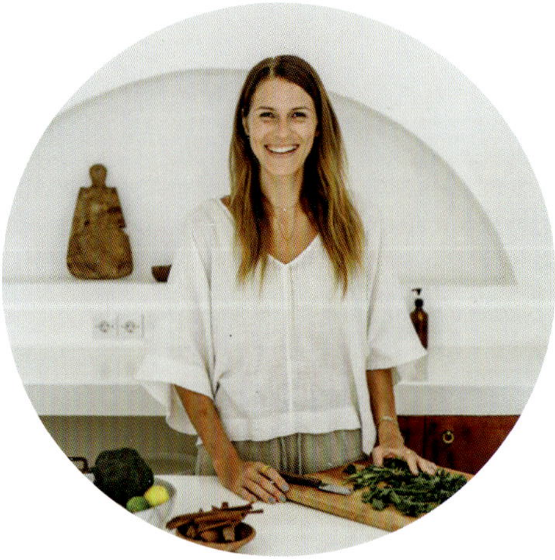

Dr. Dania Schumann ist studierte Ernährungswissenschaftlerin und promovierte Medizinwissenschaftlerin. Sie hat ihre Kenntnisse in der Ayurveda-Medizin an der Gujarat Ayurveda University vertieft und Weiterbildungen in ayurvedischer Medizin mit dem weltweit renommierten Ayurveda-Arzt Dr. Vasant Lad absolviert, ist zertifizierte Yogalehrerin und staatlich geprüfte Heilpraktikerin. Dr. Dania Schumann hat ein staatlich zertifiziertes Fernlehrgangs-Bildungsinstitut gegründet und gibt ihr Wissen u. a. in ihrer Ausbildung zum ganzheitlichen Ayurveda-Ernährungscoach weiter, die Ernährungswissenschaften, Ernährungspsychologie und Ayurveda vereint sowie in ihren Kursen zur Ayurveda-Ernährung und Lifestyle.

Danksagung

Mein besonderer Dank gilt hier einigen meiner **Ayurveda-Lehrer**, die mich besonders geprägt haben: Dr. Mandip Goyal, Dr. Hitesh Vyas, Dr. H.M. Chandola und Dr. Vasant Lad sowie meinen Yoga-Lehrern Sadhana und Keval Pezet. Ebenso dankbar bin ich für das Wissen der Ernährungswissenschaft und die Professoren, die einen großen Teil ihres Lebens dieser Wissenschaft und der Forschung gewidmet haben, allen voran Prof. Dr. Claus Leitzmann und Prof. Dr. Gerd Püschel.

Ich möchte hier auch den **Mentoren und Mentorinnen** danken, die mich auf meiner persönlichen Reise zur emotionalen Intelligenz, der Integration und Wertschätzung unserer Gefühle und Emotionen begleiten und begleitet haben.

Ein Buch entsteht niemals alleine, sondern braucht die Unterstützung verschiedener Personen, durch die sich das Endergebnis letztendlich formt und bereichert wird. Ein ganz besonderer Dank gilt hier **Diana Jedrzejewski** für die Projektleitung und **Ulrike Geist** für das Lektorat sowie dem **EMF Verlag** für sein Vertrauen in mich und das Projekt.

Ich möchte auch meiner **Familie** danken sowie meinen **Freunden**, die mich immer wieder bestärkt und unterstützt haben. Insbesondere möchte ich Cyrus Henn für den Austausch zu aktuellen Forschungsergebnissen danken und Julia Sarah Henning für die Mithilfe dabei, meine Gedanken und Worte zu strukturieren. Franziska Zahn, danke für die Bereicherung und Unterstützung, die du in diese besondere Phase meines Lebens bringst.

Ich bin dankbar für **jeden Klienten und jede Klientin**, die sein/ihr Körperwissen mit mir geteilt hat, mir Vertrauen geschenkt hat und sich auf die Reise zu seiner/ihrer inneren und äußeren Balance begeben hat. Danke, dass wir zusammen lernen und wachsen dürfen.

Und ich bin dankbar für **dich**. Dafür, dass du dich durch das Lesen dieses Buches diesem wichtigen Thema widmest. Danke, dass du meinen Worten, aber vielmehr noch dir einen Teil deiner wertvollen Zeit geschenkt hast und damit für dich und dein Wohlbefinden einstehst.

Impressum

Bibliografische Information der Deutschen Bibliothek.

Die Deutsche Bibliothek verzeichnet diese Publikation in der Deutschen Nationalbibliografie.

Detaillierte bibliografische Daten sind im Internet über http://www.dnb.de/ abrufbar.

EIN BUCH DER EDITION MICHAEL FISCHER

1. Auflage 2021

Projektmanagement: Diana Jedrzejewski, Lena Buch
Redaktion und Lektorat: Ulrike Geist
Cover, Layout und Satz: Alexandra Wolf

Foodfotografie sowie S. 63, 65, 67, 68, 73, 76: Sabrina Sue Daniels, Frankfurt a. Main
Peoplefotografie: Grit Siwonia und Jgor Cavallina

Illustrationen: Alle Watercolor: Shutterstock/©Le Panda; alle Blattwedel: Shutterstock/©Olga.and.Design, ©Istratova; S. 19: Unsplash/©Marcello Aquino; S. 32: Unsplah/©Heather Barnes; S. 45: Shutterstock/©Eugene Zagatin, Shutterstock/©10topvector, Shutterstock/©DesignPrax, Shutterstock/©REVector S. 46: Shutterstock/©Kanchana P; S. 64: Shutterstock/©Photo Win1; S. 78: Unsplash/©Charisse Kenion; S. 84: Shutterstock/©OnD; S. 87: Shutterstock/©Alla Bagrina; S. 88: Unsplah/©Taylor Kisser; S. 95: Unsplash/©Sarah Gualtieri; S. 99: Unsplash/©Heather Gill; S. 106: Unsplash/©Ava Sol-Oreida; S. 111: Unsplash/©Svitlana; S. 126: Shutterstock/©Penrisi, Shutterstock/©anna42f, Shutterstock/©Le_Mon, Shutterstock/©matsabe, Shutterstock/©buffaloboy, Shutterstock/©CuteCute

ISBN 978-3-7459-0243-3

Gedruckt bei Polygraf Print, Capajevova 44, 08001 Prešov, Slowakei

www.emf-verlag.de